医学影像技术

临床应用实践

YIXUE YINGXIANG JISHU LINCHUANG YINGYONG SHIJIAN

主编 周建国 杨 扬 李敬卫

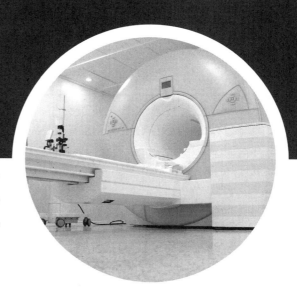

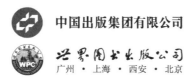

中国出版集团有限公司

世界图书出版公司
广州·上海·西安·北京

图书在版编目（CIP）数据

医学影像技术临床应用实践 / 周建国，杨扬，李敬
卫主编 . —广州：世界图书出版广东有限公司，
2023.12
ISBN 978-7-5232-1005-5

Ⅰ . ①医… Ⅱ . ①周… ②杨… ③李… Ⅲ . ①影像诊
断 Ⅳ . ①R445

中国国家版本馆CIP数据核字(2024)第022094号

书　　名	医学影像技术临床应用实践	
	YIXUE YINGXIANG JISHU LINCHUANG YINGYONG SHIJIAN	
主　　编	周建国　杨　扬　李敬卫	
责任编辑	刘　旭	
责任技编	刘上锦	
装帧设计	品雅传媒	
出版发行	世界图书出版有限公司　世界图书出版广东有限公司	
地　　址	广州市海珠区新港西路大江冲25号	
邮　　编	510300	
电　　话	（020）84460408	
网　　址	http://www.gdst.com.cn/	
邮　　箱	wpc_gdst@163.com	
经　　销	新华书店	
印　　刷	深圳市福圣印刷有限公司	
开　　本	889 mm × 1 194 mm　1/16	
印　　张	13.5	
字　　数	392千字	
版　　次	2023年12月第1版　2023年12月第1次印刷	
国际书号	ISBN 978-7-5232-1005-5	
定　　价	138.00元	

编 委 会

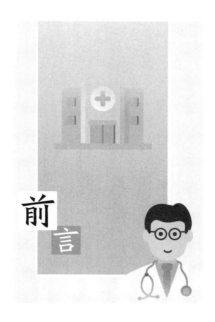

医 学影像技术是随着自然科学和临床医学的发展而发展，在疾病诊断和应用中发挥着越来越重要的作用，而影像学设备的发展使图像分辨率和诊断准确率得到明显提高，相应的新技术和设备也不断诞生，医学从业者需要不断地学习，适应日新月异、蓬勃发展的影像技术的需求，本书的出版，正是为了适应时代发展的要求。

在本书的编写过程中，汇集了多位医学影像领域的临床专家，在临床实践中积累了丰富的经验和方法，对医学影像技术的临床应用有着深刻的理解和认识，帮助读者更好地理解和掌握医学影像技术在临床中的实际应用。

本书共分为九章，编写以实用为目的，注重系统性和逻辑性，重点突出，分别介绍了X线对比剂与造影检查，呼吸系统、消化系统常见疾病的X线诊断，神经系统、循环系统常见疾病的MRI诊断，以及头颈部、腹部的CT诊断与核医学在肿瘤疹疗中的应用。在内容上，重点介绍了常见疾病的X线、MRI、CT表现，以及诊断与鉴别诊断要点，并附上了丰富的图片，供读者更好地理解知识。本书选材新颖，内容简明，图文并茂，科学性与实用性强，易于掌握，可为医学影像科及相关科室的医护人员提供参考。

本书是由多位临床专家编写而成，由于编写风格不同，可能会存在内容衔接不连贯、文笔叙述不一致等问题，外加编者水平有限，书中如有疏漏和不足，欢迎读者积极反馈意见和建议，共同完善和丰富本书的内容。

编　者

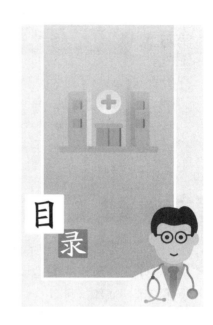

目录

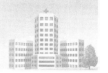

第一章

X线对比剂与造影检查

第一节　X线对比剂

一、定义与具备的条件

（一）定义

X线诊断是根据人体各组织器官对X线吸收程度的不同而形成不同密度的影像进行评判，当人体某些组织器官的密度与邻近组织器官或病变的密度相同或相似时，就难以显示成像区域的影像层次，不便于成像区域的影像观察。此时用人工的方法将高密度或低密度物质引入体内，使其改变组织器官与邻近组织的密度差，以显示成像区域内组织器官的形态和功能，这种引入的物质称为对比剂（contrast medium），这种方法称为造影检查。对比剂的引入将改变成像区域组织或器官的密度差异，从而改变成像区域的影像对比度，以利于判断成像区域的病变特征，扩大X线的检查范围，为临床影像提供了更多的诊断信息。

（二）对比剂应具备的条件

对比剂是一种诊断性用药，主要是钡剂和碘剂，它们不透X线，其次还有气体对比剂。在进行X线检查时，可利用它的高原子序数或低原子序数的特性在体内分布而产生密度对比，使普通影像上看不到的血管和软组织清晰显影，让诊断医生获得更多的影像信息。对比剂可以经人体自然通道，或经动脉或静脉引入人体内，并分布到成像区域。对比剂不会在体内产生代谢或变化，会以原形经过泌尿系统或胃肠道排出体外。

X线对比剂种类繁多，理化性能各异。理想的对比剂应具备以下条件：①与人体组织的密度对比相差较大，显影效果良好。②无味、无毒及刺激性和不良反应小，具有水溶性。③黏稠度低，无生物活性，易于排泄。④理化性能稳定，久贮不变质。⑤价廉且使用方便。

二、对比剂的分类

对比剂的分类有多种方法，临床常见分类是阴性对比剂和阳性对比剂。

（一）根据对比效果分类

1. 阴性对比剂　阴性对比剂（negative contrast media）是一种密度低、吸收X线少、原子序数低、比重小的物质。X线照片上显示为密度低或黑色的影像，一般都为气体，常用的有空气、氧气和二氧化碳。此类对比剂常被直接注入体腔形成双重对比，如膀胱双造影、胃肠道双造影等。

阴性对比剂之间的差别主要在于溶解度不同。空气在组织或器官内溶解度小，不易弥散，停留时间较长，不良反应持续时间较长，进入血液循环有产生气栓的危险，但采集方便；二氧化碳溶解度大，易于弥散，停留在组织和器官内的时间短，不良反应小，即使进入血液循环也不发生气栓。氧气的溶解度介于空气和二氧化碳之间，停留在组织与器官内的时间较二氧化碳长，产生气栓的概率较空气小。

2. 阳性对比剂　阳性对比剂（positive contrast media）是一类密度高、吸收X线多、X线衰减系数大、原子序数高、比重大的物质，X线照片上显示为高密度或白色的影像。通常可分成四类：①难溶性固体钡剂对比剂。②主要经肾脏排泄的对比剂。③主要经胆道排泄的对比剂。④碘油脂类对比剂，后三类阳性对比剂主要是含碘化合物。碘离子吸收X线形成对比，产生造影效果，其显影效果与碘含量呈正比。但经胆道排泄的对比剂基本不用，碘油脂类对比剂的产品目前主要是超液化碘油，主要用于介入性的栓塞治疗。

医用阳性对比剂有硫酸钡剂和碘对比剂两种，钡剂是胃肠道X线检查的理想对比剂。碘对比剂目前使用的主要是有机碘，临床上使用范围广，除主要用于血管造影之外，还用于胃肠道狭窄性病变和梗阻性病变的造影检查，以及非血管部位的造影检查。

（二）根据使用途径分类

1. 血管内注射对比剂　为水溶性含碘制剂，利用碘对X线有强吸收的特点，提高组织的对比度。主要是静脉注射用，也可以直接用于动脉注射。

2. 椎管内注射对比剂　穿刺后注入蛛网膜下腔，可做椎管及脑池造影。

3. 胃肠道使用对比剂　X线胃肠道检查用的阳性对比剂主要是钡剂，可口服，亦可自肛门注入灌肠。

4. 腔内注射对比剂　如膀胱造影、胸膜腔造影等。

5. 胆系对比剂　碘制剂经过胆系排泄的对比剂，可使胆管内呈高密度。是一种间接显影对比剂，经静脉注射排泄到胆管系统（胆管与胆囊）。也可以是经口服排泄到胆管系统（胆管与胆囊）使其成为高密度易于识别。

（三）根据碘的分子结构分类

1. 离子型对比剂　溶液中含有离子存在的对比剂，称为离子型对比剂。

（1）离子单体：每个分子有3个碘原子、1个羧基，没有羟基。在溶液中每3个碘原子有2个离子（比率为1.5）。常用的有甲基泛影葡胺等。

（2）离子二聚体：每个分子内有6个碘原子、1个羧基、1个羟基。溶液中每6个碘原子有2个离子（比率为3）。常用的有碘克酸等。

2. 非离子型对比剂　溶液中无离子存在的对比剂，称为非离子型对比剂。

（1）非离子单体：呈非离子状态。每个分子有3个碘原子（比率为3）、4~6个羟基，没有羧基。常用的有碘海醇、碘普罗胺（优维显）等。

（2）非离子二聚体：呈非离子状态。每个分子有6个碘原子（比率为6）、8个以上的羟基，没有羧基。常用的有碘曲仑（伊索显）等。

（四）根据渗透压分类

1. 高渗对比剂　主要是指离子单体对比剂，如甲基泛影葡胺。早期的对比剂基本上浓度都在300 mg/mL，因此，渗透压在1 500 mmol/L左右。随着较高浓度的对比剂的开发，高渗对比剂的渗透压随着浓度的提高而增加。例如，浓度为370 mg/mL的复方泛影葡胺渗透压高达2 100 mmol/L，这种对比剂副作用的发生率较高。

2. 低渗对比剂　随着新型对比剂的开发，对比剂的渗透压大幅度下降，这一类主要是非离子单体对比剂和离子二聚体对比剂。当浓度为300 mg/mL时，渗透压在500~700 mmol/L。虽然被命名为低渗对比剂，实际上，渗透压并没有达到实际意义上的低于人体渗透压，只是相对高渗对比剂而言，与人身体的渗透压相比还是要高得多。即使是低渗对比剂，随着浓度的增加，渗透压也随着增加。例如，非离子单体的碘海醇，当浓度升到370 mg/mL时，渗透压就从627 mmol/L上升到844 mmol/L。

3. 等渗对比剂　主要是非离子二聚体对比剂，渗透压在300 mmol/L左右。与正常人体的渗透压基本相同。

三、对比剂的理化特性

（一）钡剂

医用硫酸钡的英文名：barium sulfate，化学式：$BaSO_4$，分子量：233.39。医用硫酸钡为白色疏松细粉，无味，性质稳定，耐热，不怕光，久贮不变质，难溶于水和有机溶剂及酸碱性溶液。熔点1 580℃，密度4.50 g/cm³（15℃），在自然界以重晶石矿物存在。硫酸钡是优质的白色颜料，遇空气中的硫化氢不会变黑，比白色颜料硫酸铅为好。硫酸钡溶解度很小，容易沉淀，能吸收X射线，是一种无毒的钡盐。

医用硫酸钡为难溶性固体对比剂，不溶于水和脂质，能吸收较多量X线，进入体内胃肠道后，不会被胃肠道黏膜吸收，能较好地涂布于肠道黏膜表面，与周围组织结构密度对比差异较大，从而显示出这些腔道的位置、轮廓、形态、表面结构和功能活动等情况。医用硫酸钡在胃肠道内不被机体吸收，以原形从粪便中排出。它是良好的胃肠道对比剂，若与气体对比剂合用则称为双重造影（double contrast），能较好地显示胃肠道的细微结构。

（二）碘对比剂

水溶性碘对比剂分为离子型单体对比剂、离子型二聚体对比剂、非离子型单体对比剂、非离子型二聚体对比剂。

碘与不同物质化合形成不同的含碘化合物，主要分为无机碘化物、有机碘化物及碘化油三类。由于无机碘化物含碘量高，刺激性大，不良反应多，现临床很少应用。有机碘对比剂具有较强的吸收X线性能，容易合成，在体内、体外均呈高度稳定性，完全溶于水，溶液渗透压低，生物学上呈"惰性"，即不与机体内生物大分子发生作用。

主要经肾脏排泄的水溶性有机碘化物多数为三碘苯环的衍生物，它们在水中溶解度大、黏稠度低，能制成高浓度溶液，注入血管后迅速经肾脏排泄，少量经肝胆排泄。在体内代谢过程中一般不放出或极少放出游离碘，血管注射后反应小，除用于泌尿系造影外，还用于心脏和各种血管的造影检查。

经血管注入的水溶性有机碘化物包括离子型对比剂（ionic contrast media）和非离子型对比剂（non-ionic contrast media）。血管注入后，药物几乎都游离于血浆中，仅有很少部分吸附在血浆蛋白和红细胞上，很快与细胞外液达到平衡。但由于血脑屏障作用，脑、脊髓和脑脊液中几乎不含对比剂。此类对比剂主要经肾脏排泄，大部分对比剂在注射后24小时内排出体外。

离子型和非离子型水溶性对比剂在化学结构上都是三碘苯环的衍生物，可分为单体或双聚体两类，双聚体对比剂每个分子含有两个三碘苯环，含碘量比单体对比剂高。

离子型对比剂苯环上1位侧链为羧基盐（—COOR），具有此结构的碘对比剂水溶性高，在水溶液中可解离成阴离子（含三碘苯环）及阳离子（葡甲胺、钠、钙、镁）。离子型对比剂都是三碘苯甲酸的盐，主要是钠和葡甲胺盐，在水溶液中都可解离成带有电荷的正离子和负离子，并分别以原形排出体外。例如，泛影葡胺（urografin），每一个双聚体分子对比剂的含碘量高于单体分子对比剂的含碘量，离子型双聚体对比剂的渗透压低于离子型单体对比剂，不良反应较离子型单体对比剂小。离子型碘对比剂分子在溶液中被电离成带正、负电荷的离子，具有导电性，渗透压高。离子型对比剂的渗透压可高达1 400 mmol/L~2 000 mmol/L，比血液渗透压300 mmol/L高数倍，故又称为高渗对比剂（high osmolar contrast media，HOCM），高渗透压是导致对比剂不良反应的重要因素之一。在临床应用中，离子型对比剂多以每100 mL溶液含有固体对比剂多少克来表示其浓度，如60%复方泛影葡胺。

非离子型对比剂是单体或双聚体三碘苯环碘对比剂，它们不是盐类，在水溶液中保持稳定，不解离，不产生带电荷的离子，一个分子对比剂在溶液中只有一个粒子，故称为非离子型对比剂。非离子型对比剂苯环上1位侧链为酰胺衍生物（—CONH），其水溶性很高，但在水中不解离。单体对比剂指一分子对比剂仅有一个三碘苯环，二聚体对比剂指一分子对比剂含有两个三碘苯环。分子结构中含碘量越高，人体的造影图像的对比度就越好。

单体对比剂有优维显（ultravist）、碘海醇（omnipaque）、碘比乐（iopamiro）等，其渗透压在634 mmol/L~800 mmol/L范围；双聚体对比剂以碘曲仑（iotrolan）、威视派克（iodixanol）为代表，其渗透压几乎等于血液渗透压300 mmol/L。由于它们的渗透压较低，故又统称为低渗对比剂（low osmolar contrast media，LOCM）。非离子型碘对比剂分子不被电离，在溶液中是分子状态，无导电性，渗透压低。渗透压低和非离子化，使之对红细胞、血液流变指标、血-脑屏障的影响大为减轻。

非离子型对比剂则以每毫升溶液中含有多少毫克碘，如350 mg/mL表示每毫升该溶液含碘350 mg。在含碘对比剂中黏度也是一个重要特性，与分子大小、浓度及温度有关，凡分子大、浓度高、温度低时黏度就增大。

主要经肝脏排泄的有机碘化物，分为口服和静脉注射两类，目前几乎不用。

油脂类对比剂常用的有碘化油（iodide oil），含碘浓度为40%，黏稠度较高，不溶于水，可溶于乙醚。直接注入检查部位形成密度对比，显示腔道的形态结构。碘化油几乎不被人体吸收，绝大部分由注入部位直接排出体外，少量残留的碘化油在肺泡内或进入腹腔，可长达数月至数年之久，形成肉芽肿，因此普通碘化油应用较少。临床上主要使用超液化碘油，可被用于某些部位的造影及肿瘤的栓塞治疗。

四、对比剂引入途径

根据人体各器官的解剖结构和生理功能，对比剂引入人体的途径，主要分为直接引入法和间接引入法两大类。

（一）直接引入法

直接引入法系通过人体自然管道、病理瘘管或体表穿刺等途径，将对比剂直接引入造影部位的检查方法。

1. 口服法　口服医用硫酸钡进行消化道造影，如食管、胃、肠道造影等。

2. 灌注法　如经导尿管引入的尿路逆行造影、子宫输卵管造影、结肠灌注造影等，属于经自然孔道直接灌入法；肠道瘘管造影、软组织瘘管造影、术后胆道造影等，属于经病灶瘘管直接灌入法。

3. 穿刺注入法　如肝、胆管造影，浅表血管造影等，属于体表穿刺直接注入法；心腔造影、大血管及各种深部血管造影等，是直接穿束利用导管将对比剂注入。

另外，某些部位的脓肿、囊肿亦可用直接穿刺方法，抽出腔内所含液体，注入对比剂进行造影。

（二）间接引入法

间接引入法系将对比剂有选择地经口服或血管注入体内，使其聚集于拟显影的器官或组织使之显影的方法。主要有生理排泄法，它是指对比剂进入体内后，经过生理功能的吸收、聚积或排泄，使受检器官显影。例如，静脉肾盂造影是由静脉注入对比剂，经肾小球滤过，将对比剂排泄至尿中，可使肾盂、肾盏、输尿管和膀胱显影。

五、碘对比剂不良反应及其防治

（一）碘过敏试验的方法

进行碘对比剂的 X 线检查时，碘过敏试验仍是术前准备之一。有时临床上碘过敏试验很难通过结果来判断假阳性或假阴性的存在，极少部分受检者甚至还未做过敏试验，只因闻到"碘对比剂的气味"而发生过敏反应，甚至过敏性休克，这种现象时有发生。也有很多受检者碘过敏试验虽然阴性，但在使用碘对比剂的过程中却发生轻微的过敏反应。

进行碘过敏试验，必须使用相同品牌的同一批次对比剂进行过敏试验。用药前，治疗室要准备好一切抢救药品及器械。在碘过敏试验过程中，密切观察受检者反应，对可疑受检者马上停药，根据不同的反应给予相应治疗。

常用的碘过敏试验方法：①静脉注射试验法。将同一品种对比剂 1mL（30%）缓慢注入静脉，观察 15 分钟，出现恶心、呕吐、头昏、荨麻疹、心慌、气急等症状者属阳性反应，严重者出现休克，此方法较可靠，临床最常用。②皮内试验方法。将同一品种对比剂 0.1mL（30%）注入前臂皮内，15 分钟后观察，若出现直径超过 1cm 的红斑或丘疹，或有伪足形成者属阳性反应。③眼结膜试验方法。将碘对比剂 1~2 滴直接滴入一侧眼内，五分钟后观察，若试验侧眼结膜明显充血、流泪，甚至血管怒张或曲张以及有明显刺激感者为阳性反应。④口服试验。检查前口服 10% 碘化钠（钾）液，每日 3 次，服 2 日。出现流泪、流涕、眼肿、头痛、荨麻疹、恶心、呕吐及呼吸困难等为阳性反应。⑤口含试验。将 2~3 滴对比剂滴入舌下，5~10 分钟后，出现嘴唇麻木、舌大、肿胀变厚、舌下充血、心慌、眼肿、流泪、荨麻疹等为阳性反应。

应该注意，碘过敏试验本身也可导致不良反应，其结果只有参考价值，阴性结果也存在着发生严重反应的可能性，阳性结果并不是一定发生过敏反应，有时会出现碘过敏的迟发反应。

（二）碘过敏的发生机制

碘对比剂不良反应的性质、程度和发生率，一方面，取决于对比剂本身的内在因素，如对比剂的渗透性、电荷、分子结构等；另一方面，是外在因素，如注入对比剂的剂量、部位、受检者的高危因素及状况、造影方法等。不良反应一般可分为特异质反应和物理-化学反应两类。

1. 特异质反应　此类反应是个体对碘的过敏反应，与使用剂量无关，难以预防。经临床研究表明，对比剂反应中的荨麻疹、血管性水肿、喉头水肿、支气管痉挛、严重血压下降及突然死亡等表现均属于特异质反应，其发生与下列因素有关。

（1）细胞介质释放：无论是离子型对比剂还是非离子型对比剂均能刺激肥大细胞释放组胺。通过测定尿液中组胺或其代谢物发现，有对比剂反应者含量明显高于无对比剂反应者。

（2）抗原抗体反应：对比剂是一种半抗原，其对比剂分子中的某些基团能与血清中的蛋白结合成为完整抗原。许多研究结果证实对比剂反应中有部分是抗原-抗体反应。

（3）激活系统：对比剂尤其是离子型高渗对比剂可导致血细胞及内皮细胞形态和功能改变，补体系统的激活使人体处于致敏状态，使凝血系统活性升高，并可导致组胺、5-羟色胺、缓激肽、血小板激活因子等介质的释放，造成一系列的不良反应。

（4）胆碱能作用：对比剂能通过抑制乙酰胆碱活性产生胆碱样作用，研究结果表明许多类型的碘对比剂均有类似作用，这被认为是碘本身在起作用。

（5）精神性反应：受检者的焦虑、紧张等精神因素也可导致自主神经功能紊乱引起反应。

碘过敏反应的临床症状主要表现为荨麻疹、支气管痉挛、结膜充血、血管性水肿、呼吸困难等，严重者可发生休克，呼吸和心搏骤停等。

2. 物理-化学反应　此类反应临床较多见，是由于碘对比剂的某些物理或化学因素引起的反应。与使用剂量和注射流率有关，有时与碘过敏反应同时出现。临床表现主要是与神经、血管功能调节紊乱有关的症状，如恶心、呕吐、面色潮红或苍白、胸闷、心慌、出汗、四肢发冷等。引起物理-化学反应的因素很多，但主要与碘对比剂本身的因素有关。

（1）渗透压：由于目前常用的对比剂其渗透压均明显超过血液渗透压，它是血液渗透压的 2~5 倍，故易产生下列损害。

1）内皮和血-脑屏障损害：高渗对比剂注入血管后，细胞外液渗透压突然急剧增加，细胞内液快速排出，导致血管内皮细胞皱缩，细胞间连接变得松散、断裂，血-脑屏障受损，对比剂外渗至脑组织间隙，使神经细胞暴露在对比剂的化学毒性的危险中。

2）红细胞损害：高渗使得红细胞变硬，呈棘细胞畸形，结果红细胞不易或无法通过毛细血管，引起微循环紊乱。

3）高血容量：除了细胞内液排出外，高渗对比剂可使组织间液进入毛细血管，从而使血容量快速增加，可达 10%~15%，导致心脏负荷增加。随对比剂外渗至血管外以及通过渗透性利尿作用，血容量很快恢复正常。

4）肾毒性：虽然对比剂诱发肾衰竭总的发生率较低（<1%），但在原有肾功能不全受检者可达 10%~20%，60% 对比剂诱发的肾病受检者有氮质血症基础。

5）心脏毒性：除了对比剂所致的高血容量外，在选择性冠状动脉造影中，高渗透性可直接作用于窦房结引起心率过缓。高渗透性能使房室间传导、室内传导和复极化作用减弱，引起心电改变，使心律不齐和心室颤动的发生率增加。

6）疼痛与血管扩张：在外周血管造影中，虽然高渗对比剂所致内皮损害是一过性的，但产生的血管性疼痛是非常明显的。除了和渗透压有关外，也与对比剂的疏水性及离子性有关。对比剂可直接作用于小动脉平滑肌，引起局部动脉扩张，产生热感及不适。

（2）水溶性：理想的对比剂应具有无限的水溶性，但由于碘原子具有高度疏水性，难以达到无限的水溶性。离子型对比剂中的水溶性来自阳离子的盐，而非离子型对比剂中的水溶性则来自分子核心并减少它与生物大分子的结合，以降低对比剂的生物活性，减少反应。单体的离子型对比剂水溶性比非离子型高，但非离子型二聚体对比剂碘曲仑具有极高的水溶性。

（3）电荷：由于离子型对比剂在血液中可解离成带电荷的正、负离子，增加了体液的传导性，扰乱体液内电解质的平衡，特别是影响神经组织的传导，可造成一系列交感和副交感神经功能失调引起临床症状，同时可造成神经毒性，损伤脑组织而引起惊厥或抽搐。对比剂高浓度的离子及分子大量与钙离子结合，而钙离子只要作用于肌电的耦合过程，这样会导致负性肌力作用，还可以引起血压降低。

（4）分子结构：对比剂的亲水性和亲脂性与其分子结构有关。对比剂的亲水性与对比剂苯环侧链上的羧基、羟基有关。若羟基分布均匀且无羧基者，对比剂的亲水性强，其化学毒性低；反之，其化学毒性就高。若对比剂的亲脂性强而亲水性弱，引起反应的机会较多，或引起的反应较重。碘原子本身有亲脂性，亲脂性越大，与血浆蛋白结合率越高，毒性就越大。故非离子型对比剂在其化学分子结构中都增加了亲水性而减少了亲脂性，使其毒性明显降低。

（5）黏稠度：黏稠度由溶质颗粒的浓度、形状、与溶液的作用及溶质颗粒之间的作用所决定，与温度变化呈反比，与碘浓度呈正比。例如，300 mgI/mL 37℃时碘曲仑的黏稠度为 9.1 cps，碘海醇为 6.1 cps，但碘曲仑 280 mgI/mL 时其黏稠度与非离子型单体对比剂碘海醇 300 mgI/mL 相似。注入对比剂后可使血液–对比剂混合物黏稠度增加，从而可使血流减慢。这种情况只有在高切变力状态（如大动脉）及低切变力状态（静脉和毛细血管循环）才有可能出现，对提高显影清晰度有利。为此，尽管非离子型二聚体对比剂与单体类对比剂相比黏稠度较高，但综合其显影效果及反应而言，前者是后者所无法比拟的。

（6）化学毒性：化学毒性是由对比剂分子的疏水区与生物大分子结合产生，影响其正常功能，即所谓的"疏水效应"。第一代非离子型对比剂甲泛葡胺由于大量引入疏水基团且又未能遮掩，故化学毒性很大，很快遭到淘汰。此后的非离子型对比剂中亲水基团能有效地遮盖疏水核心，因而毒性明显降低。

有学者认为对比剂的毒性反应表现为局部疼痛和烧灼感、血管内皮损伤、红细胞损伤、肾功能损伤、心律失常、截瘫、惊厥、凝血机制障碍，还可发生窦房结和房室传导减慢、周围血管扩张、低血压，表现为神经紧张、大汗、尿失禁、反应迟钝、血压降低、甚至心搏骤停。

（7）碘对比剂对神经系统的影响：轻度神经系统反应表现为焦虑、头晕、头痛、烦躁、恶心、视力模糊，通常在注射时或注射后即刻发生，停用后自行好转，多数属于可逆的；较严重的神经系统反应表现为偏瘫、失语、知觉丧失、惊厥或昏迷；碘对比剂还可以导致脊髓损伤性瘫痪。报道称有脑水肿、急性脑梗死、急性颅内出血、血脑屏障破坏、颅内肿瘤、转移瘤及癫痫病史的受检者在碘对比剂应用后发生抽搐的可能性增加。对已有脑血管病变者，在碘对比剂应用时则有发生脑缺血、脑梗死的可能，需要对症处理。

（8）碘对比剂对心血管系统的影响：血管张力的改变，所有高渗性对比剂均会引起全身血管的明显扩张、血压降低、皮肤潮红、发热等不适。大量对比剂血管内注射可发生血液聚集，回心血量减少，对有心功能不全的受检者可引起心肌缺血。碘对比剂对周围血管张力的影响与血管床的生理特性、对比剂的种类和给药方法等有关。快速注射碘对比剂时可引起血压的改变。

碘对比剂局部血管的并发症，注射部位血管疼痛、静脉炎和静脉血栓形成。注入血管壁内时，可引起动脉壁剥离、动脉血栓形成。这些反应与对比剂种类、剂量、静脉与对比剂接触时间和静脉血流速度有关。

碘对比剂对心脏的直接作用，碘对比剂因含钠盐，不论浓度如何，当注入冠状动脉后均会引起左心室的收缩力减弱。当较大量的高渗碘对比剂短时间内注入血管内时，血容量随之会迅速增加，使心脏负荷加重，对原有心功能不良的受检者威胁比较大。

（9）碘对比剂对肾脏功能的影响：高渗碘对比剂还可造成肾脏损害，在原有中度至重度肾功能障碍者中，有一部分可加重肾功能损害。使用碘对比剂后部分受检者可表现为一过性尿检异常，如轻度蛋白尿、颗粒管型、肾小管上皮细胞管型、以及尿酶升高、尿渗透压下降等不良反应。

对比剂对肾脏影响严重时，个别病例还可出现对比剂肾病。对比剂肾病是指排除其他肾脏损害因素的前提下，使用对比剂后的 3 天之内发生的急性肾功能损害〔血肌酐超过之前的 25% 或 44 μmol/L（0.5 mg/dL）〕。对比剂肾病多表现为非少尿型急性肾衰竭，多数受检者肾功能可于 7~10 天恢复，部分受检者需短暂透析维持，10% 的受检者需长期透析治疗。

（10）碘对比剂对血液系统的影响：碘对比剂对血液系统的影响主要包括对血液黏度的影响和对凝血机制的影响两个方面。离子型对比剂和非离子型对比剂均有抗凝作用，离子型更强。碘对比剂对血液系统有临床意义的不良反应是血栓形成。介入手术过程中，新的治疗方法可以降低血栓栓塞并发症的危险性，从而大幅度降低了对比剂的不良反应。

（11）碘对比剂对消化系统的影响：大剂量使用高渗离子碘对比剂可造成恶心、呕吐、腹泻、体液丢失、腹痛、肠梗阻，对肝脏的毒性作用可表现为黄疸、肝区疼痛、肝功能异常。

（12）碘对比剂对甲状腺的影响：碘对比剂中含少量游离碘，参与碘代谢，可以影响甲状腺功能。离子型对比剂可使血中钙、镁的浓度减低导致手足搐搦，如静注有刺激性或高浓度对比剂可出现严重臂痛，婴儿皮下和肌注对比剂，偶可致组织严重坏死。碘对比剂中的稳定剂枸橼酸钠或依他酸钠可与血液中的钙离子形成螯合物，加上血容量增加，血液稀释等因素可造成低血钙。某些碘对比剂还与 K^+ 竞争使 K^+ 由细胞外转向细胞内，因而血清钾降低。

注射含碘对比剂 2 个月内应当避免接受放射碘治疗，注射含碘对比剂 2 个月内应当避免甲状腺同位素碘成像检查。

（13）碘对比剂对肺部的影响：高浓度碘对比剂可引起肺血管痉挛收缩，加上红细胞变形，脱水，血管外液进入血管内，血容量增加，加重肺循环阻力，使肺循环压力升高，导致右心衰，甚至死亡。使用离子型对比剂做静脉尿路造影时可有亚临床支气管痉挛现象。

（三）碘过敏的防治

对比剂的不良反应是免疫系统、心血管系统和神经系统紊乱等的综合反应。对比剂不良反应的发生率与很多因素有关，发生机制相当复杂。水溶性碘对比剂临床上用量最大、不同程度的不良反应较为常见。医用硫酸钡一般无不良反应。

1. 签署碘对比剂使用的知情同意书　在使用碘对比剂前应与受检者或监护人签署知情同意书，之前需要了解受检者有无碘过敏史、甲状腺功能亢进、肾功能不全以及心、肝、肺功能的异常，以便及早发现高危受检者；甲状腺功能亢进受检者是否可以注射碘对比剂，需要咨询内分泌科医生；肾功能不全受检者，使用对比剂需要谨慎和采取必要措施。

知情同意书的内容：使用碘对比剂可能出现不适和不同程度的过敏反应；注射部位可能出现对比剂渗漏，造成皮下组织肿胀、疼痛、麻木甚至溃烂、坏死等；使用高压注射器时，存在造成注射针头脱落、注射血管破裂的潜在危险；询问有无特别的过敏史，是否存在甲状腺功能亢进及肾功能状态；受检者或监护人详细阅读告知的内容，同意接受注射碘对比剂检查；签署的情况包括受检者或监护人、监护人与受检者关系、谈话医务人员、签署时间。

2. 造影前的预防措施

（1）正确掌握各种碘对比剂的适应证，熟悉受检者病史及全身情况。凡造影前均应筛查具有高危因素的受检者，严格掌握适应证，并做好预防和救治准备工作。

（2）让受检者和家属了解整个造影检查程序，做好解释工作，消除受检者紧张情绪，必要时术前半小时肌注地西泮或苯巴比妥，使受检者精神安定、松弛，并准备好各种抢救药品和设备。

（3）造影前应注意补液，评价其水电解质平衡状况，并酌情纠正某些高危因素对脏器功能的影响，确保体内有足够的水分。如有必要，可在检查前由静脉维持输液直到对比剂从肾脏清除。

（4）必要时给予预防性药物

1）使用对比剂前 12 小时和 2 小时口服泼尼松龙 30 mg 或甲基泼尼松龙 32 mg，如果检查前给予皮质类固醇时间小于 6 小时，则无预防效果。

2）除皮质类固醇外，也可选用抗组胺类药物。

3）以往有严重对比剂迟发性不良反应的受检者，可以口服类固醇。

（5）做碘过敏试验，密切观察受检者，监视早期碘对比剂不良反应症状和体征，做好一切抢救准备工作，一旦发生，应立即停止给予碘对比剂。

（6）科学地选择碘对比剂及选择对比剂的最佳剂量、注射方式和速率。尽量使用非离子型碘对比剂，减少不良反应发生。

（7）医学影像学医护人员要熟悉和掌握碘对比剂的性能、用量、禁忌证以及过敏反应的最佳处理方法。

（8）为预防碘对比剂的神经毒性作用，应尽可能减少碘对比剂的用量及降低对比剂浓度，并可在造影前使用皮质激素和低分子右旋糖酐。短时间内应避免重复注射离子型碘对比剂，如果确有必要重复使用，建议 2 次碘对比剂重复使用间隔时间≥7 天。最好在神经血管造影前 2 天停止使用抗抑郁药物及其他神经系统兴奋剂。碘对比剂存放条件必须符合产品说明书的要求，使用前建议加温至 37℃。受检者在使用碘对比剂前 4 小时至使用后 24 小时内给予水化，补液量最大 100 mL/h。补液方式可以采用口服，也可以通过静脉途径。在特殊情况下如心力衰竭等，建议咨询相关科室的临床医师。

3. 肾病高危者使用碘对比剂的注意事项

（1）对比剂肾病概念：对比剂肾病是指排除其他原因的情况下，血管内途径应用对比剂后 3 天内肾功能与应用对比剂前相比明显降低。判断标准为血清肌酐升高至少 44 μmol/L（5 g/L），或超过基础值 25%。

（2）使用对比剂导致肾病的高危因素：

1）肾功能不全。

2）糖尿病肾病。

3）血容量不足。

4）心力衰竭。

5）使用肾毒性药物、非甾体类药物和血管紧张素转换酶抑制剂类药物。

6）低蛋白血症、低血红蛋白血症。

7）高龄（年龄>70岁）。

8）低钾血症。

9）副球蛋白血症。

（3）使用碘对比剂导致肾病高危因素的预防措施：

1）给受检者补充足够的液体，按前述方法给受检者水化。天气炎热或气温较高的环境，根据受检者液体额外丢失量的多少，适当增加液体摄入量。关于补液量，在特殊情况下（如心力衰竭等），建议咨询相关的临床医师。

2）停用肾毒性药物至少24小时再使用对比剂。

3）尽量选用不需要含碘对比剂的影像检查方法，或可以提供足够诊断信息的非影像检查方法。

4）避免使用高渗对比剂及离子型对比剂。

5）如果确实需要使用碘对比剂，建议使用能达到诊断目的的最小剂量。

6）避免短时间内重复使用诊断剂量的碘对比剂。如果确有必要重复使用，建议2次使用碘对比剂间隔时间≥7天。

7）避免使用甘露醇和利尿剂，尤其是髓袢利尿剂。

（4）应择期检查的情况：

1）具有上述任何1种或多种高危因素的受检者。

2）已知血清肌酐水平异常者。

3）需要经动脉注射碘对比剂者。

对于择期检查的受检者，应当在检查前7天内检查血清肌酐。如果血清肌酐升高，必须在检查前24小时内采取以上预防肾脏损害的措施。如有可能，考虑其他不需要使用含碘对比剂的影像检查方法。如果必须使用碘对比剂，应该停用肾毒性药物至少24小时，并且必须给受检者补充足够液体。

（5）急诊检查在不立刻进行检查就会对受检者造成危害的紧急情况下，可不进行血清肌酐检查，否则都应当先检查血清肌酐水平。

（6）使用碘对比剂的建议

1）应用非离子型对比剂。

2）使用等渗或低渗对比剂。

（7）使用碘对比剂与透析的关系：不主张将使用碘对比剂与血液透析和（或）腹膜透析时间关联。使用碘对比剂后，无须针对碘对比剂进行透析。

（8）糖尿病肾病受检者使用碘对比剂注意事项：在碘对比剂使用前48小时必须停用双胍类药物，碘对比剂使用后至少48小时内肾功能恢复正常或恢复到基线水平后才能再次使用。

4. 使用碘对比剂禁忌证

（1）绝对禁忌证：有明确严重甲状腺功能亢进表现的受检者，不能使用含碘对比剂。

1）使用碘对比剂前，一定要明确受检者是否有甲状腺功能亢进。

2）甲状腺功能亢进正在治疗康复的受检者，应咨询内分泌科医师是否可以使用含碘对比剂。如果内分泌科医师确认可以使用碘对比剂，使用能满足诊断需要的最小剂量，并且在使用碘对比剂后仍然需要密切观察受检者的情况。

3）注射含碘对比剂后2个月内应当避免甲状腺核素碘成像检查。

（2）应慎用碘对比剂的情况

1）肺及心脏疾病：肺动脉高压、支气管哮喘、心力衰竭。对于这些受检者，建议使用低渗对比剂或等渗碘对比剂，避免大剂量或短期内重复使用碘对比剂。

2）分泌儿茶酚胺的肿瘤：对分泌儿茶酚胺的肿瘤或怀疑嗜铬细胞瘤的受检者，在静脉注射含碘对比剂前，应在临床医师指导下口服 α 及 β 肾上腺受体拮抗剂；在动脉注射含碘对比剂前，应在临床医师指导下口服 α 及 β 肾上腺受体拮抗剂及静脉注射盐酸酚苄明注射液阻滞 α 受体功能。

3）妊娠和哺乳期妇女：孕妇可以使用含碘对比剂，但妊娠期间母亲使用对比剂，胎儿出生后应注意其甲状腺功能。目前资料显示碘对比剂极少分泌到乳汁中，因此使用对比剂不影响哺乳。

4）骨髓瘤和副球蛋白血症：此类受检者使用碘对比剂后容易发生肾功能不全。如果必须使用碘对比剂，在使用碘对比剂前、后必须充分补液对受检者水化。

5）重症肌无力：碘对比剂可能使重症肌无力受检者症状加重。

6）高胱氨酸尿：碘对比剂可引发高胱氨酸尿受检者血栓形成和栓塞，应慎用。

5. 碘对比剂应用中的监测

（1）检查过程中应密切观察受检者，以便及早发现过敏反应，从而采取有效措施。即使受检者过敏试验阴性，也应该严格观察，尤其是年老体弱者。出现过敏反应后，应根据其轻重程度，采取相应的处理方法。

（2）科学地使用碘对比剂，严格控制所使用的碘对比剂总量，掌握好碘对比剂的浓度及注射方法与速度。对高危人群尽量使用非离子型等渗对比剂，并密切监视各项生命体征，一旦发生不良反应，应立即停止注射，保留血管内针头或导管，在整个 X 线检查过程中应始终保持静脉输液通路通畅，以便及时采取治疗措施，注射前应将碘对比剂适当加温或保温，降低黏滞度，可使反应率显著降低，严格掌握注射技术，不要任意加快注射速度。

尽可能缩短对比剂与血液在导管注射器所接触的时间，注射完碘对比剂后，立即用肝素盐水冲洗导管，以减少与操作技术相关的血栓形成和栓塞。最好做到全身或局部肝素化，这在操作过程较长的造影检查和介入治疗时特别重要。当机体处于高凝状态时，应用非离子型碘对比剂时要慎重。有抗凝血酶缺乏症、高黏滞综合征等受检者给予碘对比剂时，也应特别注意。

6. 碘对比剂造影后的观察

（1）使用对比剂后的受检者应至少观察 30 分钟以上，因为大多数的严重不良反应都发生在这段时间。

（2）碘对比剂血管内给药后的迟发性不良事件，是指对比剂注射后 1 小时至 1 周内出现的不良反应。曾有报告指出对比剂给药后可出现各种迟发性症状（如恶心、呕吐、头痛、骨骼肌肉疼痛、发热），但许多反应与对比剂无关。与其他药疹类似的皮肤反应是真正的迟发性不良反应，常常为轻至中度并且为自限性。告知以往有对比剂不良反应或白介素-2 治疗的受检者有发生迟发性皮肤反应的可能性。

（3）要注意受检者有无其他不适，必要时及时给予处理。造影后观察 48 小时比较有意义，观察的主要重点包括受检者的症状、体征、血清肌酐、尿素氮等。特殊病例，在造影结束后可适当输液、利尿，以促进对比剂排泄。

（4）血透的受检者在接受对比剂检查后，应立即进行血液透析。

（5）注射碘对比剂后有发生甲状腺功能亢进危险因素受检者，在注射含碘对比剂后应当由内分泌科医生密切监测。

（6）在椎管造影后，受检者应休息 1 小时，头胸抬高 20°，然后可小心下床行走但不要弯腰。如仍躺在床上，应保持头胸抬高位 6 小时。对癫痫发作阈值较低的受检者在此期间应密切观察。门诊受检者最初的 24 小时内应有陪护。在椎管内注射后 24 小时内不应驾驶和操作机器。

（7）在对比剂清除之前避免任何加重肾脏负担的肾毒性药物、动脉钳闭术、肾动脉成形术或其他大型手术。

7. 对比剂不良反应的处理方法

（1）术前常规准备：检查室中必须备有的紧急用药和器械，如简易呼吸机、氧气、1∶1 000 肾上腺素、组胺 H_1 受体拮抗剂、阿托品、β_2 受体激动剂定量气雾剂、静脉补液（生理盐水或格林氏液）、抗惊厥药（地西泮）、血压计、吸痰机、听诊器等。

如一旦确定不良反应的发生，应立即停止注射碘对比剂，保持呼吸道通畅。有资料显示，过敏所致死亡 40% 是因为呼吸代偿失调，故气道通畅尤为重要。如有喉头水肿表现，应立即气管插管，喉头水肿严重时，可立即行环甲膜切开或气管切开，尽早人工辅助呼吸，有条件时可行呼吸机治疗。

根据有无肺部疾病，给予不同流量氧气，氧流量的调整应根据血气情况而定，达到有效吸氧。保持静脉液路通畅，及时给予液体治疗，静脉输液，快速扩容，使收缩压维持在 90 mmHg。在补液时，优先选用胶体溶液，亦可使用晶体溶液。使用肾上腺皮质激素，虽然起效较慢，但可减少延迟复发的症状和不良反应的程度。

（2）碘对比剂过敏反应的对症处理：碘对比剂反应常发生在注射时或注射后不久，且来势凶猛，迟发反应较少见。因此，在注射过程中或者在注射完毕后必须密切观察受检者，对具有高危因素者更应加倍注意。一旦出现不良反应，立即停止注射，并保持血管内针头或导管的留置，以便液路通畅，能够及时推注抢救药物。

首先判定过敏反应的受累器官及临床表现，区分是过敏反应还是迷走神经反射引起的症状。医务人员应熟悉常见反应的表现，特别是喉头水肿、支气管痉挛、休克、昏迷等。轻度反应只需严密观察，不必特殊处理。对于症状明显者，应给予对症治疗。对中重度反应应紧急处理。

1）轻度反应：立即停止注药，安慰受检者不要紧张，张口深呼吸，根据症状可给予止吐药、H_1 或 H_2 受体阻断药，必要时肌注地塞米松、抗组胺类药物治疗，多在短时间内治愈。

恶心/呕吐为一过性时给予支持治疗。严重而持续时间长者，应当考虑给予适当的止吐药。

荨麻疹散发而一过性者，支持治疗及观察。持续时间长者，应当考虑适当的组胺 H_1 受体拮抗剂肌肉或静脉内注射。严重者可考虑使用 1∶1 000 肾上腺素，成人 0.1~0.3 mL（0.1~0.3 mg），肌内注射。儿童 0.01 mg/kg 体重，肌内注射，最大剂量 0.3 mg。必要时重复给药。

2）中度反应：表现较危急。将受检者置头低足高位，吸氧，观察受检者的血压、脉搏和心率变化。单纯低血压，可以抬高受检者下肢、给予面罩吸氧（6~10 L/min）、快速补充生理盐水或乳酸林格氏液，如果无效，就给予肾上腺素 1∶1 000，0.5 mL（0.5 mg）肌内注射。必要时重复给药。

血压下降合并心动过缓，可做如下处理：抬高受检者下肢，面罩吸氧（6~10 L/min）、阿托品 0.5~1.0 mg 静脉注射。必要时 3~5 分钟后重复给药。成人总剂量可达 3 mg（0.04 mg/kg 体重）。儿童受检者给予 0.02 mg/kg 体重静脉注射（每次最大剂量 0.6 mg），必要时重复给药，总剂量可达 2 mg。静脉补液：快速补充生理盐水或乳酸林格氏液。如血压下降伴呼吸困难，可以给予氨茶碱 0.125 mg 静脉注射。

支气管痉挛者，可做如下处理：面罩吸氧（6～10 L/min），β_2受体激动剂定量气雾剂（深吸 2～3 次）。血压正常时，可以肌内注射肾上腺素，1 ∶ 1 000，0.1～0.3 mL（0.1～0.3 mg）（冠心病受检者或老年受检者使用较小的剂量），儿童受检者：0.01 mg/kg，最大剂量 0.3 mg。血压降低时，可以肌内注射肾上腺素，1 ∶ 1 000，0.5 mL（0.5 mg）（儿童受检者：0.01 mg/kg，肌内注射）

喉头水肿者，可做如下处理：保持气道通畅，必要时行环甲膜穿刺，面罩吸氧（6～10 L/min），肌内注射 1 ∶ 1 000 肾上腺素，成人 0.5 mL（0.5 mg），必要时重复给药。

3）重度反应：全身过敏样反应可做如下处理：保持气道通畅，必要时气道吸引，呼吸循环停止者应立即进行心肺复苏术。呼叫复苏人员，紧急通知急诊科、麻醉科配合抢救。低血压时抬高受检者下肢，面罩吸氧（6～10 L/min），肌内注射肾上腺素（1 ∶ 1 000）。成人 0.5 mL（0.5 mg），必要时重复给药。儿童受检者 0.01 mg/kg 至 0.3 mg（最大剂量）。静脉补液（如生理盐水，乳酸林格氏液）。H_1受体拮抗剂，如苯海拉明 25～50 mg 静脉给药。

脑水肿可用甘露醇对症处理。出现休克者立即静脉注射肾上腺素 0.5～1.0 mg，补充血容量。有惊厥者，予以抗惊厥等对症治疗，采用抗过敏、补充血容量等治疗手段，以促进排泄。

心室颤动者，恢复有效的心律是复苏成功的至关重要的一步，终止室颤最有效的方法是电除颤。应胸外按压和人工通气，并同时给予肾上腺素 1 mg 静脉注射。

心脏、呼吸停止时的抢救原则：治疗最关键的是尽早进行心肺复苏和尽早进行心复律治疗。给予人工呼吸、心外按压、气管插管、临时起搏器置入等方法。同时，也要注意其他器官功能保护问题。

（3）对比剂外渗的处理措施：

1）轻度渗漏：多数轻微损伤，无须处理，但需要嘱咐受检者注意观察，如果有加重，应及时就诊。对个别疼痛较为敏感者，局部给予普通冷湿敷。

2）中、重度渗漏：可能引起局部组织肿胀、皮肤溃疡、软组织坏死和间隔综合征。①抬高患肢，促进血液的回流。②早期使用 50%硫酸镁保湿冷敷，24 小时后改为硫酸镁保湿热敷，或者粘多糖软膏等外敷；也可以用 0.05%地塞米松局部湿敷。③对比剂外渗严重者，在外用药物基础上口服地塞米松 5 毫克/次，3 次/天，连续服用 3 天。④必要时，咨询临床医师。

六、常用碘对比剂的特性

（一）碘海醇

碘海醇注射液（iohexol injection）的商品名为双北，化学名称为 5-［N-（2，3-二羟丙基）乙酰胺基］-N，N'-双（2，3-二羟丙基）-2，4，6-三碘-1，3-苯二甲酰胺。化学结构式，如图 1-1 所示。

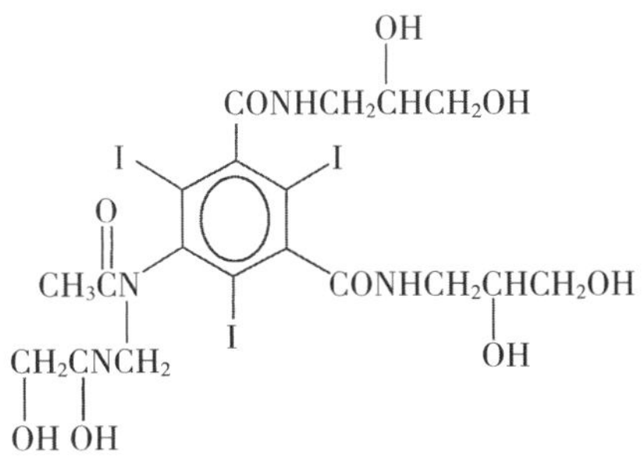
OH
CONHCH2CHCH2OH
I
I
O
CH3CN
CONHCH2CHCH2OH
I
OH
CH2CNCH2
OH OH

图 1-1　碘海醇化学结构式

分子式为 $C_{19}H_{26}I_3N_3O_9$，分子量为 821.14。辅料包括氨丁三醇、依地酸钙钠、盐酸（0.1 M）和注射用水。本品为无色至淡黄色的澄明液体。碘海醇注射液的贮藏应遮光、密闭保存。

碘海醇注射液适用于成人及儿童的血管及体腔内注射，在临床上可进行血管造影（脑血管造影、冠状动脉造影、周围及内脏动脉造影、心室造影）、头部及体部 CT 增强造影、静脉尿路造影（IVP），亦可进行关节腔造影、内窥镜逆行胰胆管造影（ERCP）、经皮经肝胆管造影（PTC）、瘘道造影、胃肠道造影、"T"形管造影等。

规格如下：①6 gI/20 mL。②15 gI/50 mL。③22.5 gI/75 mL。④30 gI/100 mL。⑤7 gI/20 mL。⑥17.5 gI/50 mL。⑦35 gI/100 mL。

碘海醇可能与下列药物有相互作用：①抗抑郁药和三环类药物，单胺氧化酶（MAO）抑制剂，吩噻嗪，阿利马嗪等药物。②碘海醇与 β 肾上腺受体阻断剂同时使用有可能增加中、重度过敏反应，加重低血压等。③当碘海醇与引起低血压的药物同时使用时，可能出现严重低血压。④口服胆囊对比剂可能增加碘海醇的肾毒性。⑤白介素-2 会引起对比剂的过敏性迟发反应，如超敏反应、发热、皮疹等。⑥碘海醇与有肾毒性的药物同时使用时，会增加发生肾中毒的可能性。

静脉注射碘海醇，于 24 小时内以原形在尿液中排出的近乎百分之百。尿液中碘海醇浓度最高的情况，出现在注射后的 1 小时内，没有代谢物产生。

（二）碘克沙醇

碘克沙醇是一非离子型、双体、六碘、水溶性的 X 线对比剂。碘克沙醇（Iodixanol injection）注射液的商品名为威视派克（visipaque），本品活性成分为碘克沙醇。其化学名称为 5，5'-［（2-羟基-1，3-丙二基）-双（乙酰基氨基）］-双 N，N'-二（2，3-二羟基丙基）-2，4，6-三碘-1，3-苯二甲酰胺）。碘克沙醇的化学结构式如图 1-2 所示。

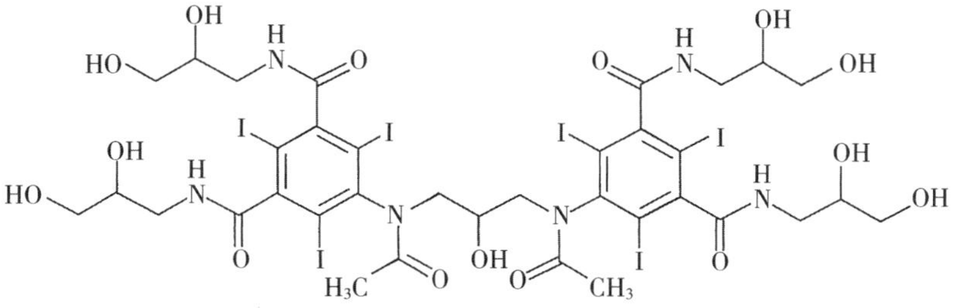

图 1-2　碘克沙醇的化学结构式

分子式为 $C_{35}H_{44}I_6N_6O_{15}$，分子量为 1 550.20。辅料有氨丁三醇、氯化钠、氯化钙、盐酸和注射用水等。

本品为无色或淡黄色的澄明液体，与其他相应规格的非离子型单体对比剂相比，纯碘克沙醇水溶液具有较低的渗透压，本品与人体的体液等渗。

该对比剂用于心血管造影、脑血管造影、外周动脉造影、腹部血管造影、尿路造影、静脉造影以及 CT 增强检查等。

规格如下：①13.5 gI/50 mL 每瓶。②16 gI/50 mL 每瓶。③27 gI/100 mL 每瓶。④32 gI/100 mL 每瓶。

威视派克应遮光，低于30℃室温贮藏。本品在使用前37℃的条件下最多可贮存 1 个月。在使用威视派克前可加热至体温（37℃）。

碘克沙醇在体内快速分布，平均分布半衰期约为 21 分钟。表观分布容积与细胞外液量（0.26 L/kg 体重）相同，这表明碘克沙醇仅分布在细胞外液，平均排泄半衰期约为 2 小时。碘克沙醇主要由肾小球滤过经肾脏排泄，经静脉注射后约 80% 的注射量在 4 小时内以原形从尿中排出，97% 在 24 小时内排出，只有约 1.2% 的注射量在 72 小时内从粪便中排泄。最大尿药浓度在注射后约 1 小时内出现。

（三）碘美普尔

碘美普尔（lomeron）注射液的商品名为典迈伦，本品主要成分为碘美普尔，其化学名称为 N，N'-二-（2，3-二羟丙基）-5-［（羟乙酰基）-甲氨基］-2，4，6-三碘基-1，3-苯二羧基胺。碘美普尔的化学结构式，如图 1-3 所示。

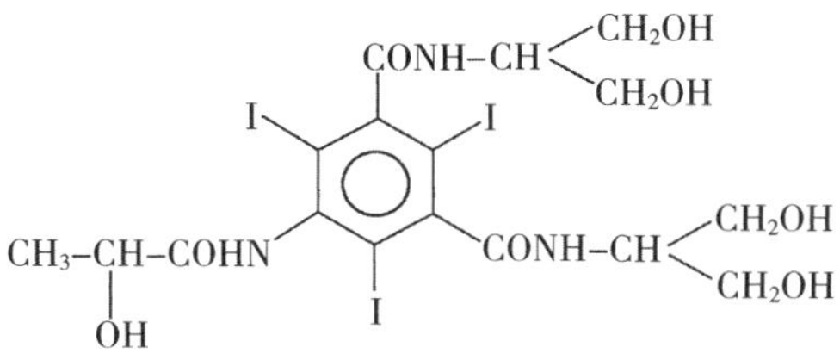

图 1-3　碘美普尔的化学结构式

分子式为 $C_{17}H_{22}I_3N_3O_8$，分子量为 777.09。本品为无色澄明液体，避光保存。

典迈伦适用于静脉尿路造影、CT 增强造影、心血管造影、选择性冠状动脉造影、关节造影、子宫输卵管造影、瘘管造影、乳管造影、胆管造影、泪囊造影、涎管造影等。

碘美普尔需要通过肾小球过滤从肾脏排泄，对患有轻微肾功能不全的受检者其平均消除半衰期为 3.67 小时，中度肾功能不全的人为 6.9 小时，对重度肾功能不全的受检者为 15.1 小时。对于轻度及中度肾功能不全的受检者，注射药量的 50% 在 4~8 小时会由肾脏排出。对重度肾功能不全的受检者，50% 的注射药量要经过 16~84 小时排出体外。对肾脏损伤受检者，药物还可经胆汁排出。

（四）碘普罗胺

碘普罗胺注射液（lopromide injection）的商品名为优维显。本品活性成分为碘普罗胺。化学名称：N，N'-双（2，3-二羟丙基）-2，4，6-三碘-5-［（2-甲氧基乙酰基）氨基］-N'-甲基苯基-1，3-甲酰胺。碘普罗胺的化学结构式，如图 1-4 所示。

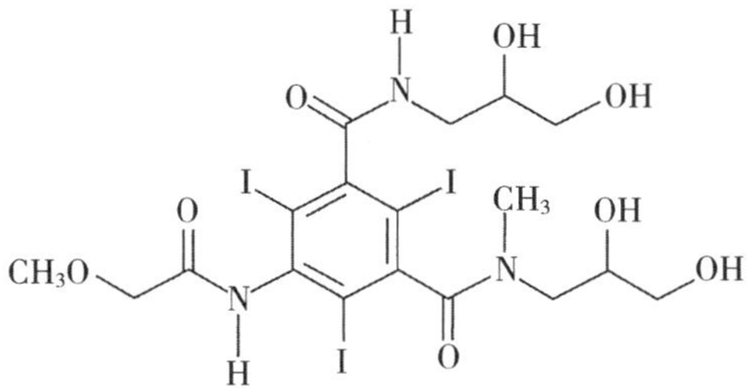

图 1-4　碘普罗胺的化学结构式

分子式：$C_{18}H_{24}I_3N_3O_8$。分子量：791.12。辅料为依地酸钙钠、氨丁三醇、10% 盐酸和注射用水。

本品为无色或微黄色的澄明液体。

碘普罗胺注射液用于血管内和体腔内造影。例如，CT增强，动脉造影和静脉造影，特别适用于心血管造影、静脉尿路造影、内窥镜逆行胰胆管造影（ERCP）、关节腔造影和其他体腔检查，不能在鞘内使用。

碘普罗胺注射液300的规格如下：①6 gI/20 mL。②15 gI/50 mL。③22.5 gI/75 mL。④30 gI/100 mL。碘普罗胺注射液370的规格如下：①18.5 gI/50 mL。②37 gI/100 mL。碘普罗胺注射液的存放应遮光、密闭、避电离辐射。在30℃以下干燥处保存。在使用之前应将碘普罗胺注射液加热至体温。由于碘普罗胺注射液是一种高度浓缩的溶液，很少情况下发生结晶（乳状混浊外观和瓶底部有沉淀或存在悬浮结晶）。

肾实质一般在开始注射后3~5分钟显影最佳，肾盂和尿路则在8~15分钟显影最佳。肾功能正常的受检者，不论剂量大小，清除半衰期约为2小时。注射后30分钟内，肾脏清除约18%的剂量，注射后3小时内，清除约60%的剂量，注射后24小时内，清除约92%的剂量。在较低（150 mgI/mL）和较高剂量（370 mgI/mL）水平，总清除率分别为110 mL/min和103 mL/min。

（五）碘佛醇

碘佛醇注射液（ioversol injection）主要成分为碘佛醇，其化学名称为5-［N-（2-羟乙基）羟乙酰胺基］-N，N'-双（2，3-二羟丙基）-2，4，6-三碘-1，3-苯二甲酰胺。碘佛醇的化学结构式如图1-5所示。

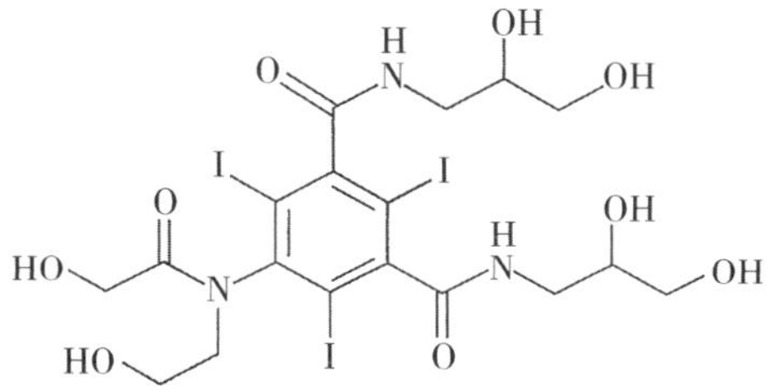

图1-5 碘佛醇的化学结构式

分子式：$C_{18}H_{24}I_3N_3O_9$。分子量：807.13。其辅料为氨基丁三醇和依地酸钙钠。本品为无色至淡黄色的澄明液体。

碘佛醇注射液适用于：①心血管造影，包括脑动脉、冠状动脉、外周动脉、内脏和肾脏动脉造影，静脉造影，主动脉造影和左心室造影，静脉排泄性尿路造影等。②头部和体部CT增强扫描。

规格如下：①13.56 g/20 mL（每1 mL含320 mg碘）。②33.9 g/50 mL（每1 mL含320 mg碘）。

经血管注入后，碘佛醇主要通过肾脏排泄。有肾脏功能障碍的受检者的排泄半衰期会延长。无肾功能异常时，使用50 mL剂量后的平均尿排泄半衰期为118分钟（105~156分钟），使用150 mL剂量后的平均尿排泄半衰期为105分钟（74~141分钟）。给药2小时后尿中药物浓度达峰值，24小时后排泄超过95%的注射剂量。碘佛醇在快速静脉注入后的30~60秒内可在肾实质内显影。在肾功能正常时肾盏和肾盂在1~3分钟内显影，最佳对比在5~15分钟内产生。

碘佛醇没有明显地与血清或血浆蛋白结合，无明显的代谢、去离子作用或生物转化。碘佛醇可能通过简单扩散越过胎盘屏障。

（六）碘帕醇

碘帕醇注射液（iopamidol injection）的商品名为典比乐，本品主要成分为碘帕醇，辅料包括氨基丁三醇、依地酸钙钠、盐酸（调节 pH）和注射用水。本品为无色澄明液体。化学名称为（S）-N，N'-双［2-羟基-1-（羟甲基）乙基］-5-［（2-羟基-1-氧化丙基）氨基］-2，4，6-三碘，1，3-苯二甲酰胺。分子式为 $C_{17}H_{22}I_3N_3O_8$，分子量为 777.09。其化学结构式如图 1-6 所示。

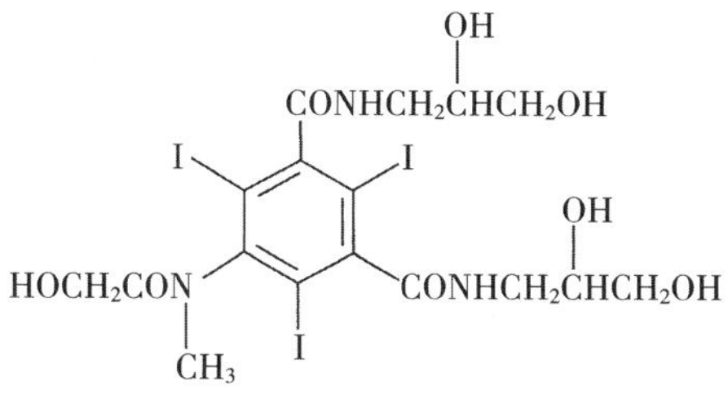

图 1-6 碘帕醇的化学结构式

本品适用于心血管造影、泌尿系统造影术、CT 检查中增强扫描、关节造影术、胆道造影术等。

本品的规格如下：①每瓶 9 gI/30 mL。②每瓶 15 gI/50 mL。③每瓶 30 gI/100 mL。④每瓶 11.1 gI/30 mL。⑤每瓶 18.5 gI/50 mL。⑥每瓶 37 gI/100 mL。

本品在 30℃ 以下避光保存。使用前打开药瓶，一旦开瓶应立即使用。若发现典比乐溶液瓶内有结晶现象，此瓶溶液不能使用。典比乐应避免与金属表面直接接触的仪器一起使用。

碘帕醇注射后绝大部分以原形经肾脏排除。人体药量的 90% 以上可在 24 小时内通过肾脏排出。血中浓度半衰期为 90~120 分钟，24 小时内全部排出。

（周建国）

第二节 胃肠道造影检查

使用医用硫酸钡做胃肠道造影仍是胃肠道疾病理想的初选检查方法，运用数字胃肠机成像系统能连续快速地获取多幅图像，并能进行多种图像后处理，缩短了检查时间，减少了辐射剂量，提高了胃肠造影检查的质量。

一、胃肠道基本病变

（一）轮廓改变

充满钡剂后的正常消化道轮廓平滑连续，当消化道管壁（特别是黏膜层）发生病变时，即可造成轮廓的改变或管壁改变。常见的轮廓改变如下：

1. 隆起　指消化道管壁向管腔内的局限性突起，主要见于肿瘤性病变（如癌、平滑肌源性肿瘤、淋巴瘤、脂肪瘤等），也可见于一些非肿瘤性局限性病变（如炎性息肉、异位胰腺等）。隆起致使消化道局部不能充盈钡剂，这时由钡剂勾画出的消化道轮廓形成局限性的内凹改变，称为充盈缺损。良、恶性隆起各有特点。

2. 凹陷　指消化道管壁的局限或广泛缺损，常见于消化道炎症、肿瘤等。黏膜缺损未累及黏膜肌层时称为糜烂（erosion），如缺损延及黏膜下层时则称为溃疡（ulceration）。在钡剂造影检查中，当黏膜面形成的凹陷或溃疡达到一定深度时可被钡剂填充，在切线位 X 线投影时，形成突出于腔外的钡斑影像，称为龛影（niche）或壁龛（crater），在正面投影时则表现为类圆形钡斑（barium spot）。

3. 憩室（diverticulum）　是消化管壁局部发育不良、肌壁薄弱和内压增高致该处管壁膨出于器官轮廓外，使钡剂充填其内。憩室可发生于消化管任何部位，以食管、十二指肠降部、小肠和结肠多见，X 线上表现为器官轮廓外的囊袋状突起，黏膜可伸入其内，可有收缩，形态可随时间而发生变化，与龛影不同。

4. 管壁增厚及管壁僵硬　多种疾病可引起消化道管壁的增厚，一般炎性疾患，如 Crohn 病可引起肠壁广泛增厚。管壁僵硬是指消化道壁失去正常的柔软度，形态固定，即使在压迫相中形态也无明显改变，受累段管壁蠕动波消失。

（二）黏膜改变

消化道黏膜的异常表现对早期病变的发现及鉴别诊断有重要意义。

1. 黏膜破坏　黏膜皱襞消失，形成杂乱无章的钡影，正常黏膜皱襞的连续性中断，多由恶性肿瘤侵蚀所致。

2. 黏膜皱襞平坦　条纹状皱襞变得平坦而不明显，甚至完全消失。多为黏膜和黏膜下层水肿或肿瘤浸润所引起。水肿者多为逐渐移行，与正常皱襞无明显分界（良性溃疡）；浸润者多伴有病变形态固定而僵硬，并与正常黏膜有明显界限（恶性肿瘤）。

3. 黏膜纠集　皱襞从四周向病变区集中，呈车辐状或放射状。常因慢性溃疡产生纤维结缔组织增生（瘢痕挛缩）所致，有时浸润型癌也可产生类似改变，但黏膜僵硬而且不规则，并有中断现象。

4. 黏膜皱襞增宽和迂曲　亦称黏膜皱襞肥厚，表现为黏膜皱襞的透明条纹影增宽，常伴有皱襞迂曲和紊乱。常为黏膜和黏膜下层的炎症、肿胀及结缔组织增生所致，多见于慢性胃炎和胃底静脉曲张。

5. 微黏膜皱襞改变　炎性疾病时导致胃小区呈颗粒状增大，大小不均，胃小沟增宽、模糊，伴有糜烂时，小区和小沟结构破坏，呈散在小点状钡影；癌肿浸润时，小区和小沟结构可完全破坏。

（三）管腔改变

1. 管腔狭窄　指超过正常限度的管腔持久性缩小。病变性质不同引起管腔狭窄的形态亦不相同：①炎性狭窄范围较广泛，有时呈分段性，狭窄边缘较光整。②癌性狭窄范围局限，管壁僵硬，边缘不规则。③外压性狭窄多偏于管腔一侧且伴有移位，管腔压迹光整。④痉挛性狭窄具有形态不固定和可消失的特点。

2. 管腔扩张　指超过正常限度的管腔持续性增大。常由消化道梗阻或麻痹引起，均有积液和积气，常伴有胃肠道蠕动增强或减弱。

（四）位置改变

1. 腹腔肿瘤　可造成对消化道的压迫移位，局部消化道形成弧形压迹，被推移部分的肠管聚集。如肝左叶肿块可使胃底向下移位，并在该处出现充盈缺损；胰头癌常造成十二指肠曲扩大、固定及肠管浸润等。

2. 肠管粘连牵拉　造成位置改变，移动性受限。

3. 腹水　可导致小肠位置分布异常，肠管活动度增大。

4. 肠管先天性固定不良或先天性位置异常　如移动盲肠、盲肠位置过高或过低，肠旋转异常等，均可引起肠管位置和移动度的改变。

（五）功能改变

消化道功能包括张力（tonicity）、蠕动、排空和分泌功能，消化道的各种器质性和功能性改变均可导致胃肠功能的异常。

1. 张力改变　消化道张力受神经控制和调节。①交感神经兴奋和迷走神经麻痹可使张力减小、管腔扩张。迷走神经兴奋使张力增大，管腔缩小，如麻痹性肠梗阻（paralytic ileus）常使肠管张力下降，管腔扩张。溃疡的局部刺激可引起管腔变窄。②痉挛（spasm），指胃肠道局部张力增大，暂时性和形态可变性为其特点，用解痉剂可消除。食管痉挛使其轮廓呈波浪状；幽门痉挛使钡剂排空延迟；球部和盲肠痉挛可使其充盈不良；结肠痉挛使肠管变细，袋形增多，肠管呈波浪状。

2. 蠕动改变　蠕动增强表现为蠕动波增多、加深和运行加快，蠕动减弱则反之。逆蠕动与正常运行方向相反，常出现在梗阻部位的上方。肠麻痹表现为全部小肠不见蠕动；肿瘤浸润则使病变处蠕动消失。

3. 排空（exhaustion）功能改变　排空功能与张力、蠕动、括约肌功能和病变本身有关。胃的排空时间约为 4 小时，小肠排空时间约为 9 小时，超过上述时间而仍有钡剂潴留则称为排空延迟。口服甲氧氯普胺或肌注新斯的明可缩短排空时间。胃肠运动力增强则表现为排空时间缩短，如服钡后 2 小时即抵达盲肠则意味着运动力增强。

4. 分泌功能改变　胃肠分泌功能的改变常与疾病有关。①胃溃疡，常引起胃分泌增加，使胃液增多，立位透视可见液平面，服钡后钡不能均匀涂布在胃壁上。②吸收不良综合征，肠腔内分泌物增加，黏膜纹理增粗模糊，钡剂易凝成絮片状。③过敏性结肠炎，肠腔内有大量黏液存在，服钡后表现为细长或柱状影，结肠黏膜面钡剂附着不良，肠管轮廓不清。

二、食管及胃十二指肠检查

食管及胃十二指肠亦称之为上消化道，它们的钡剂检查称为上消化道造影。

（一）单对比法上消化道造影

1. 适应证与禁忌证

（1）适应证：先天性胃肠道异常；对有上腹部症状如上消化道出血、疼痛、恶心、呕吐等欲明确原因者；上腹部肿块，为确定与胃肠道的关系；胃十二指肠手术后的复查；尤其适合以器官、形态、结构改变为主的疾病（如疝、套叠、慢性不全型扭转、憩室）及功能改变为主的疾病（如吞咽困难、贲门失弛缓症、反流及反流性损害）。

（2）禁忌证：胃肠道穿孔；急性胃肠道出血，一般于出血停止后两周，大便隐血试验阴性后方可进行；肠梗阻，对于轻度单纯性小肠梗阻和高位梗阻，为明确原因可酌情进行。

2. 造影前准备

（1）受检者准备：造影前 3 天不服用含有铁、铋、钙等不透 X 线的药物，造影前须禁食、禁水至少 6 小时，对于有幽门梗阻的受检者，应在检查前一天晚上置入胃管给予引流，检查时除去体表异物（金属）。

（2）药品准备：选择钡剂要求颗粒细小（1 μm 左右）均匀且具有较高的悬浮稳定性，浓度 50%～100%。应根据不同部位和要求，以及受检者吞咽困难程度进行浓度配比。对于食管检查，钡水比例为

（3~4）：1，浓度较高且黏稠，要求能挑起成丝；胃及十二指肠检查，钡水比例为1：1.2，或用150 g钡加200 mL水；调钡时必须搅拌均匀，避免成块或形成气泡。对怀疑有高位梗阻、食管气管瘘以及呕吐较严重的受检者，可改用稀钡或碘水做上胃肠道检查。

3. 操作技术　检查前常规做胸腹部透视，以排除胃肠道穿孔及肠梗阻等并发症。食管邻近结构的异常及纵隔内病变常可对食管造成推移和压迫，检查时应注意纵隔形态的变化。

受检者立位口服一大口较稠钡剂（钡水比例为3：1~4：1），正位透视观察吞咽动作是否正常，双侧梨状窝是否对称，再迅速转成右前斜位，跟随钡剂走行，逐段观察食管充盈扩张及收缩排空情况，然后辅以左前斜位及正位进行观察。

再口服适量较稀钡剂（钡水比例为1：1.2）100~150 mL，重点观察胃黏膜。检查顺序为胃底，胃窦和幽门前区。在检查中应不断用手或者压迫器按压腹部做触摸涂布，这有利于胃体和胃窦区黏膜的显示。同时注意观察黏膜的柔软度、粗细形态、有无破坏中断及纠集现象。继而再服多量钡剂（200~400 mL），重点观察胃充盈相下的形态、轮廓、蠕动、张力、位置等情况，从而可以间接判断胃壁的柔软度和韧度。

充盈相的突出优点是可以清晰显示位于切线位上的龛影，所以应在透视中转动受检者，尽可能使病变位于切线位上，但对于胃窦部小弯偏前或后壁的病变，显示较为困难，应予以加压法进行检查。加压可直接用检查医师（带防护手套）的手或X线机上的压迫器，在胃中等充盈时最为方便。单对比法进行上胃肠道造影中手法操作极为重要，只有通过熟练而灵巧的手法，才能充分展现单对比法充盈相及加压相的优势，这绝非压迫器所能取代。

通过手法操作可达到以下目的：将钡剂涂布于器官内黏膜表面；转动受检者至合适角度；将与病变重叠脏器（肠道）推开，使病变显露充分、清楚；对被检器官进行扪诊，了解有无压痛，有无肿块，肿块与病变的关系等。胃底因位置较高，不易按压，同时缺乏蠕动，黏膜形态各异，容易漏诊，要采取不同体位进行观察。立位时应利用胃泡内的气体观察有无软组织肿块，钡剂通过食管下段及贲门时有无受阻、绕流、分流及走行位置的改变；右前斜位观察贲门下的连续曲线是否自然；仰卧位时胃底充盈钡剂，可显示其充盈相的轮廓；俯卧位时，胃底充气，可显示胃底黏膜。

在检查胃的过程中，若十二指肠球部充盈，应随时进行十二指肠检查。若胃检查结束后，十二指肠球部仍未充盈，可借助蠕动波到达幽门前区时局部加压把钡剂推入球部，然后按球部、球后、降部、水平部和十二指肠空肠区的顺序逐段检查，同时须用手法加压观察黏膜相。要重点观察十二指肠的形态、轮廓、蠕动和收缩功能及有无龛影和激惹征象。立位时便于将球部的前后壁病变转到切线位上观察；俯卧位胃蠕动活跃，球部和降段易于充盈，可显示其轮廓；仰卧位右侧抬高，易使胃窦内的气体进入十二指肠内，构成双对比相。

4. 常见病变的造影显示

（1）食管异物：钡餐或钡棉检查的表现。

1）圆钝状异物：因异物表面涂抹钡剂而易于显示，有时可见钡棉钩挂征象。较小异物可见钡剂或钡棉偏侧通过或绕流；较大嵌顿异物显示钡剂或钡棉通过受阻。

2）尖刺状或条状异物：常见钡棉钩挂征象，口服钡剂可见分流。若细小尖刺一端刺入食管壁，另一端斜行向下，口服钡剂或钡棉检查可无任何异常表现。

（2）食管静脉扩张：

1）早期表现：食管下段黏膜皱襞增粗或稍显迂曲，管壁柔软，边缘不光整，略呈锯齿状或小凹陷。

2）中期表现：随着曲张静脉数目的增加和程度加重，食管黏膜皱襞明显增粗、迂曲，呈串珠状或蚯蚓状充盈缺损，管壁边缘凹凸不平呈锯齿状，可波及食管中段。

3）晚期表现：严重的静脉曲张，透视下食管蠕动减弱，钡剂排空延迟，管径扩大。但管壁仍柔软，伸缩自如，无局部的狭窄和阻塞，一般累及食管上段。

（3）食管癌：

1）早期食管癌：①食管黏膜皱襞的改变，病变部位黏膜皱襞增粗迂曲，部分黏膜中断，边缘毛糙。②小溃疡，增粗的黏膜面上出现大小不等、多少不一的小龛影，一般直径小于 0.5 cm，局部管壁出现轻度痉挛。③小充盈缺损，为向腔内隆起的小结节，直径 0.5~2.0 cm，黏膜毛糙不规则，局部黏膜紊乱。④局部功能异常，局部管壁舒张度减低，偏侧性管壁僵硬，蠕动减慢，钡剂滞留等。

2）中晚期食管癌：①典型表现为局部黏膜皱襞中断、破坏、消失，腔内锥形或半月形龛影和充盈缺损，病变管壁僵硬和蠕动消失。②髓质型，管腔内较长的充盈缺损，病变段管腔高度或中度狭窄，壁僵硬，上部食管明显扩张。癌肿向腔外生长，平片可显示局部纵隔增宽。③蕈伞型，管腔内较低平的充盈缺损，边缘不整，病变中部常显示表浅溃疡，晚期才出现管腔偏侧性狭窄。④溃疡型，显示为大小和形态不同的腔内龛影，边缘不光整，部分龛影底部超出食管轮廓。溃疡沿食管长轴破溃伴边缘隆起时，出现"半月征"，周围绕以不规则环堤。⑤缩窄型，病变食管呈环状对称性狭窄或漏斗状梗阻，病变长 2~3 cm，管壁僵硬，边缘较光整，上部食管显著扩张。

（二）双对比法上消化道造影

目前，胃肠道疾病主要依靠动态多相造影检查（dynamic multiphasic radiography），即把传统单对比法的充盈相、加压相与双对比法的双对比相、黏膜相的优点相结合。在受检者躯体转动时，在充气扩张的胃内钡液流动中，发现和认识胃内所呈现出病变的变动图像。能对病变作出定位（确切部位）、定形（大小和形状）、定质（柔软度、浸润范围）及定性（炎性、良性、恶性）的四定诊断。

1. 适应证与禁忌证

（1）适应证：

1）胃肠道起源于黏膜的病变（良、恶性肿瘤、溃疡、炎症）。

2）起源于黏膜下的病变（主要是间质性良、恶性肿瘤）。

3）单对比造影发现可疑病变而难以定性者。

4）临床怀疑有肿瘤而常规造影又无阳性发现者。

5）胃镜检查发现早期肿瘤病变者。

（2）禁忌证：

1）胃肠道穿孔。

2）急性胃肠道出血一般于出血停止后两周，大便潜血试验阴性后方可进行。

3）一周内内镜活检者。

4）肠梗阻以及低张药物使用禁忌者。

2. 造影前准备

（1）受检者准备：造影前 3 天受检者不服用含有铁、铋、钙等不透 X 线的药物，造影前需禁食、禁水、禁烟至少 6 小时，对于有幽门梗阻的受检者，应在检查前一天晚上置入胃管给予引流。上机检查前除去体表异物（金属）。

（2）药品准备：山莨菪碱（654-2）针剂 20 mg，产气粉 3～5 g。应选择颗粒具有高度杂异性（大小不均、形态各异）的胃肠道专用双重对比造影用硫酸钡。

3. 操作技术

（1）操作方法：对没有禁忌证的受检者于检查前 3～5 分钟给予肌注低张药物山莨菪碱（654-2）20 mg。检查前常规做胸腹部透视，排除胃肠道穿孔及肠梗阻。受检者用 10 mL 温开水口服产气粉 3～5 g，吞服后约产气 300 mL，可使胃腔充气扩张。透视观察应使胃泡相当于拳头大小。气太多，则不利于黏膜涂钡。随即口服双对比造影专用硫酸钡混悬液 150 mL 左右，最后含一满口（40～50 mL）于口中，站立于检查床前。

嘱受检者将口含钡剂一次咽下后分别于左右前斜位透视观察食管充盈相及双对比像并摄片。将检查床转至水平位，请受检者在床上由左向右翻滚转动 2～3 周，然后正位仰卧，使钡剂在胃表面形成良好涂布。按照全面无遗漏的原则，在透视下改变受检者体位，使钡液在腔内流动，使器官的各部分依次分别成为双对比区，并适时摄片。

常规检查应包括以下体位：

1）立位右前斜位及左前斜位，观察食管。

2）仰卧正位观察胃体和胃窦双对比像。

3）仰卧右前斜位观察胃幽门前区双对比像。

4）仰卧左前斜位观察胃体上部及胃底双对比像。

5）仰卧右后斜位观察贲门正面相。

6）俯卧右后斜位观察胃窦前壁双对比像，必要时可使床面倾斜至头低足高，并借助棉垫垫压，效果更好。

7）俯卧左后斜位观察胃体与胃窦充盈相和十二指肠充盈相。

8）仰卧右前斜位观察十二指肠双对比像。

9）立位观察胃窦及球充盈加压相。受检者恢复立位，使胃体下部胃窦部与十二指肠充盈钡剂。然后依次压迫球部、胃幽门前区及胃窦等处，如近身检查操作时，检查者可用传统手法"推"与"压"同时进行，效果更好。

10）立位胃充盈相：受检者取立位后，再加服浓度较低（60%～80%）的钡液 150 mL。此时胃体、胃窦及十二指肠呈充盈相，胃底部呈立位双对比相，部分小肠也可显示，应在透视下转动体位，以充分显示胃角切迹及十二指肠曲。以上步骤大约 15 次曝光，一般选择 12 幅图像照片。

检查可根据情况灵活掌握顺序，重点部位可反复观察，随时可吞钡。双对比像必须使各观察部位先由近地侧处于远地侧，而充盈相则相反。胃底贲门区必须有四个体位（俯卧右前斜、右侧位、半立右后斜、直立左后斜），同时应注意观察贲门形态及胃底双对比像。在检查过程中，检查者应熟悉各种体位的显示内容，做到心中有数，当一个体位显示出多个部位时，要全部摄片，不必重复检查。显示全貌以不遗漏病变为原则，尽量减少不必要的曝光。胃肠道双对比造影每次检查持续时间应以 10～15 分钟为宜。时间太长可发生钡液沉淀、涂布不佳，时间太短则可能有所遗漏。对于特殊疾病还常需采用特殊体位和方法。如食管静脉曲张受检者，因站立位减少了食管静脉的充盈，可取卧位及头低足高位，同时深吸气、深呼气后做相反的屏气动作可暂停食管蠕动，以增加食管静脉充盈。不合格的双对比像常可导致漏、误诊。

（2）双对比造影的基本质量要求：

1）腔壁应充分而适度扩张，皱襞基本展平，钡液可在充分扩张的囊腔内随体位变化而自由流动是扩张适度的标志。

2）被检查的器官应有 2/3 以上面积为双对比区，低洼积钡或钡池不应占有过多的投影面积。

3）腔壁线应连续、无中断、均匀、清楚、纤细（宽度小于 1 mm）。若同一器官腔壁线的粗细相差明显，或出现非病理所致的中断，均应视为不合格，不能据此诊断。

4）双对比区内应无或极少有气泡、钡液凝聚、皲裂等伪影。

4. 常见病变的造影显示

（1）基本要点：

1）利用角隅积钡现象显示病变为隆起或凹陷。

2）利用潮礁现象显示近地壁低小隆起。

3）利用低洼积钡现象显示近地壁浅小凹陷。

4）利用涂钡表面增加层数（如息肉为 4 层）显示病变侧面的范围。

5）利用低垂滞钡现象显示远地壁病变。

6）利用腔壁多边现象显示侧壁病变。

7）利用"竖板"现象显示病变的侧壁。

（2）胃溃疡：

1）良性龛影：是胃溃疡的直接征象，龛影位于胃轮廓之外，边界清楚。

2）黏膜水肿带，是龛影口部一圈黏膜水肿造成的透明带，是良性溃疡的重要特征。它有以下三种表现形式。①黏膜线（hampton line）：为龛影口部一宽 1~2 mm 光滑透明线。②项圈征（collar sign），为龛影口部宽 0.5~1.0 cm 透明带，形如一项圈而得名。③狭颈征，为龛影口部上下端明显狭小、对称光滑透明影，形如颈状。

3）黏膜纠集（converging folds），无中断。

4）其他间接征象：①痉挛切迹（incisura），为小弯溃疡在大弯壁上相对应处出现一光滑凹陷。②胃液分泌增多致空腹大量潴留液，钡剂涂布差。③胃蠕增强或减弱致胃排空加快或减慢。④胃变形和狭窄，因瘢痕收缩所致，表现为"蜗牛胃""葫芦胃"或"B型胃"和幽门狭窄、梗阻。

5）穿透性溃疡：龛影深而大，深度多超过 1.0 cm，口部有较宽大透亮带。

6）穿孔性溃疡：龛影大，如囊袋状，可见气钡二层或气、液、钡三层现象。

7）胼胝性溃疡：龛影大，但直径不超过 2.0 cm，而深度不超过 1.0 cm，有较宽透明带伴黏膜纠集。

8）多发性溃疡：指胃内发生二个以上的溃疡，可在同一部位或相距较远部位。

9）复合性溃疡：指胃及十二指肠同时发生溃疡。

（3）胃溃疡恶变的X线征象：

1）龛影周围出现小结节状充盈缺损，指压征或尖角征。

2）龛影周围黏膜皱襞杵状增粗、中断、破坏。

3）治疗中龛影增大，变为不规则。

4）胃溃疡恶变的后期与溃疡型胃癌X线表现一样，难以鉴别时统称为恶性溃疡。

（4）十二指肠溃疡：

1）良性龛影：是球部溃疡的直接征象，充盈加压像可见龛影周围有一圈光滑的透亮带，或见放射状黏膜纠集。

2）球部变形：是诊断球部溃疡的重要征象。由瘢痕收缩、黏膜水肿、痉挛引起，表现为山字形、三叶状、花瓣状或葫芦形或假性憩室形成，恒定存在。

（5）胃癌

1）早期胃癌：①隆起型（protruded type，Ⅰ型），表现为小而不规则的充盈缺损，高度超过 5 mm，边界清楚。②表浅型（Ⅱ型），表现为胃小沟、胃小区破坏呈不规则颗粒状，轻微凹陷小龛影、僵硬、界限尚清楚。包括浅表隆起型（superficial elevated type）（Ⅱa 型），癌肿突出高度不超过 5 mm；浅表平坦型（superficial flat type）（Ⅱb 型），病灶几乎无隆起和凹陷；浅表凹陷型（superficial depressed type）（Ⅱc 型），病灶轻度凹陷不超过 5 mm。③凹陷型（excavated type）（Ⅲ型），表现为形态不规整、边界明显的龛影，深度超过 5 mm，可见黏膜皱襞中断杵状或融合。

2）中晚期胃癌：蕈伞型癌，多表现为不规则分叶状的充盈缺损，与正常胃界限清楚。也可表现为胃腔狭窄，胃壁僵硬；浸润型癌，多表现为胃腔狭窄、胃壁僵硬。胃广泛受累时形成"皮革袋状胃"（leather stomach）；溃疡型癌，多表现为恶性龛影，常有下列征象：①指压征（finger pressure sign），指因黏膜及黏膜下层癌结节浸润使龛影口部有向龛影隆起的不规则弧形压迹，如手指压迫样，加压后显示清晰。②裂隙征，指在两指压征之间指向口部的尖角，为溃疡周围的破裂痕迹或两个癌结节间的凹陷。③环堤征，指在正位上环绕龛影的宽窄不一的不规则透明带，切线位呈半弧形，为肿瘤破溃后留下的隆起边缘。④半月综合征（meniscus sign），为龛影位于轮廓内、龛影周围环堤及龛影大而浅的综合征象，早半月形，切线位加压摄影显示清晰。

（三）数字摄影消化道造影

数字胃肠成像系统（digital GI imaging system，DGIS）由探测（image intensifier Ⅱ）、数字图像处理器（digital image processor）和高分辨力监视器（high resolution monitor）组成。目前随着像素和矩阵数目的增加及较小焦点 X 线管的应用，图像质量已获得大幅提高。数字成像胃肠道检查技术同样是运用动态多相对比造影技术，检查方法与胃肠道造影相同。

1. 数字成像可以快速获取多幅图像　数字成像速度可达 0.5~15 帧/秒，这对处于运动状态下的胃肠道检查极为有利。在做咽、上段食管检查时，可选用 2~8 帧/秒连续摄取图像，以便清晰显示这些结构及其异常变化。食管双对比造影检查时，0.5~2 帧/秒的连续摄取可获得食管处于双对比状态下不同时相的多幅图像。十二指肠球部溃疡常有痉挛激惹征象，连续图像采集与回放方式更有利于发现溃疡龛影，可作为常规使用。

2. 数字成像可以实时采集和显示图像　在数字成像胃肠检查过程中可以实时采集和显示图像，便于及时观察病变是否被适当地显示。因此，在检查中可以随时采取补救措施，如改变体位、重新涂布、补充图像等。

3. 数字成像可以进行多种图像后处理　对数字成像要进行合理的图像后处理（postprocessing），通过改变图像的亮度（brightness）、对比度（contrast）、对图像中的感兴趣区进行放大（magnification）观察、增强图像的锐利度（edge enhancement）以及将图像进行正负相对比，可使各种不同类型的病变得以清晰显示。

4. 数字成像可以进行标记说明　为了恰当地突出在胃肠造影图像中的感兴趣区表现，可以对数字图像用箭头或圆圈加以标记，对其所做的解释或诊断也可以用文字进行说明。也可将检查中含有突出发现和病变的图像，有选择地打印于纸上作为诊断报告。对连续采集的图像全部检查后，挑选满意的图像进行激光打印，以减少信息丢失，保证图像的高清晰度与高分辨力。

5. 数字成像可以进行存储　采用光盘储存（optical disks）数字成像胃肠造影的影像资料，不但经济，而且便于查阅，对重复检查者也便于与其早前的检查资料进行对比。

6. 数字成像可以进行网络传输　数字胃肠图像资料若与其他数字图像资料（如 CT、MR）统一建立数字图像档案，就能在一个工作站上将受检者的其他影像学检查进行综合分析，从而提高诊断水平。图像存贮和传输系统（picture archiving and communication system，PACS）一旦建立，还可将数字胃肠检查资料经医院的网络，高速地传送至各临床科室，或进行远程会诊。

三、肠系检查

（一）口服钡剂小肠造影

1. 适应证与禁忌证

（1）适应证：临床怀疑有小肠病变者；全身状况差，不能耐受插管者；需要了解小肠走行及功能状态者。

（2）禁忌证：急性肠梗阻；急性胃肠道出血；胃肠道穿孔。

2. 造影前准备

（1）受检者准备：检查前日低渣饮食，晚上服用轻泻剂（开水冲服番泻叶 9 g，30 分钟后再冲服一次，或服用 50% 硫酸镁 30~50 mL），并禁食一夜。

（2）药品准备：钡剂采用 40%~50% 浓度的硫酸钡悬浊液。可在检查前 10 分钟口服 20 mg 甲氧氯普胺以加快钡剂通过小肠的时间。

3. 操作技术　造影前常规观察胸腹部。口服钡剂小肠造影检查通常在上胃肠道造影后，立即让受检者口服 300 mL 左右 40%~50% 浓度稀钡使小肠完全充盈；单纯口服钡剂小肠造影则直接口服 600 mL 稀钡。向右侧卧位可增加胃内张力，使钡剂更容易进入小肠。透视中须用压迫法仔细分开相互重叠的肠祥，并按顺序摄取各部位点片，必须观察到钡剂充盈回盲部，在末端回肠、部分盲肠及升结肠显影后，才可结束检查。

4. 常见病变的造影显示

（1）肠管改变：表现为肠腔狭窄或扩张。炎性肠腔狭窄范围多较广泛，边缘较整齐，可呈节段性。肿瘤性肠腔狭窄范围多局限，边缘不整齐，且管壁僵硬，局部可扪及包块。外压性狭窄多在管腔一侧，可见整齐的压迹或伴有移位。先天性狭窄则边缘光滑而局限。肠腔扩张可由远端肠腔狭窄或梗阻所致，肠梗阻引起的管腔扩张常有液体和气体积聚，可形成阶梯状气液面，并有蠕动增强。张力降低如肠麻痹引起的肠管扩大也有液体和气体积聚，但蠕动减弱。

（2）肠腔轮廓和黏膜的改变：肠壁肿瘤突入肠腔可造成局部钡剂充盈缺损，向腔外生长会推移邻近肠管，表现为肠祥间距离增宽。良性肿瘤可使黏膜展平、皱襞消失，表现为表面光滑的充盈缺损；恶性肿瘤则侵蚀破坏黏膜导致充盈缺损局部表面不规则而且常见管壁僵硬，钡剂通过困难。肠道憩室表现为肠管壁向外囊袋状突出阴影。

（3）位置和功能的改变：肿瘤等占位性病变压迫推移可改变肠道的位置。肠粘连可使肠管移动受限；蠕动增强、运动力增加可致排空过快，口服钡剂不到 2 小时就可到达盲肠，超过 6 小时为通过缓慢，超过 9 小时小肠内钡剂尚未排空为排空延迟；分泌增多会使钡剂分散在分泌液中，呈不定型的片状或线状影，黏膜皱襞则模糊不清。

（二）小肠灌肠气钡双重造影

小肠气钡双重造影检查是目前诊断小肠疾病的主要检查方法，可同时观察整个小肠黏膜形态以明确病变部位，对小肠腔内及管壁受累病变如肿瘤、憩室、狭窄性病变等具有重要诊断价值。

1. 适应证与禁忌证

（1）适应证：反复消化道出血，经其他检查方法排除食管、胃和大肠出血者；原因不明的腹痛、腹泻者；临床怀疑小肠不完全性梗阻；先天性小肠畸形；腹部包块，需排除小肠肿瘤者；原因不明的贫血、低蛋白血症者；原因不明的发热、消瘦者；胃肠道其他部位的病变需要排除小肠受累者。

（2）禁忌证：急性胃肠道出血；胃肠道穿孔；小肠坏死；十二指肠活动性溃疡及山莨菪碱禁忌者。

2. 造影前准备

（1）受检者准备：为避免盲肠充盈引起小肠内容物滞留于回肠内，应按结肠双重对比造影要求进行肠道准备。检查前 1 天中午嘱受检者吃少渣饮食，下午口服 50% 硫酸镁 50 mL 清肠导泻，尽量多饮水，总量应达到 1 500~2 000 mL，可以间断饮用。晚餐进流食，睡前服用缓泻剂（酚酞或果导片 2 片）。检查当日早晨禁食，肛门内注开塞露一支，尽量排净大便。清洁结肠不能采用洗肠法，因为洗肠液可经回盲瓣逆流进入并滞留于回肠，会严重影响末端回肠及回盲部的充盈。造影前行胸腹部透视，排除消化道穿孔及梗阻受检者。

（2）器械准备：插管法可采用 Dotter 导管或经胃镜引导下插管，不插管者可选用能释放 CO_2 气体的小肠溶空心胶囊或采用"口服钡剂+肛门逆行注气法"，灌肠桶或压力灌注泵。

（3）药品准备：造影用钡剂为浓度 35%（W/V）硫酸钡悬浊液，山莨菪碱（654-2）10~20 mg。

3. 操作技术

（1）插管法

1）插管前用凡士林涂抹导管外壁及导丝，以保持润滑。受检者取卧位或斜立位，经鼻孔插入。随受检者的吞咽动作将导管送过咽部进入食管，然后可较快地下达贲门。导管过贲门后，常自然地形成向胃底部的弧形弯曲。让受检者改取仰卧位，在透视下插入弯头导丝，旋转金属旋钮，将导管末端调节到弯向胃小弯，顺势继续插入导管，直达胃窦部和幽门前区。再让受检者取仰卧右前斜位，甚至近于左侧卧位，使气体充满胃窦部，如胃内气体不多，可用气囊注入适量气体（约 50 mL），并取头稍高位。将导丝换成直头。当导管端送到幽门时，将导丝向后略撤 3~5 cm，使导管端部柔软、易弯曲，导丝不得进入十二指肠。将导管慢慢送过幽门，进入十二指肠，这时（仰卧位）在绝大多数受检者导管进入十二指肠后外侧、沿十二指肠降支向下行走，少数受检者向内、向下弯转进入十二指肠降支。边慢慢后撤导丝，边向前送入导管，直到导管达 Treitz 韧带为止。

2）也可应用胃镜直视下插管，成功率高且操作方便，可使导管快速到位，无须 X 线定位，检查时间也明显缩短。胃镜进入十二指肠降部过乳头后，由胃镜活检孔插入交换导丝，沿导丝退出胃镜。在数字胃肠监控机下，沿导丝进入导管，送达十二指肠水平部以下，撤出导丝。用胶布固定口腔外导管另一端，将导管尾部与灌肠桶或压力灌注泵相连接。

插管成功后沿导管按 100 mL/min 的流量注入 35% 硫酸混悬液 600~800 mL，当钡剂进入小肠后，注入气体约 800 mL。在电视监控下连续观察各组小肠，当钡剂至 3~4 组小肠时，再次注入气体 200 mL，直至整个小肠呈气钡双重对比像。同时，转动受检者体位，在电视监控下摄片，直至钡剂到达回盲瓣。在灌注过程中应在透视下密切观察钡剂走行，及时对可疑区进行加压检查，观察其充盈缺损、龛影、憩室、扩张及狭窄等。

（2）无管法

1）使用小肠溶空心胶囊，在 pH≥6 的环境中即可溶解释放 CO_2 气体，结合口服钡剂即可在小肠内形成与插管法相媲美的小肠气钡双对比像。操作简便易行，安全有效。

2）使用"口服钡剂+肛门逆行注气法"，重点观察末端回肠病变。具体做法是口服 80% 硫酸钡混悬液 150 mL，分两次服用，待钡头到达盲肠时，肌注低张药物山莨菪碱（654-2），然后肛门插管，注入空气 800~1 000 mL，使气体逆行进入小肠，形成回肠末端低张双对比相。此方法因直肠和乙状结肠充气扩张，使盆腔内回肠上抬，易于病变显示。

4. 常见病变的造影显示　要根据小肠的环状皱襞、管腔大小、肠壁厚度及绒毛形态等表现做出诊断。钡剂涂布并被气体充分扩张的正常小肠表现为均匀连续、肠袢走行弯曲自然、肠管粗细均匀。空肠宽度为 4 cm（充气后为 4.5 cm），回肠管径稍细，为 3.5 cm（充气后为 4 cm），若肠腔宽度超出范围，应仔细检查是否存在病变。两个相互平行的肠管即相邻两肠壁间的距离，代表了肠壁的厚度，正常不应大于 3 mm。小肠绒毛是小肠黏膜表面肉眼可见最小的解剖结构，造影常常不显示，若出现充盈缺损，应警惕有病变存在。小肠气钡双重造影对显示黏膜较小隆起性和凹陷性病变，尤其对<1 cm 直径的小肠肿瘤常能显示满意的形态学表现，但对壁内和向腔外生长的肿瘤鉴别尚有困难。

四、钡剂灌肠检查

（一）结肠气钡低张双重对比造影

1. 适应证与禁忌证

（1）适应证：怀疑有结肠息肉或肿瘤者；慢性溃疡性结肠炎或肉芽肿性结肠炎者；鉴别肠管局限性狭窄的性质；结肠高度过敏或肛门失禁的受检者。

（2）禁忌证：结肠穿孔或坏死；急性溃疡性结肠炎；中毒性巨结肠；肠镜活检一周以内；危重受检者或虚弱受检者忌用抗胆碱药物时可改用胰高血糖素。

2. 造影前准备

（1）受检者准备：检查前 1 天中午嘱受检者吃少渣饮食，下午口服 50% 硫酸镁 50 mL 清肠导泻，尽量多饮水，总量应达到 1 500~2 000 mL，可间断饮用。晚餐进流食，睡前服用缓泻剂（酚酞或果导片 2 片）。检查当日早晨禁食，肛门内注开塞露一支，尽量排净大便。

（2）器械准备：带气囊的双腔导管，灌肠桶或压力灌注泵。

（3）药品准备：造影用钡剂，结肠双对比造影应采用细而颗粒均匀的钡剂。浓度为 70%~80% 为好，太浓易引起龟裂，太低不易显示结肠细微结构以及使腔壁线勾画不清。调钡时钡剂温度应控制在 40℃左右，温度太低易使肠管痉挛收缩，导致钡剂絮凝龟裂。山莨菪碱（654-2）10~20mg。

3. 操作技术　肌内注射山莨菪碱（654-2）10~20 mg。受检者取俯卧头低位（倾斜检查床，使头低 10°~15°）或左侧卧位，肛门插入带有气囊的双腔导管，在透视下经灌肠桶或压力灌注泵注入钡剂。

在透视中密切观察，待钡头到达横结肠中段时立即停止注钡。换上注气囊，经导管缓慢向内注入空气，通过气体压力驱使钡剂进入结肠肝曲、升结肠并达盲肠。注气量一般为 800~1 000 mL，见右半结肠直径扩张至 5 mm 为适度，然后拔出导管。嘱受检者沿顺时针方向翻身 4~5 次，观察钡剂均匀涂布于肠壁上时，即可进行结肠各段点片。

一般在俯卧头低足高 15°前后正位，显示直肠、乙状结肠和降结肠下端，以显示前壁为主；仰卧前后位，显示直肠、乙状结肠和降结肠下端，以显示后壁为主；仰卧左右前斜位，显示直肠、乙状结肠和降结肠下端，其目的是减少肠曲间影像重叠；左侧和右侧卧位摄取直肠、乙状结肠侧位片；半立位左前斜位，显示结肠脾曲、降结肠上中部和横结肠左半部；半立位右前斜位，显示结肠肝曲、升结肠近肝曲部和横结肠右半部；卧位或半立位，显示横结肠；仰卧头低 15°，显示盲肠、升结肠近端和回盲部；最后摄取全结肠仰卧前后位、俯卧前后位、左侧水平侧卧位、右侧水平侧卧位及全结肠立位前后位。造影检查时间不宜过长，一般应控制在 15~20 分钟，否则钡液中的水分被肠道吸收后可出现龟裂和钡剂絮凝，容易产生伪影，影响小病灶的显示。检查中应多体位、多角度进行观察。

4. 常见病变的造影显示

（1）肠腔轮廓改变：气钡双重对比造影可直接显示肿块。恶性肿瘤常边缘不规则，且伴有黏膜破坏、局部管壁僵硬。溃疡型结肠癌可见大而不规则的龛影，其周围有僵硬、边缘呈毛刺状的环堤所致充盈缺损。溃疡型结肠炎可见小而密集的龛影以致结肠袋消失，肠管边缘呈锯齿状。

（2）管腔大小改变：由恶性肿瘤所致的管腔狭窄较局限，边缘多不整齐，且管壁僵硬，局部常触及包块。炎症所致的狭窄范围多较广泛。狭窄或梗阻的近端结肠常扩张。

（二）结肠稀钡灌肠造影

1. 适应证与禁忌证

（1）适应证：结肠梗阻，乙状结肠扭转及观察结肠的功能性改变；年老体弱和不适宜多翻动的受检者。

（2）禁忌证：结肠穿孔或坏死；急性阑尾炎；肛裂疼痛不能插管者。

2. 造影前准备

（1）受检者准备：与结肠气钡低张双重对比造影准备相同。

（2）器械准备：肛管、灌肠桶或压力灌注泵。

（3）药品准备：造影用钡剂。浓度为 15%~20%硫酸钡悬浊液。

3. 操作技术　受检者取屈膝左侧卧位，将肛管缓慢插入直肠，后取仰卧位，行胸腹常规透视，以了解胸腹部一般情况。再将右侧略抬高，透视下经灌肠桶或压力灌注泵将浓度为 15%~20% 的稀钡 800~1 000 mL 经导管注入全部结肠直至盲肠充盈，在灌肠途中，密切注意钡头有无受阻、分流及狭窄，发现异常，立即停止注钡，用手或压迫器在患处按压，观察肠管轮廓、宽窄、移动度及有无压痛与激惹征象，必要时进行点片。最后摄取全结肠片和结肠各段压迫点片，一般不需摄取黏膜像。

4. 常见病变的造影　显示结肠稀钡灌肠因不使用低张药物，可以观察结肠的张力、运动及分泌等功能异常。张力异常可表现为肠道痉挛、不规则收缩、张力增大或减小；运动功能异常可表现为肠管蠕动加快或减慢；分泌增加时，可见肠腔内大量黏液存在，成细长的条状或柱状，其外涂以薄钡层，或呈现双层肠壁样表现。

（周建国）

第三节　泌尿及生殖系统造影检查

泌尿及生殖系统的各器官均为软组织结构，缺乏组织的天然对比，平片只能显示肾脏的轮廓、大小、钙化及阳性结石，其内部结构及排泄功能等必须通过造影检查方能显示。

泌尿及生殖系统造影检查是诊断泌尿及生殖系统疾病的重要检查方法，此法可了解泌尿及生殖系统的内部结构和生理功能，对观察和了解有无病变或生理性变异等均具有很大的帮助。

一、泌尿及生殖系统解剖生理学

（一）泌尿系统

泌尿系统由肾、输尿管、膀胱及尿道组成。主要功能是排出机体内溶于水的代谢产物，如图1-7所示。

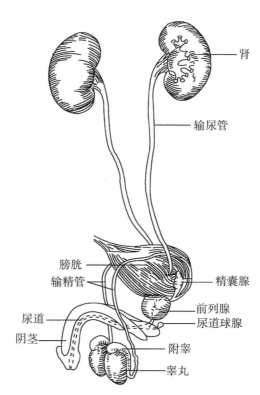

图1-7　男性泌尿及生殖系统模式图

1. **肾脏**　是成对的实质性器官，形似蚕豆，有前后两面、内外两缘和上下两端，分别位于脊柱两侧，腹膜后间隙的上部。肾长11~13 cm，相当于3~4个腰椎椎体高度，宽5~7 cm，厚3~4 cm，右肾比左肾约低1.5 cm。肾内侧缘中部凹入部称肾门，肾门通入肾内的腔隙称为肾窦，内含肾血管、淋巴管、神经、肾盏、肾盂及脂肪组织等。在肾的纵切面上，可见红褐色的肾实质和被白色肾盂肾盏所占的肾窦。

肾实质分为皮质和髓质两部分。肾皮质位于浅层，富有血管，主要由肾小体和肾小管构成。肾髓质位于肾实质深部，血管较少，由许多密集的管道组成。肾髓质形成15~20个肾锥体，肾锥体的基底朝向皮质，尖端圆钝，朝向肾窦，称肾乳头，突入肾小盏内。有时2~3个肾锥体合成一个肾乳头。肾乳头上有许多乳头孔，肾生成的尿液经乳头孔流入肾小盏内。肾窦内有 7~8 个呈漏斗状的肾小盏，2~3 个肾小盏合成 1 个肾大盏，2~3 个肾大盏再合成 1 个肾盂。肾盂出肾门后，弯行向下，逐渐变细移行为输尿管，如图 1-8 所示。

2. 输尿管　输尿管为一对细长的肌性管道，起于肾盂，终于膀胱，长 25~30 cm，管径 0.5~0.7 cm。输尿管有较厚的平滑肌，可做节律性的蠕动，使尿液不断地流入膀胱。输尿管根据其行程分为三段，即腹段、盆段和壁内段。

输尿管有三处生理性狭窄：肾盂与输尿管移行部；与髂总动脉交叉处；膀胱入口处，即膀胱壁内段。这些生理狭窄常是输尿管结石的滞留部位。

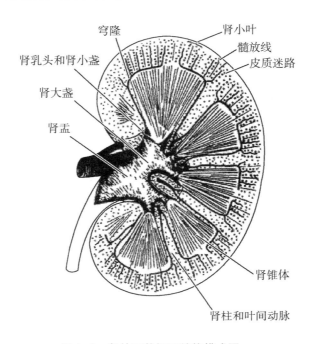

图 1-8　肾的冠状切面结构模式图

3. 膀胱　膀胱为盆腔储存尿液的肌性中空囊性器官，其形状、大小、位置及壁的厚度均随尿液充盈程度而变化。膀胱的平均容量为 300~500 mL。成人空虚的膀胱呈三棱椎体形，有一尖四面，可分为尖、底、体、颈四部分。膀胱尖细小，朝向前上方。膀胱底近似三角形，朝向后下方。膀胱尖与膀胱底之间的部分为膀胱体。膀胱的最小部称膀胱颈，以尿道内口与尿道相连。膀胱各部分之间无明显界限。膀胱充盈时男呈长卵圆形，女呈扁圆形。

膀胱位于盆腔的前部，其前方为耻骨联合。在后方男性为精囊、输精管、壶腹和直肠，女性为子宫和阴道。膀胱的下方，男性邻接前列腺，女性邻接尿生殖膈。

4. 尿道　尿道是膀胱与体外相通的一段管道，因男女性别不同有很大差异。男性尿道，长 16~22 cm，兼有排尿和射精功能。起自膀胱的尿道内口，止于尿道外口，全长分为前列腺部、腹部和海绵体部，临床上称前列腺部和腹部为后尿道，海绵体部为前尿道。男性尿道在行径中粗细不一，它有三处狭窄、三处扩大和两个弯曲。三处狭窄分别位于尿道内口、腹部和尿道外口。三处扩大分别位于前列腺部、尿道球部和尿道舟状窝。两个弯曲，一为耻骨下弯，在耻骨联合下方，位于前列腺部、腹部和海绵体部起始段；另一个弯曲是耻骨前弯，在耻骨联合前下方，位于海绵体部。临床上向男性尿道插入导尿管或器械时，便采取这种位置。

女性尿道短而直，长3~5 cm，仅有排尿功能。起于膀胱的尿道内口，末端开口于阴道前庭。

（二）生殖系统

生殖系统分男性生殖系统和女性生殖系统。生殖系统的主要功能是产生生殖细胞，繁殖新个体；分泌性激素，激发和维持第二性征。

1. 男性生殖系统　男性生殖系统包括前列腺、精囊、睾丸、输精管和阴茎等，如图1-9所示。

（1）前列腺：前列腺是一个实质性器官，位于膀胱下方，其大小和形状犹似核桃。前列腺中有尿道穿过，腺的排泄管均开口于这段尿道。

（2）精囊：精囊位于前列腺的头端，前方为膀胱，后方为直肠，为一卷曲的管腔。

（3）睾丸：位于阴囊内，左、右各一，形似略扁的卵圆体。成人睾丸长径为4~5 cm，宽径为2~3 cm，前后径2~3 cm。前外侧由睾丸固有鞘膜所包绕，后外缘为附睾，10~12条睾丸的输出管由睾丸网进入附睾，并开口于附睾管。由睾丸产生的精子，先贮存在附睾内，当射精时经输精管、射精管，最后经尿道排出体外。

（4）输精管：为附睾管的延续部分，其行程较长约30 cm，壁厚，肌层发达，管腔细小，自阴囊经腹股沟管到腹腔，再降入盆腔达膀胱后面。

（5）阴茎：阴茎由两个阴茎海绵体、一个尿道海绵体以及外面的筋膜和皮肤所组成。尿道海绵体内有尿道穿过。阴茎的前端称阴茎头，有尿道外口；后端为阴茎根，固定在耻骨和坐骨上。

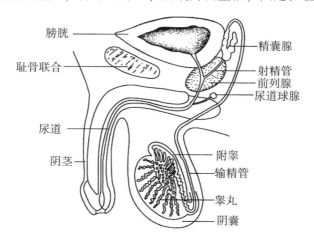

图1-9　男性生殖系统结构模式图

2. 女性生殖系统　女性生殖系统包括子宫、卵巢、输卵管和附属腺等，如图1-10所示。

（1）子宫：子宫位于真骨盆的中部，在膀胱和直肠之间。子宫的前后略扁，状如倒置的梨，分底、体、颈三部，上端圆凸的部分称子宫底；下部呈圆柱状称为子宫颈；底与颈之间的部分称子宫体。成人子宫约4 cm×7 cm×4 cm，子宫的内腔分为子宫腔和子宫颈管两部分。子宫腔在子宫体内，为倒置的三角形腔隙，其底在上，两侧与输卵管相连；尖朝下与子宫颈相通。子宫颈管下口称子宫口。

（2）卵巢：卵巢位于子宫的阔韧带的后下缘，形似扁椭圆体，位于骨盆两侧壁，是产生卵子和分泌女性激素的生殖腺。正常育龄妇女卵巢的最大径约为4 cm，绝经后卵巢的最大径约为2 cm。

（3）输卵管：位于子宫两侧，左右各一，是弯曲的肌性管道。输卵管的内侧段较细，与子宫相连，开口于子宫腔；外侧段较粗且漏斗状，开口于腹膜腔，边缘靠近卵巢处有许多指状突起称输卵管伞。

（4）阴道：是一个前后较扁的肌性管道，其上端包绕子宫颈的下部，下端开口于阴道前庭。

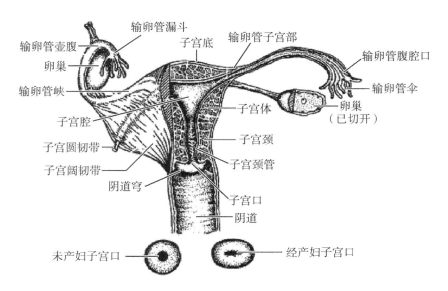

图 1-10　女性生殖系统结构模式图

二、静脉尿路造影检查

静脉尿路造影有以下两种：常规静脉尿路造影和大剂量静脉尿路造影。

（一）常规静脉尿路造影

常规静脉尿路造影是将对比剂通过静脉注入，经肾脏排泄至尿路而使其显影的一种检查方法，又称排泄性尿路造影或静脉肾盂造影（IVP）。此方法简便易行，痛苦少，危险性小，能同时观察尿路的解剖结构及分泌功能，应用广泛。肾功能严重受损时，尿路显影不佳或不显影。

1. 适应证与禁忌证

（1）适应证：①尿路结石、结核、囊肿、肿瘤、慢性炎症和先天性畸形。②原因不明的血尿和脓尿。③尿路损伤。④腹膜后肿瘤的鉴别诊断。⑤肾性高血压的筛选检查。⑥了解腹膜后包块与泌尿系统的关系。

（2）禁忌证：①碘过敏及甲状腺功能亢进者。②严重的肾功能不良者。③急性尿路感染。④严重的心血管疾患及肝功能不良。⑤妊娠或疑有早期妊娠者。

2. 造影前准备

（1）造影前 2 天不吃易产气和多渣食物，禁服钡剂、碘对比剂、含钙或重金属药物。

（2）造影前日晚服用缓泻剂，一般泡服中草药番泻叶 5~10 g。

（3）造影前 12 小时开始禁食及控制饮水，造影当日需要禁水。

（4）造影前先行腹部透视，如发现肠腔内产物较多，应做清洁灌肠或皮下注射垂体加压素 0.5 mL，促使肠内粪便或气体排出。

（5）摄取全尿路平片以备与造影片对照诊断。

（6）做碘过敏试验，并向受检者介绍检查过程以取得受检者的合作。

（7）对比剂为 76% 复方泛影葡胺或者 370 非离子型对比剂。成人用量一般为 20~40 mL，少数肥胖者可用 40 mL，儿童剂量则以 0.5~1 mL/kg 体重计算。6 岁以上即可用成人量，若将对比剂加热到 37℃后注入效果更好。由于有一定的副作用，必要时可选用非离子型对比剂——碘海醇或碘普罗胺等。

3. 操作技术 被检者仰卧在摄影床上，将2个圆柱状棉垫呈"倒八字"形压迫在两侧髂前上连线水平上，此水平相当于输尿管进入骨盆处，输尿管后方为骶骨，故在此处压迫输尿管可有效阻断其通路。在棉垫之上放血压表气袋，用多头腹带将棉垫、气袋同腹部一起束紧，然后由静脉注入对比剂。当注入对比剂1~2 mL后减慢速度，观察2~3分钟，如被检者无不良反应即将对比剂在2~3分钟内注完，必要时可缩短注药时间。注药中若有反应，立即停止注药。如反应轻微，待症状缓解后仍可继续造影。对比剂注射完毕，给血压表气袋注气，压力为80~100 mmHg压迫输尿管，以阻止对比剂进入膀胱，有利于肾盂充盈显示。

4. 摄影技术 常规法静脉尿路造影多摄取肾区前后位及全腹部位片。摄取肾区前后位时被检者身体正中线对准台面中线，两臂放于身旁。胶片或IP尺寸为25 cm×30 cm（10英寸×12英寸）横放于滤线器托盘上，中心线对准胸骨剑突至脐部连线的中点垂直射入。若全数字摄影时照射野尺寸应控制在25 cm×30 cm（10英寸×12英寸）。全腹部位摄影的体位摆放与肾区前后位相同。胶片或IP尺寸为35 cm×42.5 cm（14英寸×17英寸）竖放于滤线器托盘上，中心线经剑突至耻骨联合连线中点垂直射入。全数字摄影时照射野尺寸应控制在35 cm×42.5 cm（14英寸×17英寸）。曝光时，被检者先深吸气后呼气再屏气。

摄片时间常规于对比剂注射完后7分钟、15分钟及30分钟各摄肾区片1张。然后观察肾盂肾盏内对比剂的充盈情况，若肾盂肾盏显影良好，可解除腹带摄全尿路片。若30分钟肾盂肾盏仍然充盈不好或显影较淡或不显影，可根据情况延长到60分钟再摄取肾区片，然后解除腹带摄全尿路片。若观察全尿路影像输尿管及膀胱内无对比剂，应解除腹带，时间延长至1~2小时重摄尿路片。

除摄取卧位片外，也可摄取立位，如观察肾下垂，用于了解肾脏的位置、活动度、腹部肿块或钙化灶与肾脏的关系等；根据病变所在的位置有时需拍摄左右斜位，例如正位片上的肾盏为杯口状重叠或平片结石被肾盂内对比剂遮蔽时，需加照斜位进行鉴别诊断；还有为区别肾区的阳性阴影是否在肾脏内，排除肾影前面的肠内容物干扰影，观察肾盂肾盏的异常以及从不同角度观察肾脏的外形等。

对于疑有肾血管性高血压者，应采用每分钟连续摄片法尿路造影。其原理是：一侧肾动脉狭窄严重引起高血压时，该侧肾血流量减少，肾小球滤过率也随之减少，对比剂在该侧肾盂肾盏内的出现时间就要慢于血流量正常的对侧肾脏。连续摄片对照分析两侧肾脏的这种功能参数，若发现一侧延迟显影，在排除尿路梗阻和肾实质疾病之后，就可以强烈提示肾动脉狭窄的可能。随着CT的快速发展，肾动脉CTA也已逐渐代替此方法。

连续摄片法一般不需压迫输尿管，对比剂量同常规尿路造影，但注射速度要尽可能地加快，一般不能长于20~30秒。注射开始后的第1、2、3、4和第5分钟连续摄片，第15和20分钟再各摄片1张。

对于5岁以下的婴幼儿童，一般在注入对比剂后3~10分内摄完所有照片。必要时可摄延迟照片，除摄取仰卧位片外，还应摄取俯卧位、左右斜位、立位等片，胶片或IP尺寸应选用18 cm×25 cm（8英寸×10英寸）竖放，以便观察全部尿路情况。

5. 诊断要点

（1）正常尿路：正常尿路造影是经静脉注入对比剂后1~2分钟肾实质显影，密度均匀。2~3分后，肾小盏开始显影，随后肾大盏和肾盂也对称显影。7分钟时肾盂、肾盏在照片上显示的影像较淡，15分钟后影像显示清晰，30分钟时肾盏、肾盂显影最浓。如果肾功能不良，则显影延迟，密度较低，严重时可不显影。

正常肾盂多呈三角形，上缘凸，下缘凹呈弧形弯曲，基底位于肾窦内，尖端向内下与输尿管相连，

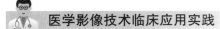

在全尿路片上输尿管呈细带状影。膀胱内虽有对比剂充盈，但因量较少充盈不足，故膀胱上方多呈凹陷状。正常两侧肾盂肾盏密度相等，如图1-11~图1-13所示。

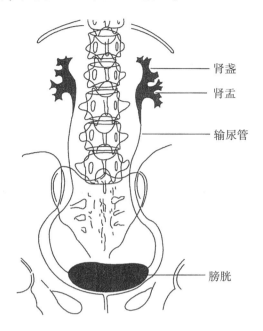

图1-11　静脉尿路造影影像显示模式图

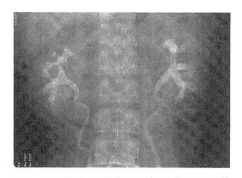

图1-12　静脉尿路造影双肾影像显示照片

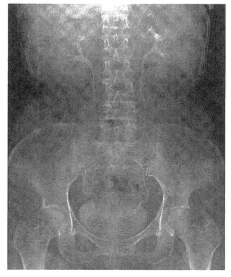

图1-13　静脉尿路造影全尿路影像显示照片

（2）尿路造影的异常表现：排泄性和逆行性尿路造影的异常表现相似，但对某些征象显示有差异。

1）肾实质显影异常仅在排泄性尿路造影显示。①不显影：常见于肾积水（hydronephrosis）。②显影浅淡：常见于肾功能减退（renal hypofunction）。③显影增强：常见于输尿管梗阻（ureteral obstruction）。

2）肾盏、肾盂的牵拉（stretching）和变形（distortion）：常见于肾内肿块，包括肾囊肿（renal cyst）、肾肿瘤（renal tumor）、肾血肿（renal hematoma）和肾脓肿（renal abscess）等，但其间难以鉴别。

3）肾盏、肾盂破坏：表现为肾盏肾盂边缘不整，见于肾结核、肾盂癌和侵犯肾盏肾盂的肾癌。

4）肾盏、肾盂、输尿管和膀胱内充盈缺损：常见于这些部位的结石、肿瘤、血块和气泡。

5）肾积水、输尿管积水（hydroureter）和巨膀胱（megalocystis）：表现为肾盏、肾盂、输尿管和膀胱明显扩张，常见于肿瘤、结石、血块或炎性狭窄引起的尿路梗阻所致。

6）膀胱输尿管反流（vesicoureteral reflux）：仅在逆行膀胱造影时显示，表现为对比剂由膀胱反流至输尿管内，可为先天性异常、尿道梗阻、感染等多种病因所致。

（3）尿路结石：结石主要表现为充盈缺损或因此而导致的尿路梗阻征象。

（4）尿路畸形：多见于先天变异所致的尿路重复畸形和异位肾。尿路重复畸形有单侧或双侧，多无临床症状，其尿路造影主要表现为肾功能较好，可观察到两套独立的肾盂、输尿管（图1-14，图1-15）。异位肾是指一侧或两侧肾脏因先天发育失常，造成肾脏不居于正常的解剖位置。造影显示为单侧或双侧肾脏显影，但不在正常的位置，肾功能较好，多伴有旋转不良，肾盂肾盏呈花朵状，大多位于盆腔内（图1-16），有极少数可居膈下，甚至可异位于后纵隔内。

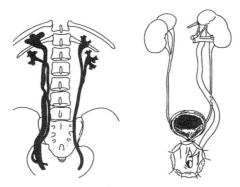

图1-14　双肾双输尿管模式图

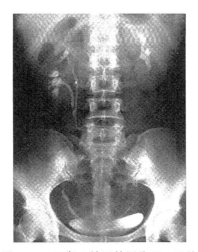

图1-15　双肾双输尿管影像显示照片

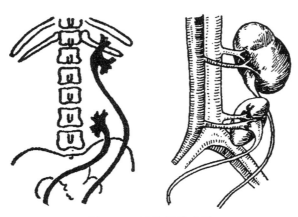

图 1-16　异位肾模式图

（5）肾结核：根据结核病灶发展程度或范围，一般初期表现为肾小盏顶端圆钝且边缘不齐如虫蚀状，相应肾盏的边缘亦不整或变形狭窄。当肾盏肾盂广泛破坏或形成肾盂积脓时，常表现为肾盂肾盏不显影或显影延迟且浅淡。

（6）肾积水：显示为肾扩张、肾盏杯口影消失，积水严重全肾变为一囊状。

（7）肾性高血压：造影主要显示肾脏萎缩，外形轮廓不规整或局限性凹陷，肾盂肾盏细小，两侧肾脏比较，长径相差 1.5 cm 以上。

（8）肾肿瘤：造影可显示肾外形增大，肾盂或肾盏拉长、受压、变形或破坏。肾癌，可在肾盂中出现充盈缺损或肾盂、肾盏扩大等。

6. 注意事项

（1）腹部有巨大肿块、肥胖及腹水的受检者压迫输尿管有困难时，可采用倾斜摄影床面的方法，使被检者头低足高 30° 以减缓对比剂及尿液流入膀胱。

（2）若因腹带压力过大，出现迷走神经反应或下肢血供不足时，应减轻腹带压力或暂时松解，待症状缓解后重新加压或采用头低足高位继续造影，症状严重者应立即解除腹带，进行对症治疗。

（3）对于年老体弱、5 岁以下的儿童或腹主动脉瘤及腹部手术后不久的受检者，也可将双倍量的对比剂 3 分钟内注射完毕，不加压迫带，取头低足高 15°～25° 位，被检者无压迫之苦，且能达到诊断要求。

（4）静脉尿路造影，尤其是注入对比剂后头 5 分钟的照片上，更能清晰地显示肾脏的大小、形态和轮廓。肾盂肾盏充盈后，也利于测量肾实质厚度和侧位观察肾脏位置。

（二）大剂量静脉尿路造影

大剂量静脉尿路造影又称静脉滴注尿路造影。是将 100 mL 以上的对比剂加葡萄糖液做快速静脉滴注，使全尿路显影的一种检查方法。其特点在于：尿路显影较常规静脉尿路造影法清晰，肾盂和肾盏显影持续时间较长且较浓密，可代替逆行肾盂造影，免除造影前的准备。

1. 适应证与禁忌证

（1）适应证：①常规法静脉肾盂造影或逆行肾盂造影显影不满意。②肥胖、腹水及腹部巨大肿块。③高血压受检者，需要观察肾脏者。④不合作的小儿和为了观察全尿路者。

（2）禁忌证：①碘过敏者。②有严重的心血管疾病，因大量液体快速注入静脉，可增加心脏负担。③多发性骨髓瘤合并肾衰竭者。④有严重肝病者。

2. 造影前准备　不必禁水。肾功能损害严重时，禁水不但达不到提高肾盂内对比剂浓度的目的，反而导致体内电解质紊乱，引起无尿症。亦不需做压迫输尿管准备，但需要备好相应的输液器和较大号的针头，其他准备事项同常规法静脉尿路造影。

对比剂为76%复方泛影葡胺或者370非离子型对比剂，一般用量按体重2 mL/kg计算，加入等量5%葡萄糖混匀后使用。对比剂量最大不应超过140 mL。必要时也可选用副作用少的非离子型对比剂如碘海醇或碘普罗胺等。

3. 操作技术　被检者仰卧于摄影台上，先摄取全尿路平片一张。然后采用较大号针头将100～140 mL对比剂通过静脉在5～8分钟内快速滴注完毕，若因对比剂黏稠度大不易快速滴注，可将对比剂加热到37℃后滴注可提高滴注速率，因时间过长会影响显影效果。自开始注入对比剂10分钟、20分钟及30分钟各摄尿路片1张。若肾盂、肾盏及输尿管显影不良，可适当延长时间后再摄片。

4. 摄影技术　摄影位置同腹部前后位，因在一张照片上能够同时显示肾实质、肾盂、输尿管及膀胱，所以胶片应包括第11胸椎及耻骨联合，胶片或IP尺寸应选用35 cm×43 cm（14英寸×17英寸），中心射线经耻骨联合至剑突连线的中点垂直射入胶片，被检者呼气后屏气曝光。当在肾脏轮廓内发现有钙化时，应加摄左右斜位片，以便确定钙化影的实际位置。

5. 诊断要点　大剂量静脉尿路造影因对比剂量大，肾实质内充有较多的对比剂，使肾影密度增高，肾盂、肾盏、输尿管及膀胱内可同时有对比剂显影。

（1）肾盂：正常肾盂形态有很大变异，一般略呈三角形，还有呈喇叭形状，少数呈分支和壶腹形。

（2）肾盏：肾盏包括肾大盏和肾小盏。其形态各自有很大差异，可短粗或细长，数目常有不同，两侧也多不对称。

（3）输尿管：正常输尿管左右各一条，全长约25 cm，宽3～4 mm，上端与肾盂相连，在腹膜后沿脊柱两旁向前下斜行入膀胱，边缘光滑，走行柔和，有轻度弯曲和波浪状表现，输尿管有三个生理性狭窄区，即与肾盂交界处、髂嵴平面处和进入膀胱处。

6. 注意事项　造影中少数受检者可出现轻度咳嗽、喷嚏、皮疹或面部潮红等，通常不需做任何处理而自愈。如症状较重，应降低注药速度或停止注药，予以对症处理。

三、逆行尿路造影检查

逆行尿路造影是通过膀胱镜将输尿管导管插入输尿管肾盂内，经导管逆行注入对比剂，使肾盂、肾盏、输尿管等充盈并显示其形态的一种造影检查方法。优点为充盈完全，显影清晰，不受肾功能障碍的影响，同时摄片时间及体位不受限制。缺点为操作复杂，痛苦较大，不能观察肾功能，且易发生逆行性感染。故此种检查多用于做选择性应用。

（一）适应证与禁忌证

1. 适应证　①碘过敏者。②静脉尿路造影不能达到诊断目的者。如严重的肾盂积水、肾结核及先天性多囊肾等。③输尿管疾患。如肾、输尿管连接处狭窄及中下段输尿管受阻、占位、重复肾及输尿管断裂等。④邻近肾及输尿管的病变。⑤证实尿路结石的部位等。

2. 禁忌证　①尿道狭窄。②肾绞痛及严重血尿、泌尿系感染。③严重膀胱病变禁做膀胱镜检查者。④心血管疾患及全身性感染者。

（二）造影前准备

1. 清洁肠道　检查前清洁灌肠，清除肠道内积粪和气体；禁食有关药物；摄全尿路平片等。

2. 对比剂　目前常用的离子型对比剂有60%、76%复方泛影葡胺稀释至15%～35%，一般用量为每侧10～20 mL，以受检者有胀感为标准，具体用量要根据临床实际操作而定。如有阳性结石可选用气体。

（三）操作技术

通常在无菌条件下，由泌尿科医师在膀胱镜窥视下，将导管插入输尿管，透视观察导管位置，导管头一般在肾盂下方一个锥体为宜。透视下缓慢注入对比剂，速度不宜过快，压力不能过高，以免对比剂外溢影响诊断。对比剂为76%复方泛影葡胺或者370非离子型对比剂。一般每侧注入5～10 mL，用10～15秒注入完毕，还可根据病情多次重复注射。当透视下观察肾盂、肾盏充盈满意后根据诊断需要立即摄片，照片显示满足诊断要求后，拔出导管，终止检查。

（四）摄影技术

常规被检者仰卧于专用的摄影台上，脊柱对准台面中线，根据诊断需要常规摄取腹部仰卧前后位片，或加摄侧位、斜位、头高位或头低位片等。

1. 若需观察肾盂、肾盏的排空，可在注入对比剂后2分钟再摄片。

2. 若观察肾盂、输尿管交界处，须先把导管抽至输尿管上1/3处，然后注入对比剂并摄片。

3. 若观察输尿管情况，应将导管缓慢抽至输尿管下端，注入少量对比剂后摄片。同时加摄左右斜位片以明确导管与阴影的前后左右关系，以便确诊。

（五）常见病变的造影显示

1. 正常表现　由于对比剂浓度高，肾盂、肾盏及输尿管与周围组织对比良好，影像清晰，优于静脉尿路造影。另外由于对比剂是通过导管直接注入，如注射压力过高会造成对比剂回流或逆流，造成对比剂逆行进入肾盂肾盏以外的区域，例如进入肾小管或血管周围等处，表现为肾盂肾盏比静脉尿路造影时有所扩大，此现象称肾盂回流现象，应尽量避免对比剂的回流发生，以免误诊。

2. 肾积水　插入导管后可吸出大量液体，使对比剂冲淡。

3. 输尿管结石　输尿管结石多由肾结石下移而来，易停留在生理狭窄处。当导管进入输尿管逆行而上遇到阻力或与致密影重叠或贴紧，证明致密影在输尿管内。如果导管止于输尿管的下方，则注射少量对比剂可以证明此影在输尿管内。

4. 输尿管囊肿　本病较典型的表现为膀胱内近输尿管开口处显示一圆形或卵圆形充盈缺损，直径多为1～3 cm，边缘整齐锐利，有时形如蛇头状。或在囊肿中有对比剂充盈且与输尿管相连，而囊壁则在膀胱影中显示为一个环状透明影。输尿管常有不同程度的扩大。

5. 肾结核　通常表现为肾盂肾盏变成一个扩大而不规则的腔，波及整个肾。有时可见肾盏狭窄或闭塞。

6. 肾肿瘤　可见肾外形增大，肾盂、肾盏拉长、受压、变形或破坏。肾癌，可在肾盂中出现充盈缺损或肾盂、肾盏扩大。

（六）注意事项

对双侧输尿管导管注射对比剂时，注射速度切忌过快，必须同步。若受检者一侧肾区有胀感时，应停止注药，另一侧继续注射至肾区有胀感为止；对于肾盂积水的受检者，造影的目的在于了解梗阻病变的位置和性质，切忌在扩大的肾盂内再注入大量对比剂，否则会因肾脏内突然增加的压力，导致输尿管完全梗阻或并发感染，如图1-17所示。

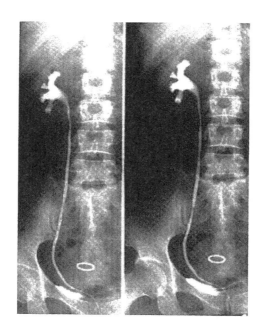

图 1-17　逆行尿路造影影像显示照片

四、膀胱造影检查

膀胱造影是利用导管经尿道插入膀胱内，并直接注入对比剂，以显示膀胱的位置、形态、大小及与周围组织器官的关系，是诊断膀胱疾患最为常见的检查方法。膀胱造影检查还有静脉造影法、空气造影法和气钡双重对比造影法等。

（一）适应证与禁忌证

1. 适应证　①膀胱器质性病变：肿瘤、结石、炎症、憩室及先天性畸形。②膀胱功能性病变：神经性膀胱、尿失禁及输尿管反流。③膀胱外在性压迫：前置胎盘、盆腔内肿瘤、前列腺疾病、输尿管囊肿等。

2. 禁忌证　①尿道严重狭窄。②膀胱大出血。③膀胱及尿道急性感染等。

（二）造影前准备

1. 清洁灌肠，清除结肠及直肠内的粪便和气体。

2. 让受检者尽力排空尿液，排尿困难者应插管导尿。

3. 准备导尿管，成人用 12~14 号，小儿用 8~10 号。

4. 插导尿管所需消毒用具等。

5. 对比剂　为76%复方泛影葡胺或者370非离子型对比剂稀释至一半浓度，一般成人用量为250~300 mL；小儿视年龄而定：2~5 岁 20~70 mL；6~12 岁 70~150 mL。疑有膀胱结石或肿瘤病变者，应用低浓度对比剂，以免对比剂浓度过高遮盖病变的显示；空气作对比剂一般用量为250~300 mL，通常注气到受检者有胀感为止；碘液加空气作对比剂，是先将 30~50 mL 碘液注入膀胱，再注入空气或氧气250~300 mL 做双重对比造影。

（三）操作技术

被检者仰卧检查台上，导尿管顶端涂润滑剂后，经尿道插入膀胱，固定导尿管，在透视下将对比剂缓慢注入膀胱，注药中经常变换受检者体位，做多轴位观察，发现病变及时点片。注药完毕即拔出导尿管摄取前后位及左、右后斜位片。图像观察满意后，嘱被检者自行排尿，将对比剂排出。

一般采用膀胱前后位、膀胱右后斜位、膀胱左后斜位，必要时加摄侧位或俯卧位，如图1-18~图1-20所示。

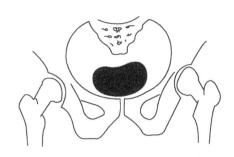

图1-18 膀胱造影影像显示模式图

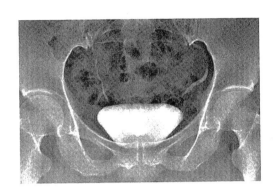

图1-19 正常膀胱造影影像显示照片

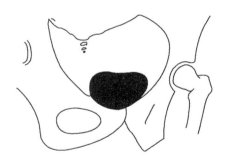

图1-20 膀胱造影斜位影像显示示意图

（四）常见病变的造影显示

1. **正常表现** 膀胱显示为密度增高的椭圆形影，前后位显示膀胱两侧壁及顶部边缘。右后斜位观察膀胱的右前缘及左后缘。左后斜位则显示膀胱左前缘及右后缘。

2. **膀胱结石** 大多为单发，亦可多发，常横置于耻骨联合的上方，居盆腔中线部位。结石可为圆形或卵圆形，边缘可以光滑或毛糙，密度可能均匀、不均或呈分层状。小者仅数毫米，大者可达10 cm以上。结石可随体位而改变位置，总是在膀胱最低处。

3. **膀胱肿瘤** 表现为局部充盈缺损，大小不一，呈结节状或菜花样。肿瘤较小不影响膀胱的形状，较大且浸润膀胱壁内时可造成不规则的充盈缺损。

（五）注意事项

1. 摄取膀胱造影片均用滤线器，焦-片距 75~90 cm。

2. 插导管时动作要轻，以免损伤尿道。

3. 单纯膀胱气体造影，对观察膀胱内低密度结石、小肿瘤及异物等更为清晰。

五、尿道造影检查

尿道造影是诊断尿道疾病常用的检查方法，多用于检查男性尿道。

（一）适应证与禁忌证

1. 适应证　①尿道结石、肿瘤、瘘管及尿道周围脓肿。②前列腺肥大、肿瘤及炎症。③先天性尿道畸形，如后尿道瓣膜、双尿道及尿道憩室。④尿道外伤性狭窄等。

2. 禁忌证　急性尿道炎、阴茎头局部炎症及尿道外伤出血等。

（二）造影前准备

1. 排尿　检查前嘱受检者自行排尿。有过敏史者做碘过敏试验。备好导尿管、对比剂及消毒用具等。

2. 对比剂　对比剂为 76% 复方泛影葡胺或者 370 非离子型对比剂稀释至一半浓度，注入法 20~30 mL；排尿法是将 76% 复方泛影葡胺 40 mL 加入 150~200 mL 氯化钠稀释后注入。

（三）操作技术

1. 注入法　被检者仰卧摄影台上，尿道外口及周围常规消毒，将导尿管插入尿道外口内少许，用胶布固定，由导管注入对比剂。在注药 20 mL 时，嘱受检者做排尿动作，使随意括约肌松弛，利于后尿道充盈。继续注药的同时进行摄片。亦可用一带锥形橡皮头的注射器将对比剂直接注入尿道，该法适用于尿道狭窄不易插入导管需观察前尿道病变者。

2. 排尿法　为注入法的补充检查方法。通常在注入法检查完毕时膀胱内留有多量的对比剂，此时可嘱受检者排尿并同时摄片。也可将导尿管插入膀胱，注射对比剂 150~200 mL，拔出导尿管。将受检者置于摄影体位，嘱其自行排尿，在排尿过程中摄片。排尿法造影时，因后尿道松弛，管腔较大，利于观察膀胱颈及尿道功能或有无后尿道狭窄等先天性畸形。

（四）摄影技术

被检者仰卧于摄影床上，右侧抬高，使身体矢状面与床呈 45°角。左髋及膝关节屈曲 90°，平放摄影台上。阴茎拉向左方，与床面平行。胶片横放，上缘与髂前上棘相齐，下缘包括全尿道，耻骨联合前方对准胶片中心。男性尿道造影常摄取左后斜位，亦可摄前后位或右后斜位片。中心线经耻骨联合前缘垂直探测器射入胶片中心。

（五）常见病变的造影显示

1. 正常表现　正常男性尿道起于耻骨联合上方的膀胱下缘，向下行走为后尿道，长 3~3.5 cm。在侧位表现为 S 形弯曲的细管状影，轮廓清楚，边缘光滑，管径宽窄不均。尿道侧位观察呈倒置的锥形，如图 1-21、图 1-22 所示。

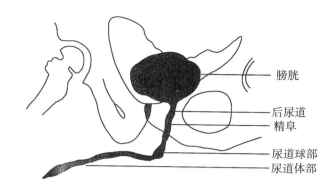

膀胱
后尿道
精阜
尿道球部
尿道体部

图1-21 尿道造影影像显示模式图

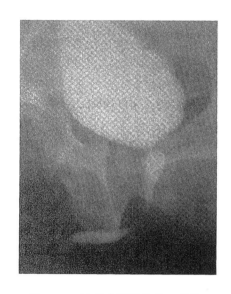

图1-22 尿道造影影像显示照片

2. 慢性炎症　表现为尿道狭窄，范围较广，粗细不均，边缘毛糙等。

3. 尿道结石　尿道结石多来自膀胱，常见于男性后尿道。结石易停留在尿道几个生理狭窄处，多呈长形黄豆大的致密影，正位片上与耻骨联合重叠，与后尿道的走向一致。斜位摄影时结石位于耻骨联合稍后方。

4. 尿道肿瘤　良性肿瘤多在壁内或尿道附近，可使局部尿道受压移位；恶性肿瘤表现为局部充盈缺损，边缘不规则，并可引起梗阻。

（六）注意事项

1. 注入法造影时，注药压力不宜过高，以免因尿道狭窄引起破裂，使对比剂进入组织间隙及血管内。

2. 急性尿道感染在感染被控制前不宜造影。

3. 尿道黏膜较为脆薄，尿道膀胱器械检查如膀胱镜检后48小时内，不宜接着进行造影，否则会增加对比剂逆流的发生。

六、子宫输卵管造影检查

子宫输卵管造影是经子宫颈口注入对比剂，以显示子宫颈、子宫腔及两侧输卵管的一种 X 线检查方法，主要用于观察子宫的位置、形态、大小、有无畸形以及输卵管是否通畅等。部分受检者造影后可使原输卵管由阻塞变为通畅而达到治疗目的。对于多次刮宫后引起的宫腔内粘连，造影还有起到分离粘连的作用。

（一）适应证与禁忌证

1. 适应证　①子宫病变，如炎症、结核以及肿瘤。②子宫输卵管畸形，子宫位置或形态异常。③确定输卵管有无阻塞及阻塞原因和位置。④各种绝育措施后观察输卵管情况。

2. 禁忌证　①生殖器官急性炎症。②子宫出血、经前期和月经期。③妊娠期、分娩后 6 个月内和刮宫术后一个月之内。④子宫恶性肿瘤。⑤碘过敏者。

（二）造影前准备

1. 造影时间选择在月经停止后第 3~7 天内进行。

2. 做碘过敏试验。

3. 造影前排空大小便，清洁外阴部及尿道。

4. 对比剂　76%复方泛影葡胺或者 370 非离子型对比剂 6~8 mL，优点为易吸收和排出，缺点为刺激性较大，可致严重腹痛，且流动快，不便摄片。

（三）操作技术

常规插管及注射对比剂由妇产科医生操作。受检者仰卧检查台上，在透视下注射对比剂，注射速度要缓慢，压力不宜太高，被检者下腹部有胀感或透视见子宫及输卵管全部充盈后即停止，根据子宫、输卵管充盈情况适时摄片。

被检者仰卧摄影台上，正中矢状面对准并垂直台面中线。探测器置托盘上，上缘达髂前上棘，下缘包括耻骨联合。中心线对准探测器中心垂直射入。

（四）常见病变的造影显示

1. 正常表现　正常造影子宫腔呈倒置三角形，底边在上，为子宫底，下端与子宫颈管相连。充盈对比剂的子宫腔，密度均匀，边缘光滑。宫颈管边缘呈羽毛状或棕榈状。两侧输卵管自子宫角伸向盆腔两侧，呈迂曲柔软的线条状影，由内端向外端分为间质部、峡部、壶腹部和伞部。如果输卵管通畅，对比剂可进入腹腔，分布于肠管之间以及子宫直肠窝和子宫膀胱窝内，呈多数弧形和波浪形条纹影，如图 1-23、图 1-24 所示。

2. 慢性输卵管炎　多为双侧。主要征象为输卵管腔内粘连、不通。近端输卵管阻塞扩大可粗如拇指。如对比剂进入输卵管内，则显示为对比剂聚集在一起。若炎症发生在伞端附近和盆腔，输卵管只有轻微的改变，但对比剂不能顺畅地通过伞端并在腹腔内自由弥散，而是堆积在伞端附近。

3. 输卵管阻塞　若完全阻塞，则对比剂不能进入腹腔；不完全阻塞，可有少量对比剂进入腹腔，堆集于伞部，不能弥散到盆腔。

4. 子宫、输卵管结核　多为双侧，造影显示宫腔边缘不规则，可见子宫狭小、变形，有锯齿状小龛影。宫颈管僵直，边缘不整。输卵管狭窄、变细、僵直、边缘不规则，管腔可有局限性狭窄。由于多数溃疡形成的小瘘道，形如植物的根须状，这是结核的重要征象。

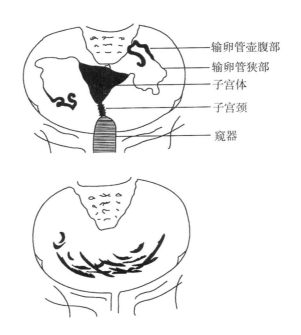

输卵管壶腹部
输卵管狭部
子宫体
子宫颈
窥器

图 1-23　子宫输卵管造影模式图

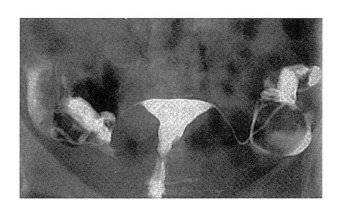

图 1-24　子宫输卵管造影影像照片

（五）注意事项

1. 注射对比剂过程中，透视发现子宫腔轮廓不清，周围出现条纹状和树枝状阴影时，为对比剂进入子宫静脉征象，应立即停止注药。

2. 尽量缩短透视时间，减少 X 线照射量。

七、输精管、精囊腺造影检查

输精管、精囊腺造影是通过穿刺或插管将对比剂注入输精管内，使输精管、精囊腺等显影的检查方法。通过造影检查可观察男性生殖系统本身病变以及周围脏器疾患所致的继发性病变。

（一）适应证与禁忌证

1. 适应证　①输精管结扎术后要求再育者。②不育症查找原因。③可疑先天性畸形、囊肿、肿瘤、炎症时。④前列腺癌肿及盆腔肿瘤明确其与输精管及精囊的关系。

2. 禁忌证　①对比剂过敏者。②输精管及精囊腺急性炎症时。

（二）造影前准备

1. 对比剂过敏试验。

2. 术前常规清洁肠道和外生殖器皮肤消毒。

3. 准备皮肤钳、10 mL 注射器、7 号针头、弯盘、小药杯及棉球等。

4. 术前排尿。

5. 对比剂　60%~76%复方泛影葡胺，或非离子型对比剂，生理盐水。

（三）操作技术

对比剂过敏试验阴性者，阴部常规消毒，局麻，切开阴囊根部找出双侧输精管使其游离 1~2 cm，用皮肤钳固定，用 7 号针头向睾丸远侧插入，为 76%复方泛影葡胺或者 370 非离子型对比剂稀释至一半浓度，每侧 2~3 mL 缓缓注入。当受检者感到有尿意时，表示对比剂已达精道远端。对比剂注入量不宜过多，以免流入尿道或膀胱产生重叠，影响显影效果。

注射完毕后，立即摄前后位片，或透视下进行，待显影满意时立即点片。摄片时尽量将耻骨避开，中心线向足侧倾斜 15°，X 线中心对准耻骨联合上 3 cm 处。

（四）常见病变的造影显示

1. 正常表现　睾丸呈椭圆形，位于阴囊内。附睾实际上是睾丸的连续部分，为一半圆形小体，附着在睾丸外后侧，分头、体及尾三部分。输精管全长约 50 cm，横径为 3 mm，由附睾内侧发出后，向上至腹股沟管，再沿盆腔内侧壁上行，然后转向内下，至膀胱底处为壶腹部。输精管延续为射精管，开口于后尿道精阜。精囊位于膀胱与直肠之间的前列腺上方，内侧有输精管壶腹部。在造影片上，精囊呈蜿蜒曲折的囊状影，位于耻骨上方。射精管很短，呈线状影。

2. 精囊部分阻塞　精囊明显扩大，盘旋部分略伸直，如蚯蚓状，扩大的精囊影可重叠于输精管壶腹上，或使两者分界不清。严重的精囊扩张及伸直，可使整个精囊的形态类似扩大迂曲的输尿管，其中有多个圆形或卵圆形的局部膨出。

3. 精囊狭窄　对比剂分散或充盈不全，有的部分变细，也有分散不规则导致扩张，边缘呈虫蚀状。

4. 前列腺癌　可见射精管狭窄及充盈不全，或有局部变形及缺失。

5. 结核性精囊炎　在耻骨联合上方的两侧可见小虫样钙化影。

（五）注意事项

1. 注射对比剂时压力不宜太大，以免引起输精管破裂。

2. 欲观察输精管功能情况，在注药后 24 小时再摄片 1 张。

（杨　扬）

第四节　其他部位造影检查

一、下肢静脉造影

下肢的静脉可分为浅静脉、深静脉、交通静脉和肌肉静脉。浅静脉位于深筋膜外皮下组织中，深静脉与同名动脉伴行，深浅静脉间通过交通静脉连接，小腿后侧的屈肌内有肌肉静脉，直接与深静脉连接。下肢静脉皆有瓣膜，由于股静脉瓣膜处于最先承受来自下腔静脉和髂静脉的逆心静脉压，它在维持下肢静脉系统的正常功能中起着重要作用，valsalva 功能试验时，瓣膜下有完整的透亮带。

（一）适应证与禁忌证

1. 适应证

（1）了解下肢静脉血栓和栓塞情况。

（2）静脉炎情况。

（3）肿瘤侵蚀或外伤引起的静脉阻塞部位、范围和程度。

（4）明确下肢静脉曲张、深静脉瓣膜功能和穿通支静脉功能和解剖定位。

（5）观察血栓切除、静脉曲张或其他病变的手术效果。

（6）了解下肢慢性溃疡、肿痛及色素沉着的原因。

（7）了解先天性静脉病变的部位和范围等。

2. 禁忌证

（1）急性闭塞性脉管炎。

（2）碘过敏者。

（二）造影前准备

1. 受检者准备　做碘过敏试验。

2. 器械准备

（1）治疗盘（酒精、碘酒、棉签、棉球、无菌纱布、镊子、止血钳、止血带、无菌注射器）。

（2）静脉穿刺包。

3. 药品　30%～50%有机碘水制剂，20 mL×3 支。

（三）操作技术

受检者仰卧，根据造影静脉选择穿刺部位，大隐静脉取内踝处作为穿刺点，小隐静脉取外踝处作为穿刺点。选好部位进行局部消毒后，以皮下静脉注射方式刺入静脉，在 15 秒以内将 20～30 mL 对比剂注入静脉。下肢静脉曲张受检者，需观察深浅静脉交通支及静脉瓣功能。先于小腿下段用止血带扎紧，阻止浅静脉血回流。然后由足背外侧静脉在 8～10 秒内注对比剂 20 mL。

下肢静脉造影一般摄正位片，也可根据血管显示情况加摄左、右斜位。下肢正位片股部应轻度外旋。摄片时间为对比剂注射完毕立即摄第一片，隔 3～5 秒摄第二片。摄片时，应根据穿刺点与摄片部位的距离及病变种类等情况适当调整摄片时间。如静脉栓塞受检者，可于注射对比剂后 5～10 秒摄取第二张照片。

（四）常见病变的造影显示

1. 下肢静脉有深、浅两组，深静脉除腘静脉和股静脉常为一支。小腿的胫前或胫后静脉多为二支或多支。

2. 浅静脉有大隐静脉和小隐静脉。大隐静脉起始于足背静脉弓的内侧端，经内踝前面上升到小腿，沿胫骨内侧到股骨内踝后面注入股静脉。小隐静脉起于足背静脉弓的外侧端，经外踝后方上升到小腿后面，到腘窝汇入腘静脉。在深浅静脉之间有许多交通静脉，相互交通。

3. 静脉内有许多静脉瓣，呈半月状，常为两瓣形，亦有三瓣形，用以防止血液回流。正常时浅静脉血液由浅往深部回流，不允许深部血液流向浅部一旦瓣膜功能不全，血液反流，就出现静脉曲张。

二、T 管造影检查

（一）适应证与禁忌证

1. 适应证　胆系手术后了解 T 管引流受检者胆管内是否残留结石、蛔虫等，了解胆管是否有狭窄以及胆总管与十二指肠是否通畅，依据情况决定是否终止引流或再次手术。

2. 禁忌证　①严重的心、肝、肾功能不全的受检者。②严重感染受检者。③引流出血受检者。④对碘过敏受检者。⑤甲状腺功能亢进受检者。

（二）造影前准备

1. 受检者准备　受检者前一天做好肠道准备（清除肠道粪便和气体），前一天做碘过敏试验。

2. 器械准备　治疗盘（酒精、碘酒、棉签、棉球、无菌纱布、镊子、止血钳、20 mL、50 mL 无菌注射器各一个）

3. 药品准备　50% 有机碘水 20 mL×2 支，9% 生理盐水 500 mL×2 瓶。

（三）操作技术

受检者仰卧在摄影检查台上，左侧身体抬高 20°～30°。给对比剂稍加温，引流管口部消毒，抽吸管内胆汁，降低管内压，用生理盐水冲洗胆管。然后将加温后的对比剂 10 mL 缓慢注入 T 型管内，透视下看肝管和胆管充盈情况。依据情况加对比剂剂量，依据肝管和胆管充盈情况调节体位。直到全部肝管及胆总管充盈满意后，进行摄片。8 英寸×10 英寸或 14 英寸×17 英寸激光胶片四分割或六分割。

对比剂用量最好不要超过 60 mL；注射对比剂压力不应太大；造影结束后尽量将对比剂抽出。

（四）常见病变的造影显示

1. 左、右肝脏及肝内管呈树枝状。T 形管的横行管居胆总管中，走行与胆总管一致。

2. 胆管结石、胆管扩张及狭窄和胆道蛔虫均清楚显示

3. 对比剂大量进入十二指肠，说明胆道与肠道通畅。

三、窦道瘘管造影检查

（一）适应证与禁忌证

1. 适应证　了解窦道和瘘管的位置、走行、范围、形状与邻近器官的关系等。

2. 禁忌证　窦道、瘘管有急性炎症。

（二）造影前准备

用碘对比剂需做碘过敏试验，腹部窦道瘘管需做清洁灌肠和排尿。器械准备治疗盘（酒精、碘酒、棉签、棉球、无菌纱布、镊子、止血钳、20 mL 和 50 mL 无菌注射器各一个，与窦道、瘘管相应粗细的导管，钝头注射针）。药品准备碘化油或碘水或稀钡剂。

（三）操作技术

受检者取卧位于摄影台上，窦口向上。做体位引流或局部挤压，力求使瘘管或窦道内分泌物排出，便于对比剂充盈。窦口局部清洁消毒，将相应粗细的管插入窦道、瘘管内，用胶布和无菌纱布固定封闭窦口。在透视下缓慢注入对比剂，结合实际情况随时转动受检者，了解窦道、瘘管的行走方向、形态、深度与邻近器官的关系。对比剂用量以注满窦腔或显示出瘘管内口为准。注药完毕，保留造影管，窦口

放置标志物（金属物），然后清除外溢的对比剂即可摄片。腹壁与消化道之间的瘘管应在造影前先服稀钡剂（病变在结肠者应先做钡灌肠），然后由瘘管注入碘化油，透视下选择瘘管或窦道显示最佳的位置摄片。有的肠瘘受检者口服钡剂或钡灌肠不能显示瘘管，而在瘘管造影时才被发现与肠腔相通。

瘘管造影一般在电视透视下点正侧位片；窦道造影时，透视找出窦道与体表最近处，进行切线位摄片，再转动90°摄取1张。也可以窦口为中心摄取互为垂直的2张照片，或常规摄取病变部位正、侧位片。

注意应将病变的窦道和瘘管全部包括在照片内，瘘管内口所通的腔隙部位、窦道与体表最近距离尽可能显示出来；碘对比剂用量过多时，术后尽量抽出或体位引流，排除对比剂。

（四）常见病变的造影显示

1. 通过瘘管造影检查可了解窦道或瘘管的形态、深度、大小和分布的范围。

2. 如瘘管与器官相通时，可以了解与哪一部位器官相通，以及相通的局部情况。并可了解其周围情况，为外科手术治疗提供可靠依据。

（李敬卫）

第二章

呼吸系统疾病 X 线诊断

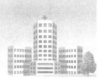

第一节　气管、支气管疾病

一、慢性支气管炎

（一）常见症状与体征

多见于老年人，咳嗽、咳痰，痰黏稠不易咳出。并发感染时，痰量增多，有时带血丝，多在冬春季发病。

（二）X 线表现（图 2-1）

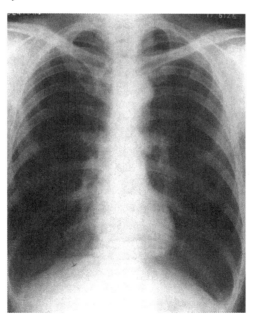

图 2-1　慢性支气管炎

1. 肺纹理增多、紊乱、扭曲、"轨道征"。

2. 弥漫性肺气肿　表现两肺透光度增高，膈肌低平，垂位心，桶状胸。

3. 肺动脉高压　右下肺动脉横径超过 15 mm。

4. 气管刀鞘状改变。

（三）诊断要点

1. 早期无异常征象

（1）肺纹理：增多、紊乱、扭曲、"轨道征"。

（2）肺气肿。

（3）并发症：肺大疱、继发感染。

（4）肺纤维化。

（5）肺动脉高压、肺心病。

（6）刀鞘征。

2. 临床诊断标准　慢性进行性咳嗽连续两年以上，每年连续咳嗽、咳痰至少 3 个月，并排除全身性或肺部其他疾病。

（四）鉴别诊断

应与间质性肺炎、结缔组织病、尘肺、细支气管炎等鉴别。

二、支气管扩张

（一）常见症状与体征

咳嗽、咳脓痰，病史较长，约半数患者咯血，多为成人。病变广泛者有胸闷、气短。听诊可闻及啰音，少数患者有杵状指。

（二）X 线表现（图 2-2）

1. 柱状支气管扩张　两下肺纹理增多、增粗、"轨道征"、不规则的杵状致密影即指套征。囊状支气管扩张：左下肺野囊状或蜂窝状阴影，囊底小液平。

2. 肺纹理增粗、模糊。

3. 肺片状阴影。

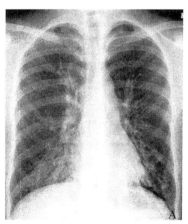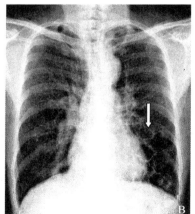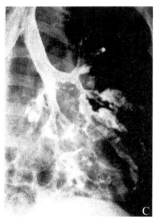

图 2-2　支气管扩张

A. 柱状气管扩张；B、C. 囊状支气管扩张

（三）诊断要点

早期支气管扩张平片无异常。

1. 分柱状支气管扩张、囊状支气管扩张、静脉曲张型支气管扩张。

2. 柱状支气管扩张　肺纹理多、增粗、"轨道征"、不规则的杵状致密影即指套征。

3. 囊状支气管扩张　囊状或蜂窝状影，囊底小液平。

4. 局限性胸膜增厚粘连。

5. 肺不张。

6. 肺内炎症。

（四）鉴别诊断

支气管扩张与多发性肺囊肿鉴别：前者壁稍厚，且不规则，局部肺纹理增粗、紊乱，常继发肺结核、慢性肺炎、肺间质纤维化、胸膜肥厚；后者壁较薄、光滑、个大，少有液平，常幼小发病，肺气囊圆形薄壁空腔，变化快，伴有肺内浸润。

三、先天性支气管囊肿

（一）常见症状与体征

青壮年多见，较大囊肿会压迫肺或纵隔引起呼吸困难、发绀、咯血。合并感染时则有发热、咳嗽和咳脓痰等症状。

（二）X 线表现（图 2-3）

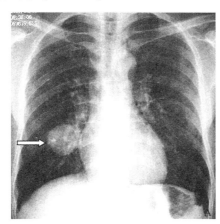
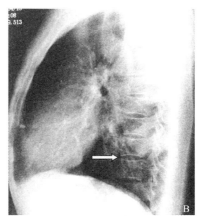
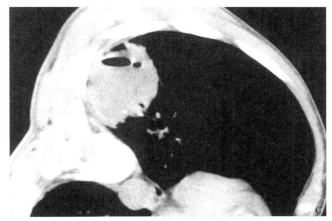

图 2-3　先天性支气管囊肿

A、B. X 线表现；C. 同一患者 CT 表现

1. 圆形或椭圆形阴影，密度均匀，边缘光滑清楚。

2. 囊腔内出现液平面，合并感染呈环形透亮阴影。

（三）诊断要点

本病多发生在肺内，少数在纵隔内。

1. 单发性囊肿　多见于下叶，多发性囊肿可见于一叶、一侧或双侧肺野。

2. 含液囊肿　单发含液囊肿为圆形或椭圆形，密度高且均匀，边缘清楚锐利，囊壁可弧形钙化，周围肺组织清晰，深呼吸大小形态改变。

3. 液-气囊肿　囊腔内出现液平面。

4. 多发性肺囊肿呈蜂窝肺。

5. 含气囊肿　薄壁环状透亮影。

6. 囊肿周围的炎性浸润或肺不张。

7. 胸膜增厚。

（四）鉴别诊断

1. 肺大疱多发于肺外围部。

2. 结核空洞　周围有卫星灶，结核病史，好发于肺上叶尖后段及下叶背段，钙化有助于鉴别，痰检可查到结核分枝杆菌。

3. 肺隔离症　类似于支气管含液囊肿，但其较恒定的发病部位及血供可鉴别。

4. 急性肺脓肿　起病急，经炎症期，抗感染治疗后病灶逐渐缩小而吸收，动态观察易鉴别。

四、气管、支气管异物

（一）常见症状与体征

剧烈的刺激性咳嗽、胸痛、发绀、呼吸困难及气喘等。可继发阻塞性肺炎、肺不张，咳嗽、发热、白细胞计数增多等炎性感染表现。

（二）X 线表现（图 2-4）

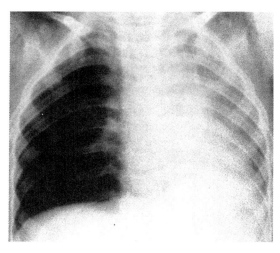

图 2-4　支气管异物

1. 患侧肺野透过度增高，膈肌低平，肋间隙增宽。

2. 纵隔、气管左移。

3. 透视下可见纵隔摆动。

（三）诊断要点

1. 儿童多见，常有呛咳史，分植物性、动物性、矿物性异物。

2. 直接征象　动物性、矿物性异物不透 X 线，胸片正侧位直接显示其部位、形态和大小。

3. 间接征象　植物性、部分动物性支气管异物，出现肺不张、纵隔摆动、阻塞性肺气肿及肺部感染；两肺肺气肿，吸气、呼气两肺改变不明显。

（四）鉴别诊断

气管内不透 X 线异物需与食管异物鉴别。在侧位胸片上，气管异物位于气道的透明影内，食管异物在气管后方。气管内异物若为片状或扁形时，其最大径与身体矢状面一致，最小径与冠状面一致，而食管异物则与其相反。食管吞钡检查有助于两者鉴别。

（赵　敏）

第二节　肺部炎症

一、大叶性肺炎

（一）常见临床症状与体征

多发于青壮年，起病急，以突然高热、寒战、胸痛、咳嗽、咳铁锈色痰为临床特征。

（二）X 线表现（图 2-5）

1. 实变期　患侧肺上野分布的大片状致密影，水平裂侧有平直，分界锐利，含空气支气管征。

2. 消散期　患侧肺上野散在大小不一和分布不规则的斑片状、条索状阴影。

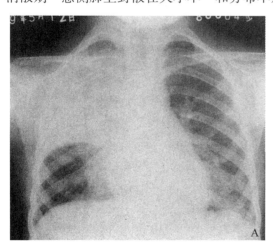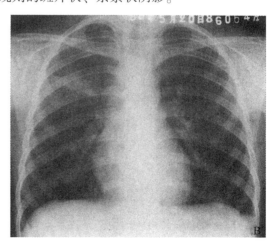

图 2-5　大叶性肺炎

A. 实变期；B. 吸收消散期

（三）诊断要点

1. 大叶性肺炎多由肺炎链球菌等细菌引起。分四期：充血期、红色肝样变期、灰色肝样变期、消散期。咳铁锈色痰为临床特征。

2. 充血期肺纹理增粗，边缘模糊，局部透过性降低；实变期沿肺叶、肺段分布的大片状致密影，叶间裂侧有平直的分界，含空气支气管征；吸收消散期散在大小不一和分布不规则的斑片状、条索状阴影。

3. 白细胞总数及中性粒细胞增高。

（四）鉴别诊断

1. 大叶性肺炎实变期需与肺结核干酪样肺炎、肺不张鉴别。

2. 消散期与浸润型肺结核鉴别，应重视临床症状和病史。

二、腋段炎症

（一）常见症状与体征

发热、咳嗽、咳痰。

（二）X 线表现（图 2-6）

1. 患侧肺上叶中外带可见片状或三角形致密影，其内有空气支气管征。

2. 侧位片肺门上方三角形致密影，邻近叶间裂边缘锐利、上缘模糊。

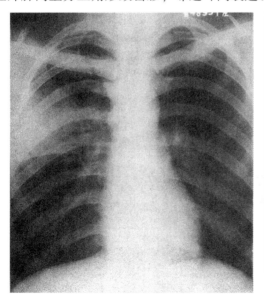
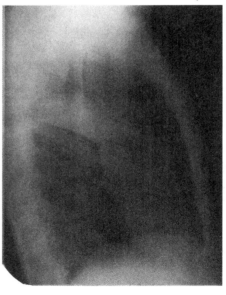

图 2-6　腋段炎症

（三）诊断要点

1. 腋段是由肺前段的外侧支及后段的水平支共同组成，容易感染发生实变，具有特征，平片诊断准确。

2. 患肺上野中外带可见三角形致密影，空气支气管征，侧位片肺门上方可见三角形致密影，下缘锐利。

三、支气管肺炎

（一）常见症状与体征

发热为主要症状，可有咳嗽、呼吸困难、发绀及胸痛。极度衰弱的老年人，因机体反应力低，体温可不升高，白细胞总数也可不增多。

（二）X 线表现（图 2-7）

1. 两下肺纹理增粗、边缘模糊，伴小片状模糊阴影。

2. 患侧下肺内带小叶性肺气肿、肺不张。

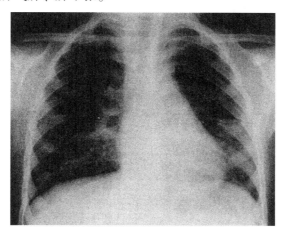

图 2-7 支气管肺炎

（三）诊断要点

1. 多见于婴幼儿、老年人及极度衰弱的患者。

2. 肺纹理增强、增粗、模糊。

3. 沿肺纹理分布斑片状阴影。

4. 小叶性肺气肿，小叶性肺不张。

5. 空洞，肺气囊。

（四）鉴别诊断

细菌、病毒及真菌等均可引起支气管肺炎，病原菌检查多为金黄色葡萄球菌、链球菌。影像学鉴别支气管肺炎的病原性质比较困难。

四、病毒性肺炎

（一）常见症状与体征

多见于小儿，高热、咳嗽、气急，常有病毒感染病史。

（二）X 线表现（图 2-8）

1. 两肺野中内带多见小结节状、斑片状阴影，边缘模糊，可融合成大片状，心脏增大。

2. 肺纹理增强，肺气肿。

3. 肺门大、模糊。

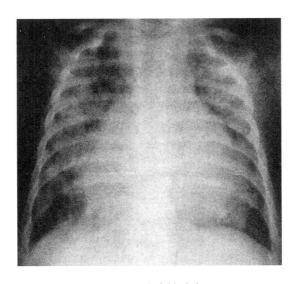

图 2-8　病毒性肺炎

（三）诊断要点

腺病毒、合胞病毒、流感病毒、麻疹病毒及巨细胞病毒均为病毒性肺炎较常见的致病病毒；在病毒性肺炎中除流感病毒性肺炎之外，其余均常见于小儿。

（四）鉴别诊断

需与细菌性肺炎鉴别，腺病毒性肺炎表现为大叶阴影与小结节阴影并存，肺纹理增强与肺气肿明显；合胞病毒性肺炎可表现为两中下肺野多发小结节；粟粒型肺结核表现为"三均匀"，肺纹理不能显示。

五、克雷伯杆菌肺炎

（一）常见症状与体征

发病急，发热、咳嗽、咳痰，为黄绿色脓性痰，量多，黏稠带血或血痰。

（二）X 线表现（图 2-9）

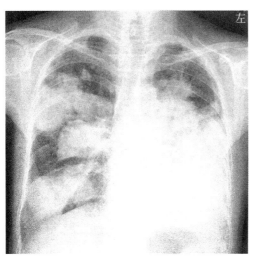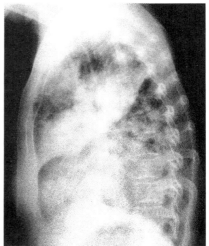

图 2-9　克雷伯杆菌肺炎

1. 两肺大片状阴影，密度均匀。

2. 叶间胸膜下坠。

3. 胸腔积液。

（三）诊断要点

1. 多见于老年、营养不良及全身衰弱的患者。

2. 大叶阴影，密度均匀或有透亮区，病变肺叶体积增大或斑片融合阴影。

3. 叶间胸膜下坠。

4. 胸腔积液。

5. 细菌学培养克雷伯杆菌阳性。

（四）鉴别诊断

应与大叶性肺炎鉴别。

六、肺脓肿

（一）常见症状与体征

急性肺脓肿急性起病，发热、咳嗽、胸痛、咳脓臭痰，有时咯血，白细胞总数明显增加。慢性肺脓肿可由急性肺脓肿迁延不愈发展而来，以咳嗽、咯血和胸痛为主要表现，白细胞总数可无明显变化。

（二）X 线表现（图 2-10）

1. 急性肺脓肿　患侧肺中野单发，厚壁空洞，壁不规则且模糊，洞内液平面，空洞外可见斑片状浸润影。

2. 慢性肺脓肿　患侧肺多发大小不等空洞，边界清楚、壁厚，脓肿附近局限性胸膜肥厚粘连。

（三）诊断要点

分为吸入性、直接侵犯和血源性。

1. 肺脓肿是化脓性细菌所引起的肺实质的炎性病变、坏死和液化，好发于上叶后段及下叶背段，分为急性肺脓肿和慢性肺脓肿。

2. 急性肺脓肿表现为炎症期大片状致密影，空洞期中心低密度区，厚壁空洞，伴有液-气平面或液-液平面，内壁光滑。

3. 慢性肺脓肿见多个空洞相连，液平面较低，壁光滑。

4. 脓胸或脓气胸。

（四）鉴别诊断

1. 结核空洞内多无气-液平面，周围常有卫星病灶，同侧或对侧伴有结核播散灶。

2. 癌性空洞壁不均匀，呈偏心半月状，内壁可见结节。

3. 肺脓肿抗生素治疗动态变化快，图 2-10C、D 为同一患者治疗前后表现。

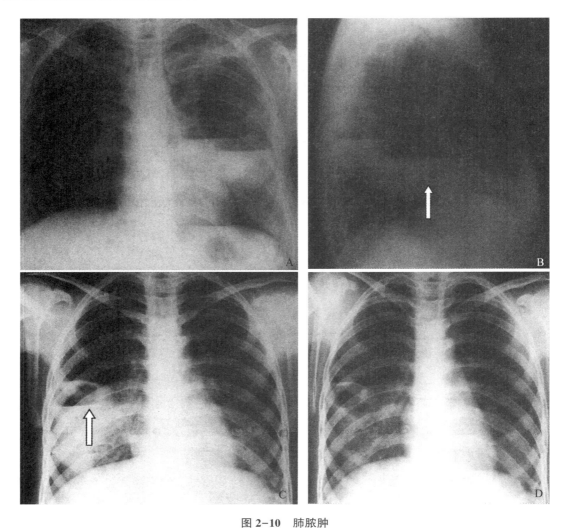

图 2-10　肺脓肿

A、B. 慢性肺脓肿；C、D. 急性肺脓肿

（傅剑雄）

消化系统疾病 X 线诊断

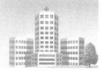

第一节 咽部病变

一、咽部异物

1. **临床特点** 咽部异物多属意外情况下经口进入。尖锐细长物品如鱼刺、麦芒、竹丝等，可刺入腭扁桃体、咽侧壁、舌根或会厌谿等处，较大异物常停留于梨状窝。尖锐异物可刺透并穿过咽黏膜，埋藏于咽后壁，引起继发感染，甚或酿成脓肿。

2. **X 线表现** 咽部异物有高密度及低密度两种。高密度异物，平片即可完全显现异物位置、形态和大小，并可见咽部软组织肿胀和脓肿；低密度异物，需做钡餐检查，表现为充盈缺损即异物的一个侧面，以及咽部功能紊乱、咽部软组织改变。异物很小时，造影不一定显现，可以钡剂拌棉絮观察，显示钡絮滞留咽部，结合病史进行诊断。

3. **鉴别诊断** 结合临床病史及颈部 X 线透视、摄片和服钡检查，可以判断有无异物及并发病。

4. **临床评价** 详细询问病史和分析症状可以初步诊断。大多数患者有异物咽下史并在查体时发现异物，部分患者开始有刺痛，检查时未见异物，可能是黏膜擦伤所致，此症状一般持续时间较短。对于疼痛部位不定，总觉咽部有异物存留，发生数日后来就诊者，应注意与咽异感症或慢性咽炎相鉴别（图 3-1、图 3-2）。

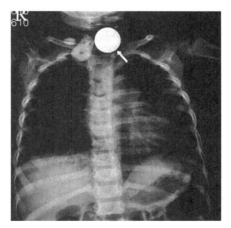

图 3-1 咽部金属异物

咽部见圆形金属密度影，有异物误服史

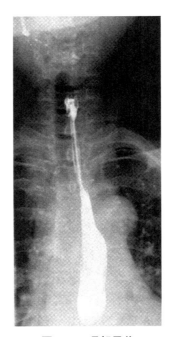

图 3-2　咽部异物

食管钡棉透视示咽部见钡棉悬挂，有鱼刺误服史

二、咽壁脓肿

1. 临床特点　本病多见于异物刺伤后，亦可因颈椎化脓性或结核性感染造成。脓肿多位于咽后壁，由于软组织肿胀或脓肿的压迫使咽部变形。

2. X线表现　除X线平片可见咽壁软组织肿胀、咽部受压，以及咽部移位、咽部与颈椎间距离增加外，有时可于肿胀影内见有积气或小液平面。

（刘宇亮）

第二节　食管病变

一、食管癌

1. 临床特点　食管癌是我国常见的恶性肿瘤之一，也是引起食管管腔狭小与吞咽困难的一种最常见的疾病。绝大多数食管癌为鳞状上皮细胞癌，但食管下端也可以发生腺癌。统计表明，食管癌好发于胸中段，胸下段次之，颈段与胸上段最少。

早期食管癌（限于黏膜及黏膜下层）的病理形态可分为平坦型、轻微凹陷型与轻微隆起型。随着癌的深层浸润，以及不同的生长方式，一般可分为息肉型、狭窄型、溃疡型与混合型。早期食管癌很少有症状，需做脱落细胞学检查才能发现。但肿瘤生长至一定大小，则出现持续性、进行性吞咽困难。一般说来，男性多于女性，40岁以上患者多见。

2. X线表现

（1）早期食管癌：食管黏膜纹增粗、中断、迂曲，可见单发或多发的小龛影，局限性充盈缺损，局限性管壁僵硬（图3-3）。

（2）中、晚期食管癌：黏膜纹破坏、充盈缺损、管壁僵硬、管腔狭窄、通过受阻与软组织肿块等。

1）息肉型：肿瘤向腔内生长为主，呈不规则的充盈缺损与偏心性狭窄，但也有的肿块向壁外生长
为主，犹如纵隔肿瘤，有人称之为外展型（图 3-4）。

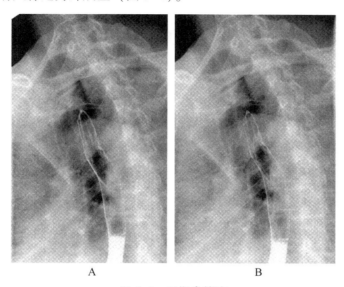

图 3-3　早期食管癌

食管中段黏膜中断、破坏，管壁稍僵硬，管腔未见明显狭窄

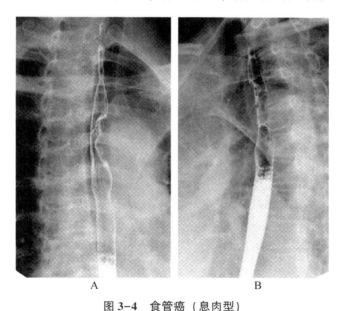

图 3-4　食管癌（息肉型）

食管中段腔内可见不规则的充盈缺损，食管偏心性狭窄

2）狭窄型：即硬性浸润癌，以环形狭窄为其主要特点，范围为 3~5 cm，上段食管明显扩张（图 3-5）。

3）溃疡型：呈长条状扁平形壁内龛影，周围隆起，黏膜纹破坏，管壁僵硬，扩张较差，但无明显梗阻现象（图 3-6）。

4）混合型：具备上述两种以上的 X 线特征。

第三章　消化系统疾病 X 线诊断

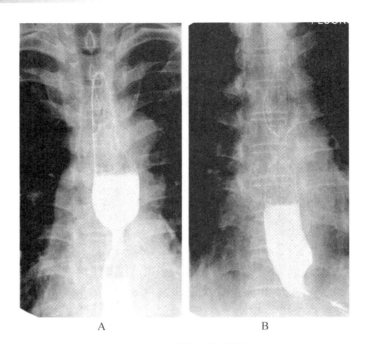

图 3-5　食管癌（狭窄型）

食管中段见环形狭窄，黏膜破坏，管壁僵硬，钡剂通过受阻，狭窄段上方食管扩张

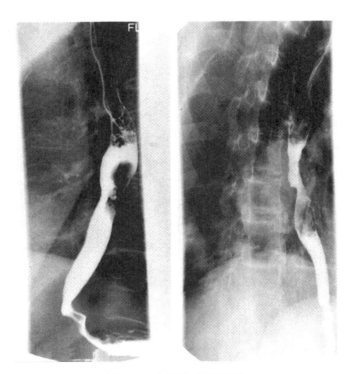

图 3-6　食管癌（溃疡型）

食管中段见管腔狭窄，黏膜中断、破坏，内见不规则龛影

（3）并发症

1）穿孔与瘘管形成：仅少数病例可出现食管气管瘘，也可向纵隔穿破，形成纵隔炎与纵隔脓肿。

2）纵隔淋巴结转移：可出现纵隔增宽，气管受压等 X 线特征。

3. 鉴别诊断

（1）食管良性肿瘤：表现为向腔内凸出的偏心性充盈缺损，呈半球状或分叶状。切线位肿瘤上、下端与正常食管分界清楚，钡剂通过肿瘤时呈偏流或分流，转动体位可发现管腔增宽，肿物不造成梗阻，上方食管无扩张。肿瘤局部食管黏膜皱襞展平消失，其对侧黏膜光整，无破坏改变，附近食管壁柔和光滑。

（2）贲门失弛缓症：贲门失弛缓症的狭窄段是胃食管前庭段两侧对称性狭窄，管壁光滑呈漏斗状，食管黏膜无破坏。用解痉药可缓解梗阻症状，吸入亚硝酸异戊酯后贲门暂时舒展，可使钡剂顺利通过。

（3）消化性食管炎：易与食管下段浸润癌混淆。炎症后期瘢痕狭窄常在下 1/3，但仍能扩张，无黏膜破坏。食管壁因癌肿浸润而僵硬，不能扩张，边缘不规则，黏膜皱襞有中断、破坏。

（4）食管静脉曲张：食管静脉曲张管壁柔软，没有梗阻的征象，严重的食管静脉曲张，管张力虽低，但仍有收缩或扩张功能，而癌的食管壁僵硬，不能扩张或收缩，局部蠕动消失。

（5）食管外压性改变：纵隔内肿瘤和纵隔淋巴结肿大等压迫食管，产生局限性压迹，有时并有移位，黏膜常光滑完整无中断、破坏。

4. 临床评价　食管癌的放射学检查主要是确定诊断及侵蚀范围。食管癌的中晚期 X 线改变较为明显，诊断并不困难。而早期食管癌由于癌组织仅限于黏膜及黏膜下层，病变表浅，范围小，因此 X 线改变不明显，容易漏诊和误诊。所以 X 线检查时，必须多轴透视和点片，并采取双对比造影检查，能显示得更清楚。

二、食管炎

（一）腐蚀性食管炎

1. 临床特点　吞服化学性腐蚀性制剂（如强酸、强碱之类）所致，重者可发生食管破裂而引起纵隔炎，轻者则引起不同程度的瘢痕狭窄。

2. X 线表现

（1）病变较轻时，早期可见食管下段痉挛，黏膜纹尚存在，一般无严重后果。重症病例则表现为中、下段，甚至整个食管，都有痉挛与不规则收缩现象，边缘呈锯齿状，可见浅或深的溃疡龛影，有时因环肌痉挛严重，下段呈鼠尾状闭塞（图 3-7）。

（2）病变后期，因瘢痕收缩而出现范围比较广泛的向心性狭窄，狭窄部位多为生理性狭窄，狭窄上段食管扩张程度较轻，病变食管与正常食管之间无明确分界，呈逐渐移行性过渡。

3. 鉴别诊断　浸润型食管癌：狭窄上段食管明显扩张，病变与正常食管之间分界截然。

4. 临床评价　应在急性炎症消退后进行钡餐造影检查，以观察病变的范围与程度。如疑有穿孔或有食后呛咳的患者，宜用碘油造影。由于腐蚀性食管炎后期可以发生癌变，因此 X 线检查对本病的随访非常重要。

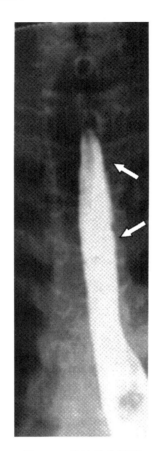

图 3-7 腐蚀性食管炎

食管钡餐透视检查示食管上段壁边缘毛糙，患者有误服强碱史

（二）反流性食管炎

1. 临床特点　系胃内容物包括胃酸及胃消化酶逆流到食管内对鳞状上皮的自身性消化所致。主要见于食管下段，多并发黏膜糜烂与浅表性溃疡，病变后期因纤维组织增生，可形成食管管腔狭窄与食管缩短。临床上多见于食管裂孔疝、贲门手术后、十二指肠球部溃疡的患者。主要表现为胃灼热、胸骨后疼痛，进食时加重；因食管下段痉挛与瘢痕狭窄，故可有吞咽困难与呕吐等症状；严重者还可发生呕血。

2. X 线表现

（1）早期或轻度反流性食管炎在钡餐造影时，一般只能看到食管下段痉挛性收缩，长达数厘米，边缘光整，有时出现第 3 收缩波而致管壁高低不平或呈锯齿状，但难以显示黏膜糜烂与浅小溃疡。

（2）晚期因管壁纤维组织增生及瘢痕组织收缩，可见食管下段持续性狭窄及狭窄上段食管代偿性扩大。如发现胃内钡剂向食管反流或并发食管裂孔疝，则支持反流性食管炎的诊断。

3. 鉴别诊断　要与浸润型食管癌相鉴别：食管癌患者食管狭窄较局限，病变与正常食管之间分界明显，当服大口钡剂时可见狭窄部位管壁僵直，表面不规则，不易扩张。而食管炎患者的病变食管与正常食管之间无明确分界，呈逐渐移行性过渡，狭窄部位比较光滑，偶见小龛影。

4. 临床评价　X 线钡餐检查对于判断病变的有无、病变部位及程度、病变原因很有帮助。一般来说采用双对比造影易发现早期的细微黏膜管壁，但非特异性。诊断应结合临床病史、内镜活检及实验室检查结果进行综合诊断。

三、食管重复畸形（先天性食管囊肿）

1. 临床特点　食管重复畸形又称先天性食管囊肿，是较少见的先天性消化道畸形。系胚胎时期原始消化管头端的前肠发育畸形所致，多位于食管中段或下段，呈囊状或管状，可与食管相通，其囊内黏膜多数为胃黏膜，部分为肠黏膜、支气管黏膜组织或食管黏膜，可产生溃疡，可无临床症状。食管重复又称为副食管，较大的副食管可压迫气管引起呼吸困难，压迫食管产生吞咽困难，或副食管内出现溃疡出血，甚至穿孔等症状。

2. X 线表现

（1）正侧位胸片：可见副食管呈边缘清晰、密度均匀的块影，并压迫纵隔使之移位，或突向邻近肺野的块影（图 3-8）。

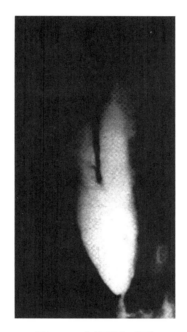

图 3-8　食管重复畸形

食管上段见重复畸形，下段融合扩张

（2）若副食管与食管相通，钡餐造影则显示副食管与食管平行，其远端为盲端，内有黏膜纹。

3. 鉴别诊断

（1）食管憩室：食管壁局限性腔外膨出而呈陷窝或盲袋状，易于鉴别。

（2）缺铁性吞咽困难综合征：有缺铁性贫血表现，内镜检查见咽下部和食管交界处附近有食管黏膜赘片形成，其特征性改变有利于鉴别。

4. 临床评价　食管重复畸形的发生可能与遗传有关。本病变不仅影响食管正常功能，而且易反复损伤继发炎症，时间长可能诱发恶变，故应提醒患者注意饮食方式及自我保护，追踪观察，定期复查，酌情处理。

四、食管黏膜下血肿

1. 临床特点　食管黏膜下血肿，主要是由于动物性尖锐骨性异物通过食管生理狭窄时所产生的继发性食管黏膜急性损伤性病变，偶尔也可由烫伤或进食过快引起。在有血小板减少症、血友病或抗凝药治疗的患者中也可自行出现。主要症状为突发的胸骨后疼痛、呕血、吞咽痛、吞咽困难。

2. X线表现　食管腔内黏膜层轮廓光滑的圆形或椭圆形充盈缺损，边缘清楚，形态轻度可变；如血肿破裂钡剂渗入血肿内，则形成腔内液-钡平面或腔内囊状钡剂充填影，钡剂渗入少并在立位时表现为腔内液-钡平面；当钡剂渗入过多或卧位时，表现为腔内囊状钡剂充填影（图3-9）。

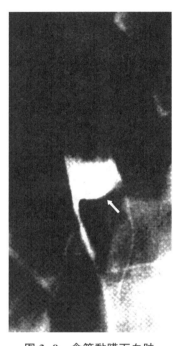

图3-9　食管黏膜下血肿

食管钡棉透视点片示食管腔内椭圆形囊状钡剂充填，边缘清楚（箭头）

3. 鉴别诊断

（1）黏膜层良性肿瘤：血肿患者有明确的尖锐异物误吞史，疼痛不适大多较广泛或最痛点与发现病变部位相一致，短期复查血肿消失或明显缩小；良性占位性病变患者无症状或症状轻，短期复查病灶无变化。

（2）食管外压性病变或黏膜下占位性病变：通过切线位显示黏膜下层隆起性病变；血肿临床表现及病史典型，来源于黏膜层隆起性病变。

（3）食管憩室：憩室切线位于腔外，黏膜向内延伸，形态可变性大，钡剂可排空；血肿始终位于腔内，短期复查变小或消失。

（4）食管内气泡：气泡为多发，通过重复服钡，可消失或下移；血肿位置固定且始终存在。

4. 临床评价　食管黏膜下血肿多由细小血管损伤引起，血肿往往较为局限，极少引起大出血。食管黏膜下血肿根据临床表现的特点及X线影像表现，结合短期复查血肿变小或消失等特点，不难做出明确诊断。

（李　琳）

第三节　胃部病变

一、慢性胃炎

1. 临床特点　慢性胃炎是成人的一种常见病，主要由黏膜层水肿、炎症细胞浸润及纤维组织增生等造成黏膜皱襞增粗、迂曲，以致走行方向紊乱。

2. X 线表现

（1）胃黏膜纹有增粗、迂曲、交叉紊乱改变。

（2）由于黏膜皱襞盘旋或严重上皮增生及胃小区明显延长，形成较多的约 0.5 cm 大小息肉样透亮区。

（3）半充盈相上胃小弯边缘不光整及胃大弯息肉状充盈缺损，缺损形态不固定，触之柔软。

3. 鉴别诊断　胃恶性肿瘤：胃壁僵硬、蠕动消失，胃黏膜中断破坏，充盈缺损形态恒定不变。

4. 临床评价　X 线上只从黏膜皱襞相的变化来诊断胃炎是不可靠的。一些慢性胃炎就其本质来讲为萎缩性胃炎，进而加上增生及化生等因素，致使从肉眼及 X 线上都为肥厚性胃炎的征象。这样，从皱襞的宽度来判断为肥厚性胃炎还是萎缩性胃炎就不准确了。此外，皱襞的肥厚还受自主神经系的影响，甚至黏膜肌层的痉缩、药物的影响等也会导致皱襞的变化。

二、慢性胃窦炎

1. 临床特点　慢性胃窦炎是一种原因不清楚且局限于胃窦部的慢性非特异性炎症，是消化系统常见疾病之一。临床上好发于 30 岁以上的男性，表现为上腹部饱胀，隐痛或剧痛，常呈周期性发作，可伴有嗳气、泛酸、呕吐、食欲减退、消瘦等，慢性胃窦炎还可表现为厌食、持续性腹痛、失血性贫血等。本症与精神因素关系密切，情绪波动或恐惧紧张时，可使症状加剧，副交感神经系统兴奋时也易发作。有些胃窦炎患者，上腹部疼痛症状与十二指肠球部溃疡相似。

2. X 线表现

（1）胃窦激惹：表现为幽门前区经常处于半收缩状态或舒张不全，不能像正常那样在蠕动波将到达时如囊状，但能缩小至胃腔呈线状。若有幽门痉挛，则可造成胃排空延迟。

（2）分泌功能亢进：表现如空腹滞留，黏膜纹涂布显示不良。

（3）黏膜纹增粗、增厚、紊乱，可宽达 1 cm 左右，胃窦黏膜纹多呈横行，胃黏膜息肉样改变出现靶样征或牛眼征，胃壁轮廓呈规则的锯齿状，锯齿的边缘也甚光滑。

（4）当病变发展至肌层肥厚时，卧位时常表现为胃窦向心性狭窄，形态比较固定，一般可收缩至极细，但不能舒张，与正常段呈逐渐过渡或分界比较清楚。狭窄段可显示黏膜纹，多数呈纵行。而立位观察形态多接近正常。

（5）胃小区的形态不规则、大小不一，胃小沟密度增高且粗细不均、变宽模糊（图 3-10）。

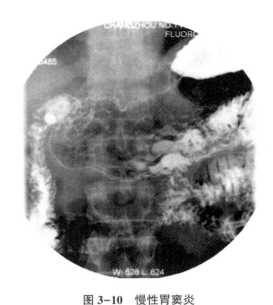

图 3-10　慢性胃窦炎

胃钡透气钡双重造影示胃窦部胃小区形态不规则，大小不一，胃

小沟增宽，胃窦部胃壁边缘欠光整

3. 鉴别诊断　胃窦癌：黏膜纹显示僵硬、破坏，可伴有黏膜纹紊乱。胃窦多呈偏侧性狭窄变形，轮廓呈缺损性不规则。胃壁僵硬，蠕动完全消失，与正常胃壁边界截然、陡峭。扪诊检查，大多有质硬的肿块。胃窦炎黏膜纹主要表现增粗、迂曲、走行紊乱，无黏膜纹僵硬、破坏；胃窦多呈向心性狭窄变形，轮廓光整或锯齿状；病变区胃壁柔软度及蠕动减弱，病变区边界常为移行性，故其边界多不够明确，多无肿块。胃镜在区分慢性胃窦炎与胃窦癌时有优势。

4. 临床评价　常规钡餐只能显示黏膜纹的改变，黏膜纹的宽度>5 mm，边缘呈波浪状，是诊断胃窦炎的可靠依据。而低张力气钡双重造影能显示胃小区的改变，有利于胃窦炎的诊断。临床研究证明胃癌与萎缩性胃窦炎之间有着密切的关系。因此，早期诊治慢性胃窦炎非常重要。而上消化道钡餐造影检查与临床体征相结合，是诊断慢性胃窦炎的可靠依据。在实际工作中要注意区别胃窦炎与胃窦癌。

三、浸润型胃癌

1. 临床特点　浸润型胃癌是胃癌中最少见的一型，癌肿主要沿着胃壁浸润型生长，胃壁增厚，黏膜面粗糙，颗粒样增生，黏膜层固定，有时伴有浅表溃疡。根据病变范围，可分为局限型及弥漫型。

2. X线表现　病变范围可广泛或局限，病变区表现为胃壁僵硬、蠕动消失、胃腔缩小，黏膜纹破坏、紊乱，严重者如脑回状黏膜纹，可伴有不规则的浅在性龛影。充盈相上胃轮廓不规则。如病变范围广，可使全胃缩小、僵硬如皮革囊袋，故又称革袋状胃或皮革胃。当幽门被癌肿浸润而失去括约能力时，则胃排空加快。个别病例可仅有胃壁僵硬、蠕动消失，而无黏膜纹破坏，亦应加以注意（图 3-11）。

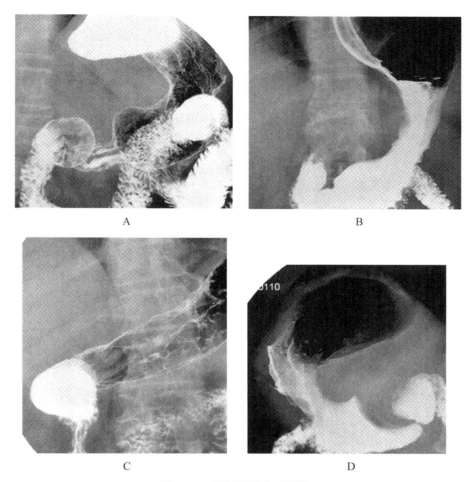

图 3-11 浸润型胃癌（胃体）

胃体胃壁僵硬、蠕动消失、胃腔缩小，黏膜纹破坏、紊乱

3. 鉴别诊断

（1）高张力角型胃：浸润型胃癌，黏膜皱襞消失，无蠕动波，且因幽门受浸润排空增快，有时可见贲门口受浸润僵硬引起的食管扩张，而角型胃及其食管柔软，不会出现食管扩张和排空增快，有助于两者的鉴别。

（2）胃淋巴瘤：见本节相关内容。

4. 临床评价 浸润型胃癌发病率较其他类型少，传统单对比造影检查时容易误诊为胃炎或正常。双对比检查，可降低胃张力，增加胃扩张程度，也易于发现胃壁僵硬和胃腔狭窄，有利于诊断和鉴别。

四、胃淋巴瘤

1. 临床特点 起源于胃黏膜下层的淋巴滤泡组织，沿黏膜下层浸润生长，易导致管壁增厚、黏膜粗大及肿块形成。黏膜表面可保持完整，亦可产生溃疡。临床表现与胃癌相似，胃淋巴瘤发病率相对偏小，发病年龄较年轻，临床表现主要取决于肿瘤的病理学改变及生物学特征。但总的说来临床症状不太严重，而 X 线已明显提示胃部病变严重，这种临床表现与 X 线诊断结果不相一致是一个特征。

2. X 线表现 其 X 线表现一般可分为 6 型。

（1）溃疡型：表现为龛影，其发生率较高，为最多的一种类型。溃疡的形态、大小、数目不一，多位于充盈缺损内，形态不规则或为盘状、分叶状、生姜状等。溃疡环堤常较光滑规则，部分尚可见黏膜皱襞与溃疡型胃癌环堤的指压痕和裂隙征有明显不同。邻近黏膜粗大而无中断破坏，病变区胃壁呈不同程度僵硬但仍可扩张，胃蠕动减弱但仍存在。

（2）肿块型：常表现为较大的充盈缺损，多见于胃体、窦部，呈分叶状，边界清楚，其内可有大小不等、形态不规则的龛影。

（3）息肉型：表现为胃内（体、窦部）多发性息肉状充盈缺损，直径多为 1~4 cm，大小不等，边缘多较光整，也可呈分叶状，其表面可有大小不一的溃疡；周围环以巨大黏膜皱襞。特征为病变范围广，但仍保持一定扩张度及柔软性，胃蠕动仍能不同程度地存在。

（4）浸润型：累及胃周径的 50% 以上，表现为胃壁增厚，蠕动减弱但不消失，病变范围和程度与胃腔狭窄程度不成比例，有时胃腔反而扩张。

（5）胃黏膜皱襞肥大型：表现为异常粗大的黏膜皱襞，为肿瘤黏膜下浸润所致。粗大的黏膜皱襞略显僵硬，但常无中断、破坏，于粗大皱襞之间可见大小不等的充盈缺损。

（6）混合型：多种病变如胃壁增厚、结节、溃疡、黏膜粗大等混合存在（图 3-12）。

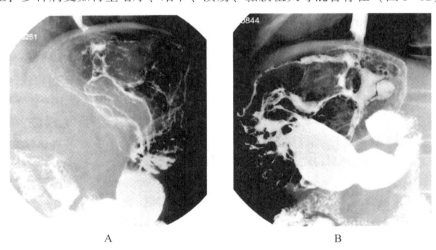

A   B

图 3-12　胃淋巴瘤（混合型）
胃底、胃体广泛黏膜破坏，可见充盈缺损、龛影

3. 鉴别诊断

（1）浸润型胃癌：首先，淋巴瘤胃壁僵硬、蠕动消失似浸润型胃癌的"革袋状胃"，但淋巴瘤压迫时胃壁可有一定的形态改变，不似胃癌僵直。同时，其胃壁边缘可见弧形充盈缺损，较多则呈"波浪"状，胃癌无此征象。其次，淋巴瘤黏膜破坏表现特殊，似多数大小形态不等的结节样充盈缺损构成，呈现凹凸不平状，充盈缺损表面不光整，可见不规则龛影。这与胃癌的黏膜中断、消失不同。此外，淋巴瘤多为全胃受累、病变广泛，浸润型胃癌如未累及全胃，则病变区与正常胃壁分界截然，有时可见癌折角，鉴别诊断不难。

（2）肥厚性胃炎：肥厚性胃炎可形成大小不等的凸起状结节，其结节为黏膜增生肥厚形成，表现为与黏膜相连，似黏膜扭曲形成，而淋巴瘤的结节表现为彼此"孤立"，与黏膜皱襞不连；此外，较重的肥厚性胃炎使胃壁柔韧度降低，有时蠕动亦不明显，但不僵硬，与淋巴瘤不同。

4. 临床评价　胃淋巴瘤患者临床表现无特殊性，内镜活检有时难以取到深部浸润的肿瘤组织而不能做出准确诊断。

五、胃溃疡

1. 临床特点　常见慢性病，男多于女，好发于 20~50 岁之间，大体病理是黏膜、黏膜下层溃烂深达肌层，使胃壁产生圆形或椭圆形溃疡，深径 5~10 mm、横径 5~20 mm，溃疡底可为肉芽组织、纤维结缔组织，溃疡口部主要是炎性水肿。临床主要症状即规律性上腹部饥饿痛。

2. X 线表现　龛影即溃疡腔被钡剂充填后的直接 X 线征象，正位显示为圆形或椭圆形钡斑，侧位观显示壁龛，据溃疡位于壁内、周围黏膜水肿、肌纤维收缩及瘢痕纤维组织增生等，而形成下述良性溃疡 X 线特征。

（1）壁龛位于腔外：若溃疡位于胃窦前、后壁或伴有胃窦变形时，壁龛影的位置往往难以确定，因而这一征象不易判断（图 3-13）。

（2）Hampton 线：不常见，系残留于溃疡口缘水肿的黏膜所形成，犹如溃疡口部一"垫圈"，切线位于龛影口边的上侧或下侧，呈宽 1~2 mm 的窄透亮线，亦可见于整个龛边，使充盈钡浆的壁龛与胃腔分隔开。此征虽较少见，却是良性溃疡的特征。

（3）"狭颈"征和"项圈"征：系 Hampton 线及溃疡口周围肌层中等度水肿构成。表现为 Hampton 线的透亮区明显增宽，至 5~10 mm，位于壁龛上、下侧。轴位相加压时，于龛影周围形成"晕轮"状透亮带。

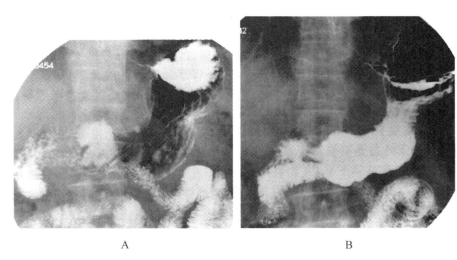

图 3-13　胃角溃疡
胃角处见小腔外龛影，周围黏膜呈放射状

（4）"环堤"影：系溃疡口部以黏膜层为主的高度炎性水肿。钡餐检查，在适当压迫下取轴位观，呈一环状透亮带，内界较为明确，外界模糊不清，如同"晕轮"状；切线位则表现为一"新月"样透亮带，亦为溃疡侧边界明确，外界模糊不清。该透亮带无论是轴位还是切线位观，其宽度均匀，边缘较光整，黏膜纹直达环堤影边缘，此为良性"环堤"影特征。

（5）以溃疡为中心、分布均匀的放射状黏膜纹，为溃疡瘢痕组织收缩的表现，系良性溃疡的特征。纠集的黏膜纹大多到达龛边，但部分病例由于溃疡口部严重水肿，靠近壁龛的黏膜纹逐渐消失而显示不清。

另有认为，龛影边缘"点状投影"，系钡浆存留于皱襞内所造成，它提示该溃疡周围有黏膜增厚和放射状黏膜皱襞存在，因此是良性溃疡的特征性表现。

上述黏膜纹无论它是何种表现，均应有一定的柔软度和可塑性，这一点不可忽视。

（6）新月形壁龛：它的产生是由于溃疡口缘黏膜严重的炎性水肿，并突向溃疡腔内而构成。钡餐造影时壁龛显示如新月形，其凹面指向胃腔，凸面指向胃腔外。

3. 鉴别诊断　溃疡型胃癌：癌肿内的恶性溃疡，大而浅，形态不规则，为"腔内龛影"，周围见高低、宽窄、形态不规则"环堤"，环堤内可见"尖角"征，龛影边缘有"指压"迹，龛影周围纠集的黏膜纹中断、破坏，邻近胃壁僵硬，蠕动消失等。骑跨于胃小弯的溃疡型癌，切线位加压投照时，呈"半月"征图像。这些均与良性溃疡不同，同时，良性溃疡临床上有节律性疼痛症状。

4. 临床评价　关于良性溃疡与溃疡性胃癌的鉴别，主要是依据龛影的大小、形态和周围黏膜等情况。少数情况下慢性胃溃疡和溃疡性胃癌临床上缺乏特异性。X线检查时，对溃疡大小、形态缺乏新的认识，X线诊断有一定难度。"恶性特征"对恶性溃疡诊断意义虽然重要，但并非其独有，有些良性溃疡病变时间很长，瘢痕修复不能填充愈合坏死组织形成的龛影，反而因瘢痕收缩使胃小弯缩短，形成假"腔内龛影"，且龛影大小可因溃疡周围瘢痕收缩较实际扩大。

（周逸飞）

第四章

神经系统疾病 MRI 诊断

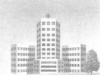

第一节　脑血管病

一、高血压性脑出血

（一）临床表现与病理特征

高血压性脑动脉硬化为脑出血常见的原因。患者多有明确病史，突然发病，出血量一般较多。出血多位于幕上，常见于基底核区，也可发生在其他部位。依发病后时间顺序，脑内出血分为超急性期（< 6 小时）、急性期（6~72 小时）、亚急性早期（4~6 天）、亚急性晚期（1~2 周）及慢性期（>2 周）。脑室内出血常与基底神经核（尤其尾状核）血肿破入脑室有关，影像学检查显示脑室内高密度或出血信号，并可见液平面。小脑及脑干出血少见，脑干出血以脑桥多见，由动脉破裂所致。局部出血多、压力较大时，可破入第四脑室。

（二）MRI 表现

高血压性动脉硬化所致脑内血肿的影像表现与血肿形成的时间密切相关。对早期脑出血，CT 显示优于 MRI。急性期脑出血，CT 表现为高密度，尽管颅底的骨伪影可能使少量幕下出血难以诊断，但 CT 可清楚显示大多数脑出血。一般在出血后 6~8 周，由于出血溶解，CT 表现为脑脊液密度。血肿的 MR 信号多变，并受多种因素影响，除血红蛋白状态外，其他因素包括磁场强度、脉冲序列、红细胞状态、血凝块形成时间、氧合作用等。

MRI 优点是可以观察血肿的溶解过程。了解血肿的生理学改变，是理解出血信号在 MRI 变化的基础。急性血肿因含氧合血红蛋白及脱氧血红蛋白，在 T_1WI 呈等至轻度低信号，在 T_2WI 呈灰至黑色（低信号）；亚急性期血肿因形成正铁血红蛋白，在 T_1WI 及 T_2WI 均呈高信号（图 4-1）。伴随着正铁血红蛋白被巨噬细胞吞噬并转化为含铁血黄素，慢性期血肿在 T_2WI 可见血肿周围的低信号环。以上 MR 信号表现在高场 MRI 尤为明显。

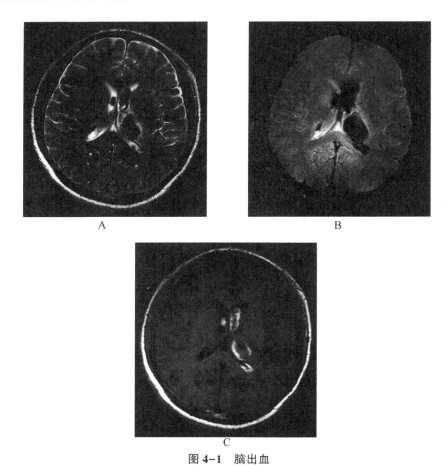

图 4-1　脑出血

A. 轴面 FSE T_2WI；B. 轴面 GRE T_2WI；C. 轴面 FSE T_1WI；MRI 显示
左侧丘脑血肿，血肿破入双侧侧脑室体部和左侧侧脑室枕角

二、超急性期脑梗死与急性脑梗死

（一）临床表现与病理特征

脑梗死是临床常见疾病，具有发病率高、死亡率高、致残率高等特点，严重威胁人类健康。伴随着人们对脑梗死病理生理学认识的提高，特别是提出"半暗带"概念和开展超微导管溶栓治疗后，临床需要在发病的超急性期内及时明确诊断，并评价缺血脑组织的血流灌注状态，以便选择最佳治疗方案。

依发病后时间顺序，脑梗死分为超急性期（<6 小时）、急性期（6~72 小时）、亚急性期（4~10天）及慢性期（>10 天）。梗死发生 4 小时后，由于病变区持续性缺血、缺氧，细胞膜离子泵衰竭，发生脑细胞毒性水肿。6 小时后，血-脑屏障破坏，脑细胞发生坏死，出现血管源性脑水肿。1~2 周后，脑水肿逐渐减轻，坏死的脑组织液化，梗死区内出现吞噬细胞，坏死组织被清除。同时，病变区胶质细胞增生，肉芽组织形成。8~10 周后，较大的病灶形成囊性软化灶，较小的病灶被完全吸收。少数缺血性脑梗死在发病 24~48 小时后，可因血液再灌注（损伤）而在梗死区内发生出血，转变为出血性脑梗死。

（二）MRI 表现

MRI 检查是诊断缺血性脑梗死的有效方法，但 MRI 表现与梗死发病后的时间有关。常规 MRI 由于分辨力较低，往往需要在发病 6 小时后才能显示病灶，而且不能明确病变的范围及缺血半暗带大小，也无法区别短暂性脑缺血发作（TIA）与急性脑梗死，因此诊断价值有限。新的 MRI 技术，如功能性磁共振成像检查，可提供丰富的诊断信息，使缺血性脑梗死的 MRI 诊断有了突破性进展。

在脑梗死超急性期，T_2WI 上脑血管可出现异常信号，表现为正常的血管流空消失。增强 T_1WI 可见动脉强化，这种血管内强化是脑梗死最早的征象。它与脑血流速度减慢有关，在发病后 3~6 小时即可显示。血管内强化在皮质梗死（相对深部白质梗死）更多见，一般出现在脑梗死区及其附近，有时也见于大面积的脑干梗死，但在基底核、丘脑、内囊及大脑脚的腔隙性梗死时很少见。

由于脑脊液（CSF）流动伪影及相邻脑皮质部分容积效的干扰，常规 T_2WI 不易显示大脑皮质表面、灰白质交界处、岛叶及脑室旁深部白质的脑梗死病灶，且不易对应病变分期。FLAIR 序列可抑制 CSF 信号，使背景信号减低，同时增加病变 T_2 权重成分，显著增加病灶与正常组织的对比，使病灶充分暴露。FLAIR 序列的另一特点是可鉴别陈旧与新发梗死灶，两者在 T_2WI 均为高信号，但在 FLAIR 序列，陈旧梗死或软化灶因组织液化，内含自由水，T_1 值与 CSF 相似，故通常呈低信号，或低信号伴有周围环状高信号；新发病灶含结合水，T_1 值较 CSF 短，多呈高信号。但 FLAIR 序列仍不能对脑梗死做出精确分期，对超急性期梗死的检出率也不高。应用弥散加权成像（DWI）技术有望解决这一问题。

DWI 对缺血脑组织的改变很敏感，尤其是超急性期脑缺血。脑组织急性缺血后，由于缺血、缺氧引起细胞膜 Na^+-K^+-ATP 酶泵功能降低，细胞内出现水钠滞留，即细胞毒性水肿。此时水分子弥散运动减慢，表现为弥散系数（ADC）下降，而后随着细胞溶解，出现血管源性水肿，最后病灶软化。相应地 ADC 值在急性期降低，在亚急性期多数降低，而后逐渐回升。DWI 图与 ADC 图的信号表现相反，在 DWI 弥散快的组织呈低信号（ADC 值高），弥散慢的组织呈高信号（ADC 值低）。人脑梗死发病后 2 小时即可在 DWI 发现直径 4 mm 的小病灶；发病后 6~24 小时，T_2WI 可发现病灶，但与 DWI 比较，病变范围较小，信号强度较低。发病后 24~72 小时，DWI 与 T_1WI、T_2WI、FLAIR 显示的病变范围基本一致。72 小时后随诊观察，T_2WI 仍呈高信号，而病灶在 DWI 信号下降，且在不同病理进程中信号表现不同。随时间延长，DWI 信号继续下降，直至表现为低信号，此时 ADC 值升高。因此，DWI 不仅能对急性脑梗死定性分析，还可通过计算 ADC 与 rADC 值做定量分析，鉴别新发与陈旧脑梗死，评价疗效及预后。

DWI、FLAIR、T_1WI、T_2WI 敏感性比较：对于急性脑梗死，FLAIR 序列敏感性高，常早于 T_1WI、T_2WI 显示病变，此时 FLAIR 可取代常规 T_2WI；DWI 显示病变更敏感，病变与正常组织对比更高，所显示的异常信号范围均不同程度大于常规 T_2WI 和 FLAIR 序列。DWI 敏感性虽高，但空间分辨力较低，在颅底部（如颞极、额中底部、小脑）磁敏感性伪影明显，而 FLAIR 能较好地显示这些部位的病变。DWI 与 FLAIR 在评价急性脑梗死病变中具有重要的临床价值，两者结合应用可鉴别新、旧梗死病灶，指导临床溶栓及灌注治疗。

磁共振灌注成像（PWI）显示脑梗死病灶比其他 MRI 更早，且可定量分析脑血流量（CBF）。在大多数急性脑梗死病例，PWI 与 DWI 表现存在一定差异。在超急性期，PWI 显示的脑组织血流灌注异常区域大于 DWI 的异常信号区，且 DWI 显示的异常信号区多位于病灶中心。缺血半暗带是指围绕异常弥散中心的周围正常弥散组织，它在超急性期灌注减少，随病程进展逐渐加重。如不及时治疗，于发病几小时后，DWI 所示的异常信号区域将逐渐扩大，与 PWI 所示的血流灌注异常区域趋于一致，最后，缺血组织完全进展为梗死组织。可见，在发病早期同时应用 PWI 和 DWI 检查，有可能区分可恢复的缺血脑组织与真正的梗死脑组织（图 4-2，图 4-3）。

磁共振波谱（MRS）谱线能反映局部组织代谢物的构成、水平和变化，使脑梗死的研究达到细胞代谢水平。这有助于理解脑梗死的病理生理变化，判断预后和疗效。急性脑梗死³¹P-MRS 主要表现为 PCr 和 ATP 下降，Pi 升高，同时 pH 降低。发病后数周³¹P-MRS 的异常信号可反映梗死病变的代谢状况，提示不同的演变结局。脑梗死发生 24 小时内，¹H-MRS 显示病变区乳酸持续性升高，这与局部组织葡萄糖无氧酵解有关，有时因髓鞘破坏出现 NAA 降低、Cho 升高。

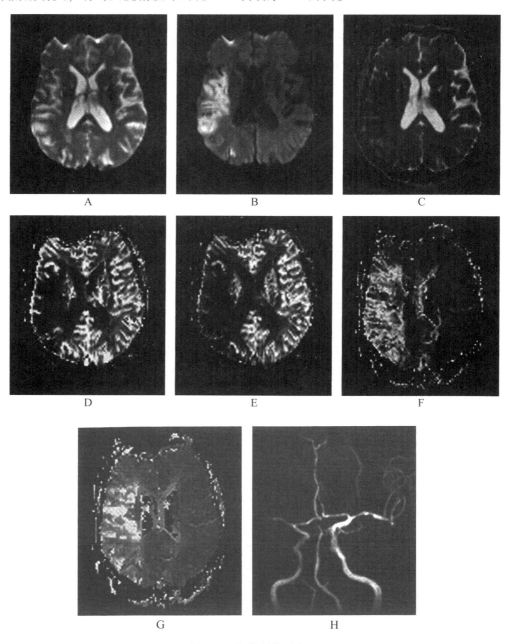

图 4-2 超急性期脑梗死

A. 轴面 DWI（b=0），右侧颞叶大脑中动脉供血区似有稍高信号；B. 与 A 图同层面 DWI（b=1 500）显示右侧大片异常高信号；C. ADC 图显示相应区域低信号；D. PWI 显示右侧颞叶局部 CBF 减低；E. PWI 显示右侧颞叶局部 CBV 减低；F. PWI 显示右侧颞叶局部 MTT 延长；G. 较高层面的 PWI 显示右侧颞叶局部 TTP 延长；H. 冠状面 MRA 显示右侧 MCA 主干闭塞

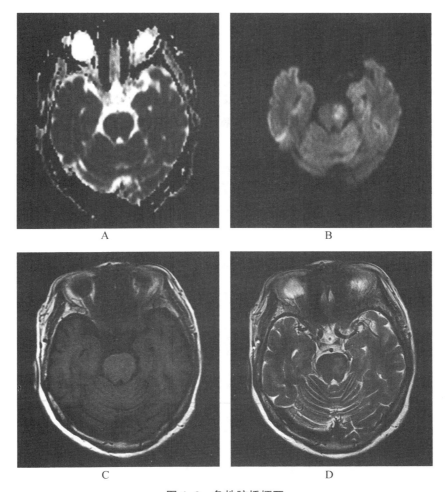

图 4-3 急性脑桥梗死

A. 轴面 ADC 图，脑组织未见明显异常信号；B. 与 A 图同层面 DWI，左侧脑桥可见斑片状高信号；C. 轴面 FSE T_1WI，左侧脑桥似有稍低信号；D. 轴面 FSE T_2WI，左侧脑桥可见斑片状稍高信号

三、静脉窦血栓与闭塞

（一）临床表现与病理特征

脑静脉窦血栓是一种特殊类型的脑血管病，分为非感染性与感染性两大类。前者多由外伤、消耗性疾病、某些血液病、妊娠、严重脱水、口服避孕药等所致，后者多继发于头面部感染，如化脓性脑膜炎、脑脓肿、败血症等疾病。主要临床表现为颅内高压，如头痛、呕吐、视力下降、视盘水肿、偏侧肢体无力、偏瘫等。

本病发病机制和病理变化不同于动脉血栓形成，脑静脉回流障碍和脑脊液吸收障碍是主要改变。若静脉窦完全阻塞并累及大量侧支静脉，或血栓扩展到脑皮质静脉时，出现颅内压增高和脑静脉、脑脊液循环障碍，进而发生脑水肿、出血及坏死。疾病晚期，严重的静脉血流淤滞和颅内高压将继发动脉血流减慢，导致脑组织缺血、缺氧，甚至梗死。因此，临床表现多样性是病因及病期不同、血栓范围和部位不同，以及继发性脑内病变综合作用的结果。

（二）MRI 表现

脑静脉窦血栓最常发生于上矢状窦，根据形成时间长短，MRI 表现复杂多样（图 4-4），给诊断带来一定困难。急性期静脉窦血栓通常在 T_1WI 呈中等或明显高信号，T_2WI 显示静脉窦内极低信号，而静脉窦壁呈高信号。随着病程延长，血栓在 T_1WI 及 T_2WI 均呈高信号；有时在 T_1WI，血栓边缘呈高信号，中心呈等信号，这与脑内血肿的表现一致。T_2WI 显示静脉窦内流空信号消失，随病程发展静脉窦可能萎缩、闭塞。

需要注意，缩短 TR 时间可使正常人脑静脉窦在 T_1WI 信号增高，应与静脉窦血栓鉴别。由于流入增强效应，正常人脑静脉窦的流空信号在 T_1WI 可呈明亮信号，类似静脉窦血栓表现。另外，血流缓慢也可使静脉窦信号强度增高；颞静脉存在较大逆流，可使部分发育较小的横窦呈高信号；乙状窦和颈静脉球内的涡流也常在 SE T_1WI 和 T_2WI 形成高信号。因此，对于疑似病例，应通过延长 TR 时间、改变扫描层面以及磁共振静脉成像（MRV）检查进一步鉴别。

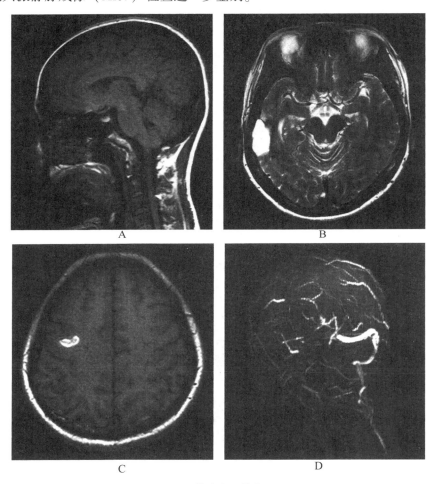

图 4-4　静脉窦血栓与闭塞

A. 矢状面 FSE T_1WI 显示上矢状窦中部及后部异常信号；B. 轴面 FSE T_2WI 显示右颞部异常长 T_2 信号，病变周边脑组织内见小片低信号（含铁血红素沉积）；C. 轴面 FSE T_1WI 显示右额叶高信号出血灶；D. 冠状面 MRV 显示上矢状窦、右侧横窦及乙状窦闭塞

MRV 因反映脑静脉窦的形态和血流状态，对诊断静脉窦血栓有一定优势。静脉窦血栓的直接征象

为受累静脉窦闭塞、不规则狭窄和充盈缺损。由于静脉回流障碍，常见脑表面及深部静脉扩张、静脉血淤滞及侧支循环形成。但是，当存在静脉窦发育不良时，MRI 及 MRV 诊断本病存在困难。注射钆对比剂后增强 MRV 可得到更清晰的静脉图像，弥补这方面的不足。大脑除了浅静脉系统，还有深静脉系统，后者由 Galen 静脉和基底静脉组成。增强 MRV 显示深静脉比平扫 MRV 更清晰。若 Galen 静脉形成血栓，可见局部引流区域（如双侧丘脑、尾状核、壳核、苍白球）脑水肿，侧脑室扩大。一般认为 Monro 孔梗阻由水肿造成，而非静脉压升高所致。

四、脑动脉瘤

（一）临床表现与病理特征

脑动脉瘤是脑动脉的局限性扩张，发病率较高。患者主要症状有出血、局灶性神经功能障碍、脑血管痉挛等。绝大多数囊性动脉瘤是先天性血管发育不良和后天获得性脑血管病变共同作用的结果，此外，创伤和感染也可引起动脉瘤。高血压、吸烟、饮酒、滥用可卡因和避孕药、某些遗传因素也被认为与动脉瘤形成有关。

动脉瘤破裂危险因素包括瘤体大小、部位、形状、多发、性别、年龄等。瘤体大小是最主要因素，基底动脉末端动脉瘤最易出血，高血压、吸烟及饮酒增加破裂危险性。32%～52% 的蛛网膜下隙出血为动脉瘤破裂引起。治疗时机不同，治疗方法、预后和康复差别很大。对于未破裂的动脉瘤，目前主张早期诊断、早期外科手术。

（二）MRI 表现

动脉瘤在 MRI 呈边界清楚的低信号，与动脉相连。血栓形成后，随血红蛋白代谢阶段不同，MRI 信号强度可不同（图 4-5），据此可判断血栓范围、瘤腔大小及是否合并出血。瘤腔多位于动脉瘤的中央，呈低信号；如出现血液滞留，可呈高信号。

动脉瘤破裂时常伴蛛网膜下隙出血。两侧大脑间裂的出血常与前交通动脉瘤破裂有关，外侧裂的出血常与大脑中动脉瘤破裂有关，第四脑室内血块常与小脑后下动脉瘤破裂有关，第三脑室或双侧侧脑室内血块常与前交通动脉瘤和大脑中动脉动脉瘤破裂有关。

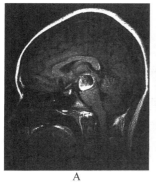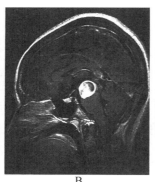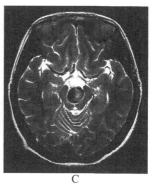

A B C

图 4-5 基底动脉动脉瘤

A. 矢状面 FSE T_1WI 显示脚间池圆形混杂信号病变，内部可见流动伪影；B. 增强 T_1WI 可见动脉瘤的囊壁部分明显强化；C. 轴面 FSE T_2WI 显示动脉瘤内以低信号为主的混杂信号

五、脑血管畸形

（一）临床表现与病理特征

脑血管畸形包括动静脉畸形、毛细血管扩张症、海绵状血管瘤（最常见的隐匿性血管畸形）、脑静脉畸形或静脉瘤等，往往与胚胎发育异常有关。其中，动静脉畸形最常见，为迂曲扩张的动脉直接与静脉相连，中间没有毛细血管。畸形血管团的大小不等，多发于大脑中动脉系统，幕上多于幕下。由于存在动静脉短路，动静脉畸形使邻近的脑组织呈低灌注状态，易形成缺血或梗死。畸形血管易破裂，引起自发性出血。临床表现有癫痫发作、血管性头痛、进行性神经功能障碍等。

（二）MRI 表现

MRI 显示动静脉畸形处有流空现象，即环状、线状或团状低信号结构（图 4-6），代表血管内高速血流。在静脉注射 Gd 对比剂后，高速血流的血管通常不强化，而低速血流的血管往往明显强化。GRE T_2WI 有助于评价局部的出血性改变。CT 显示形态不规则、边缘不清楚的等密度或高密度点状、弧线状血管影，提示血管钙化。

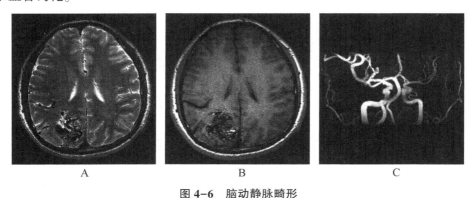

图 4-6　脑动静脉畸形

A. 轴面 T_2WI 显示右顶叶混杂流空信号及增粗的引流静脉；B. 轴面 T_1WI 显示团块状混杂信号；C. MRA 显示异常血管团、供血动脉、引流静脉

脑海绵状血管瘤并不少见，MRI 诊断敏感性、特异性及对病灶结构的显示均优于 CT。典型病变在 T_1WI 及 T_2WI 呈高信号或混杂信号，部分病例可见桑葚状或网络状结构。在 T_2WI，病灶周边常见低信号的含铁血黄素。在 GRE T_2WI，因出血使磁敏感效应增加，低信号更明显，发现小海绵状血管瘤更容易。部分海绵状血管瘤具有生长趋势，随访 MRI 可了解其演变情况。

毛细血管扩张症也是脑出血的原因之一。MRI 显示微小的灶性出血病灶时，可提示诊断。由于病变含有相对缓慢的血流，注射对比剂后可见强化表现。CT 扫描及常规血管造影检查时，往往为阴性结果。

脑静脉畸形或静脉瘤引起脑出血少见，典型表现为注射 Gd 对比剂后，病变血管在增强 T_1WI 呈"水母头"样改变，经中央髓静脉引流（图 4-7）。较大的静脉分支在平扫 MRI 可呈流空信号，在质子密度像有时可见线形高信号或低信号。由于血流速度缓慢，PCMRA 检查时选择恰当的流速参数，常可显示异常静脉。血管造影检查时，动脉期表现正常，静脉期可见扩张的髓静脉分支。本病合并海绵状血管瘤时，可有出血表现。

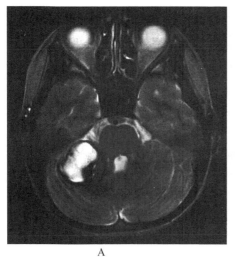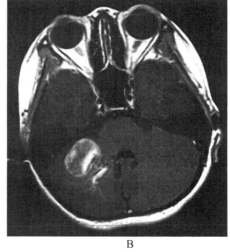

图 4-7 脑静脉畸形

A. 轴面 T_1WI 显示右侧小脑异常高信号，周边有含铁血黄素沉积（低信号环）；B. 轴面增强 T_1WI，可见团块状出血灶及"水母头"样静脉畸形

六、脑小血管病

（一）临床表现与病理特征

脑小血管病（cerebral small vessel disease，CSVD）是指血管内径小于 0.4 mm 的脑内小血管病变所导致的疾病。这些小血管病变主要有管壁玻璃样变、脂质玻璃样变、纤维素性坏死和淀粉样物质沉积，病变会导致局部的脑组织异常。脑部损害主要表现为多发的腔隙性梗死灶和白质变性（又称白质疏松）。因 CSVD 的病变部位多在皮质下，故又称皮质下缺血性血管病（subcortical ischemic vascular disease，SIVD）。发生脑组织损伤后，相当一部分 CSVD 患者并不出现相应的临床症状，有些出现认知功能障碍、老年情感障碍、步态异常、缺血性脑卒中和脑内微出血。目前已知高龄和高血压为 CSVD 的危险因素。

（二）MRI 表现

CSVD 相关的 MRI 表现包括多发腔隙性脑梗死、脑白质疏松、微出血和血管周围间隙扩大（图 4-8）。分述如下。

1. CSVD 导致的腔隙性脑梗死病灶直径往往小于 5 mm，在 T_1WI 呈明显低信号，在 T_2WI 呈高信号。病变主要分布在皮质-皮质下区域、基底核区、丘脑、脑干及小脑。T_2 FLAIR 可鉴别腔隙性脑梗死和血管周围间隙扩大，前者表现为环绕血管的高信号，后者表现为血管周围的均匀低信号。需要注意，并非所有的腔隙性脑梗死均由 CSVD 所致。皮质下小梗死病灶也见于较大动脉粥样硬化性狭窄造成的远端低灌注，或是斑块破裂形成的小栓子引起微血管栓塞。

2. 脑白质疏松是一个神经影像学术语，主要指脑室周围或皮质下白质、半卵圆中心、放射冠等处发生的缺血性损伤及脱髓鞘改变，在 CT 呈低密度，在 MRI T_2WI 呈白质内大小与形状各异的高信号，边界不清，在 T_2 FLAIR 显示效果更好。病变具体表现包括：①异常高信号围绕侧脑室前、后角或位于放射冠区。②围绕侧脑室形成条状、环形高信号。③深部白质或基底核区斑点状高信号。④脑白质内斑片状高信号。⑤脑白质内弥漫性高信号，指小灶病变融合成大片，形成遍布于白质区的弥漫性高信号。

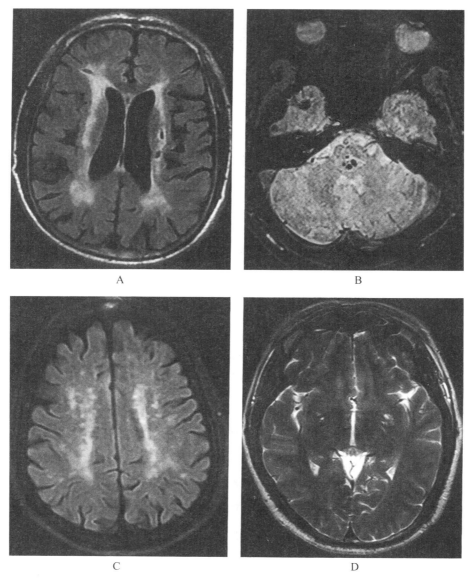

图 4-8　脑小血管病

A. 轴面 T₂ FLAIR，左侧脑室旁可见 2 个腔隙梗死灶；B. 轴面 SWI 显示脑干微出血形成的多个低信号小灶；C. 轴面 T₂ FLAIR，两侧半卵圆中心可见多发的斑点及斑片状高信号，提示脑白质疏松；D. 轴面 FSE T₂WI，在双侧基底核区可见血管周围间隙扩大形成的点状高信号

3. 脑微出血又称点状出血、陈旧性脑微出血、静息性脑微出血及出血性腔隙，指 GRE T₂WI 或 SWI 显示的 2~5 mm 小灶样、圆形、性质均一的信号缺失或低信号改变，病灶周围无水肿现象。这些病灶可以是新近的出血，也可以是陈旧的含铁血黄素沉积。

4. 脑血管周围间隙指围绕在脑穿通动脉和其他小动脉周边的间隙。扩大的血管周围间隙直径通常为 3 mm，有时可达 15 mm，其典型 MRI 表现为在 FSE T₂WI 呈高信号，在 T₁WI 和 T₂FLAIR 呈低信号，边界清晰。与脑皮质梗死相比，血管周围间隙扩大与深部脑梗死的相关性更大，提示其与小血管病有关。

（三）鉴别诊断

CSVD 需与 CADASIL 鉴别。后者中文全称为伴有皮质下梗死和白质脑病的常染色体显性遗传性脑动脉病（cerebral autosomal dominant angiopathy with subcortical infarcts and leucoencephalopathy，CADA-SIL），是一种特殊类型的脑小血管病或血管性痴呆病，家族性患病倾向明显，主要临床表现为复发性缺血性卒中和进展性认知障碍，患者多在青壮年时期发病，50 岁以上发病少见，男女均可，常伴有偏头痛和情感障碍，但无高血压、动脉粥样硬化等异常。MRI 显示病变主要发生在脑白质（长 T_2 信号），提示弥漫性脱髓鞘、白质疏松、多发皮质下梗死小灶（直径<30 mm）、腔隙性脑梗死（直径<15 mm）等异常，多伴有白质萎缩和脑室增大。CADASIL 有时累及基底核和丘脑。

（边华锋）

第二节　脑外伤

一、硬膜外血肿

（一）临床表现与病理特征

硬膜外血肿位于颅骨内板与硬脑膜之间，约占外伤性颅内血肿的 30%。出血来源包括：①脑膜中动脉，该动脉经棘孔入颅后，沿着颅骨内板的脑膜中动脉沟走行，在翼点分两支，均可破裂出血。②上矢状窦或横窦，骨折线经静脉窦致出血。③板障静脉或导血管，颅骨板障内有网状板障静脉和穿透颅骨导血管，损伤后出血沿骨折线流入硬膜外形成血肿。④膜前动脉和筛前、筛后动脉。⑤膜中静脉。

急性硬膜外血肿患者常有外伤史，临床容易诊断。慢性硬膜外血肿较少见，占 3.5%～3.9%。其发病机制、临床表现及影像征象与急性血肿有所不同。临床表现以慢性颅内压增高症状为主，症状轻微而持久，如头痛、呕吐及视盘水肿。通常无脑局灶定位体征。

（二）MRI 表现

头颅 CT 诊断本病快速、简单、准确，其最佳征象为高密度双凸面脑外占位。在 MRI 可见血肿与脑组织之间的细黑线，即移位的硬脑膜（图 4-9）。急性硬膜外血肿的 MR 信号在多数脉冲序列与脑皮质相同。

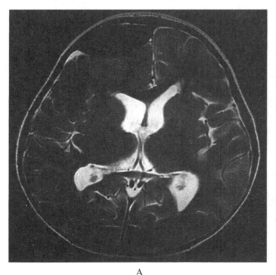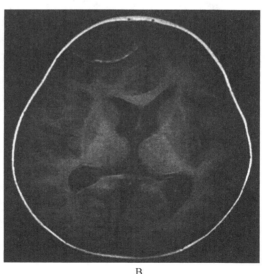

A　　　　　　　　　　B

图 4-9　硬膜外血肿

A、B. 轴面 T_2WI 及 T_1WI 显示右额硬膜外双凸状异常信号，其内可见液平面，右额皮质受压、移位

（三）鉴别诊断

包括脑膜瘤，转移瘤及硬膜结核瘤。脑膜瘤及硬膜结核瘤病灶可有明显强化，而转移瘤可能伴有邻近颅骨破坏。

二、硬膜下血肿

（一）临床表现与病理特征

硬膜下血肿发生于硬脑膜和蛛网膜之间，1/3～1/2 为双侧性血肿，是最常见的颅内血肿。常由直接颅脑外伤引起，间接外伤亦可。外伤撕裂了横跨硬膜下的桥静脉，导致硬膜下出血。

依照部位不同及进展快慢，临床表现多样。慢性型自外伤到症状出现之间有一静止期，多由皮质小血管或矢状窦房桥静脉损伤所致。血液流入硬膜下间隙并自行凝结。因出血量少，此时可无症状。3 周以后血肿周围形成纤维囊壁，血肿逐渐液化，蛋白分解，囊内渗透压增高，脑脊液渗入囊内，致血肿体积增大，脑组织因受压而出现症状。

（二）MRI 表现

CT 诊断主要根据血肿形态、密度及一些间接征象，一般表现为颅骨内板下新月形均匀一致高密度，有些为条带弧状或梭形混合性硬膜外、硬膜下血肿，CT 无法分辨。MRI 在显示较小硬膜下血肿和确定血肿范围方面更具优势。冠状面、矢状面 MRI 有助于检出位于颞叶之下颅中窝血肿、头顶部血肿、大脑镰及靠近小脑幕的血肿（图 4-10）。硬膜在 MRI 呈低信号，有利于确定血肿在硬膜下或是硬膜外。硬膜下血肿在 FLAIR 序列表现为条弧状、月牙状高信号，与脑回、脑沟分界清楚。

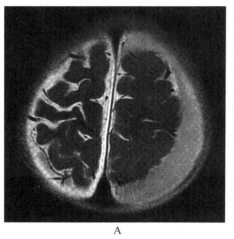
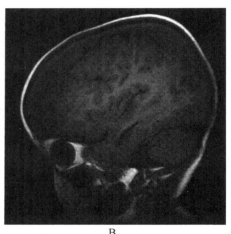

A   B

图 4-10　硬膜下血肿

A. 轴面 T_2WI；B. 矢状面 T_1WI：左侧额顶骨板下可见新月形血肿信号

（三）鉴别诊断

主要包括硬膜下水瘤、硬膜下渗出及由慢性脑膜炎、分流术后、低颅压等所致的硬脑膜病。

三、外伤性蛛网膜下隙出血

（一）临床表现与病理特征

本病系颅脑损伤后由于脑表面血管破裂或脑挫伤出血进入蛛网膜下隙，常积聚于脑沟、脑裂和脑池。因患者年龄、出血部位、出血量不同，临床表现各异。轻者可无症状，重者昏迷。绝大多数患者外伤后数小时内出现脑膜刺激征，如剧烈头痛、呕吐、颈项强直等。少数患者早期可出现精神症状。腰椎穿刺脑脊液检查可确诊。

相关病理过程包括，血液流入蛛网膜下隙使颅内体积增加，引起颅内压升高；血性脑脊液直接刺激脑膜致化学性脑膜炎；血性脑脊液直接刺激血管或血细胞产生多种血管收缩物质，引起脑血管痉挛，进而导致脑缺血、脑梗死。

（二）MRI 表现

CT 显示蛛网膜下隙高密度，多位于大脑外侧裂、前纵裂池、后纵裂池、鞍上池和环池。但 CT 阳性率随时间推移而减少，外伤 24 小时内 95% 以上，1 周后不足 20%，2 周后几乎为零。MRI 在亚急性和慢性期可以弥补 CT 的不足（图 4-11）。在 GRE T_2WI，蛛网膜下隙出血表现为沿脑沟分布的低信号。本病急性期在常规 T_1WI、T_2WI 无特异征象，在 FLAIR 序列则显示脑沟、脑裂、脑池内弧形或线状高信号。

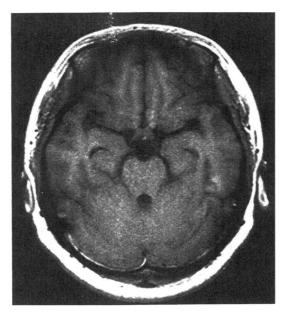

图 4-11　蛛网膜下隙出血

轴面 T_1WI 显示颅后窝蛛网膜下隙，（脑表面）线状高信号

四、弥漫性轴索损伤

（一）临床表现与病理特征

脑部弥漫性轴索损伤（DAI）又称剪切伤（shear injury），是重型闭合性颅脑损伤病变，临床症状重，死亡率和致残率高。病理改变包括轴索微胶质增生和脱髓鞘改变，伴有或不伴有出血。因神经轴索（轴突）折曲、断裂，轴浆外溢而形成轴索回缩球，可伴有微胶质细胞簇形成。脑实质胶质细胞不同程度肿胀、变形，血管周围间隙扩大。毛细血管损伤造成脑实质和蛛网膜下隙出血。

DAI 患者常有意识丧失和显著的神经损害表现。大多数在伤后立即发生原发性持久昏迷，无间断清醒期或清醒期短。昏迷的主要原因是大脑轴索广泛损伤，使皮质与皮质下中枢失联，故昏迷时间与轴索损伤的范围和程度有关。临床上将 DAI 分为轻、中、重三型。

（二）MRI 表现

DAI 的 MRI 表现有以下几个方面：①弥漫性脑肿胀，双侧大脑半球皮髓质交界处出现模糊不清的长 T_1、长 T_2 信号，在 FLAIR 呈斑点状不均匀高信号。脑组织呈饱满状，脑沟、裂、池受压变窄或闭塞，多个脑叶受累。②脑实质出血灶，单发或多发，直径多小于 2.0 cm，均不构成血肿，无明显占位效应。主要分布于胼胝体周围、脑干上端、小脑、基底核区及皮髓质交界部。在急性期呈长 T_1、短 T_2 信号（图 4-12），在亚急性期呈短 T_1、长 T_2 信号，在 FLAIR 呈斑点状高信号。③蛛网膜下隙和（或）脑室出血，出血多见于脑干周围，尤其是四叠体池、环池、幕切迹以及侧脑室、三脑室。平扫 T_1WI、T_2WI 显示超急性期或急性期出血欠佳，在亚急性期可见短 T_1、长 T_2 信号，在 FLAIR 呈高信号。④可合并其他损伤，如硬膜外血肿、硬膜下血肿、颅骨骨折等。本病急诊 CT 常见脑组织弥漫性肿胀，皮髓质分界不清，其交界处可有散在斑点状高密度出血灶，常伴有蛛网膜下隙出血。脑室、脑池受压变小，无局部占位征象。

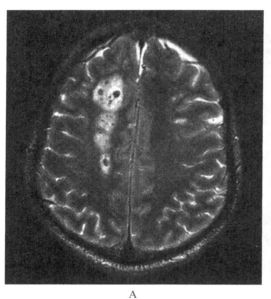
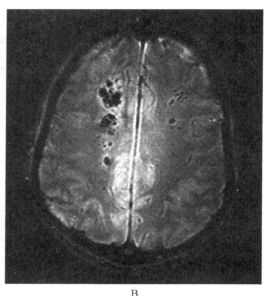

A   B

图 4-12　弥漫性轴索损伤

A. 轴面 T_2WI 显示双额灰、白质交界区片状长 T_2 异常信号，其内混杂点状低信号（出血）；

B. 轴面 GRE T_2WI 显示更多斑点状低信号（出血）

（三）鉴别诊断

1. DAI 与脑挫裂伤鉴别　前者出血部位与外力作用无关，出血好发于胼胝体、皮髓质交界区、脑干、小脑等处，呈类圆形或斑点状，直径多<2.0 cm；后者出血多见于着力或对冲部位，呈斑片状或不规则形，直径可>2.0 cm，常累及皮质。

2. DAI 与单纯硬膜外及硬膜下血肿鉴别　DAI 合并的硬膜外、硬膜下血肿表现为"梭形"或"新月形"稍高信号，但较局限，占位效应不明显，可能与出血量较少和弥漫性脑肿胀有关。

五、脑挫裂伤

（一）临床表现与病理特征

脑挫裂伤是颅脑损伤最常见的表现形式之一。脑组织浅层或深层有散在点状出血伴静脉淤血，并存脑组织水肿者为脑挫伤；凡有软脑膜、血管及脑组织断裂者称脑裂伤，习惯上将两者统称脑挫裂伤。挫裂伤部位以直接接触颅骨粗糙缘的额颞叶多见。脑挫裂伤病情与其部位、范围和程度有关，范围越广越接近颞底，临床症状越重，预后越差。

（二）MRI 表现

MRI 征象复杂多样，与挫裂伤后脑组织出血、水肿及液化有关。对于出血性脑挫裂伤（图 4-13），随着血肿内血红蛋白演变，即含氧血红蛋白→去氧血红蛋白→正铁血红蛋白→含铁血黄素，病灶的 MR 信号也随之变化。对于非出血性脑损伤，多表现为长 T_1、长 T_2 信号。由于脑脊液流动伪影，或与相邻脑皮质产生部分容积效应，病灶位于大脑皮质、灰白质交界处时不易显示，且难鉴别水肿与软化。FLAIR 序列对确定病变范围、检出重要功能区的小病灶、了解是否合并蛛网膜下隙出血很重要。

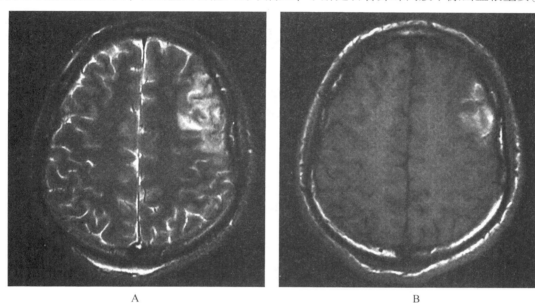

A   B

图 4-13 脑挫裂伤

A、B. 轴面 T_2WI 及 T_1WI 显示左额叶不规则形长 T_2 混杂信号及短 T_1 信号（出血）

（殷长俊）

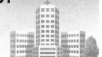

第五章　循环系统疾病的 MRI 诊断

第一节　原发性心肌病

原发性心肌病系指一组病因不明的心肌受累疾病，主要分为：扩张型心肌病，肥厚型心肌病和限制型心肌病三种类型。原发性心肌病在临床上并不少见，占心血管系统住院患者的 0.6%～4.3%。以前，临床上诊断原发性心肌病须首先排除风心病、冠心病、肺心病、先心病等之后方能诊断。由于 MRI 能清楚显示心肌情况，对本病具有较高的诊断价值。

一、扩张型心肌病（Dilated Cardiomyopathy，DCM）

（一）概述

扩张型心肌病是原发性心肌病中最常见的一种，临床上发病年龄较轻，以青壮年居多。

（二）病理变化

扩张型心肌病表现为各心腔扩大，以心室扩大为主，心室壁的厚度可在正常范围内或变薄。镜下见心肌细胞肥大、变性，可有坏死，间质纤维组织增生，心内膜增厚等，导致心室收缩功能下降，舒张末期心室容积和室内压增加，心室腔扩张，可合并有房室环扩大，瓣膜关闭不全等。

（三）临床表现

本病进展缓慢，早期可无症状，以后逐渐出现功能不全症状，如劳力性气促、乏力、呼吸困难等，继之出现下肢浮肿、腹胀、肝大等充血性心力衰竭的症状。体检时可见心脏扩大、心音减弱、舒张期奔马律及各种心律失常等。

（四）MRI 表现

MRI 表现见图 5-1。

1. 心脏明显扩大，以心室扩大为主，心室横径增大较长径明显，使心室外观呈球形。根据心室扩大的情况，将本病又分为左室型、右室型和双室型。

2. 心室壁厚度正常，或轻度减低，MRI 信号强度无改变，仍呈等信号。

3. 心室壁运动普遍减弱，甚至接近无运动，室壁收缩期增厚率普遍下降或消失。

4. GRE Cine-MRI 上显示心室运动减弱更为清楚，同时可见房室瓣反流。

5. 心腔内可见大量血流速度缓慢而形成的高信号，有时可见有附壁血栓形成。

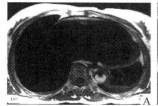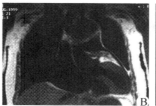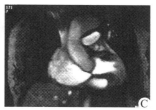

图 5-1 扩张型心肌病，女性，50 岁

T_1WI（A、B）和 T_2WI（C）显示右心房及左、右心室扩大，心室壁变薄

（五）诊断要点

1. 临床上表现为心脏扩大，心律失常和充血性心力衰竭。

2. MRI 上显示心室腔呈球形扩张，室壁 MRI 信号正常，厚度正常或轻度变薄。

3. 须排除其他原因造成的心脏扩大。

（六）鉴别诊断

1. 已知原因的器质性心脏病　临床表现、病史及 MRI 上显示出相应器质性病理变化。

2. 缺血性心肌病（冠心病）　发病年龄较大，MRI 上表现为室壁不均匀性变薄，节段性心肌信号异常改变。

二、肥厚型心肌病（Hypertrophic Cardiomyopathy，HCM）

（一）概述

肥厚型心肌病是因心肌的非对称性肥厚、心室腔变小及心室充盈受限，导致舒张期顺应性下降的心肌病变。本病病因不明，常有家族史，目前认为系显性遗传性疾病。多见于 30~40 岁，男性多于女性，有家族史者女性居多。

（二）病理变化

肥厚型心肌病的主要病理改变在心肌，尤其是左心室形态学的改变。其特征为不对称性心室间隔肥厚，有时心肌均匀肥厚及心尖部肥厚。组织学上肥厚心肌细胞肥大，排列紊乱，可见畸形细胞。

根据左室流出道有无梗阻又将本病分为梗阻型和非梗阻型。前者病变主要累及室间隔、左室前壁基底段，肥厚心肌凸入左心室流出道部，造成左室流出道部狭窄。

（三）临床表现

本病起病缓慢，部分患者可无自觉症状，通常在体检时发现，出现临床症状者主要表现为劳累后呼吸困难，心前区痛、乏力、头晕、心悸，晚期可出现心力衰竭。梗阻型者于胸骨左缘、心尖内侧闻及收缩中期或晚期喷射性杂音，可伴有收缩期震颤。心电图表现为 ST-T 改变，左心室肥厚，可有异常 Q 波。

（四）MRI 表现

MRI 表现见图 5-2。

1. 左室壁明显增厚，受累部位心室壁舒张末期平均厚度（21.8±5.6）mm［正常人为(7.6±1.1) mm］；收缩末期厚度为（23.6±5.4）mm［正常人为（12.0±1.5）mm］。

2. 肥厚部位的心室壁厚度与正常部位室壁厚度（常取左室下壁后基底段）的比值≥1.5。

3. 肥厚室壁在 T_1WI 上多呈均匀中等强度信号，而在 T_2WI 上部分病例可见中等信号中混杂点状高信号。

4. 左室腔缩小、变形。

5. 有左室流出道狭窄时，收缩末期测量左室流出道内径小于 18 mm，GRE Cine-MRI 上见左室流出道内收缩期有低信号，为喷射血流。

6. 左心房扩大。

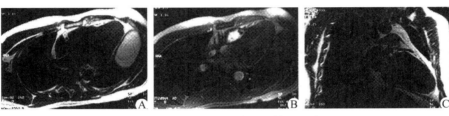

图 5-2　肥厚型心肌病，男性，41 岁

T_1WI（A、C）和 T_2WI（B）显示左心室壁及室间隔增厚，心腔缩小

（五）诊断要点

1. 年轻人出现心悸、头晕、心前区痛，心电图示左心室明显肥厚，有异常 Q 波者，应考虑为本病，特别是有家族史者。

2. MRI 显示左室壁明显肥厚，平均>20 mm 以上，肥厚心室壁与正常心室壁之比大于 1.5。

3. 左心室变形、心腔缩小。

（六）鉴别诊断

1. 高血压病所致心肌肥厚　发病年龄较大，有高血压病史，MRI 显示左室普遍均匀性增厚，且肥厚程度较轻，无流出道狭窄。

2. 主动脉瓣狭窄　左室肥厚为均匀、对称性，MRI 上能显示主动脉瓣狭窄，而非流出道狭窄。

3. 先心病室缺　能显示室间隔不连续，且无室间隔肥厚。

三、限制型心肌病（Restrictive Cardiomyopathy，RCM）

（一）概述

限制型心肌病主要特征是心室的舒张充盈受限，代表性疾病是心内膜心肌纤维化。本病临床上少见，仅有少数病例报告。

（二）病理变化

本病主要病理改变为心内膜增厚，病变主要累及心室的流入道和心尖，致流入道变形，并导致血流动力学严重障碍，心室舒张功能受限，伴收缩功能受损，心排血量减少，终致心力衰竭。根据受累心室不同分为三个亚型：右室型、左室型和双室型，以右室型最常见。

（三）临床表现

本病以发热、全身倦怠为初始症状，白细胞增多，特别是嗜酸细胞的增多较为明显。以后逐渐出现心悸、呼吸困难、浮肿、肝脏肿大、颈静脉怒张、腹水等心力衰竭症状。

（四）MRI 表现

1. 心室壁增厚，心室腔变形，心内膜面凹凸不平，可见极低信号影，提示有钙化灶。

2. 心房显著扩大，右室型者以右房扩大为主，并向上、下腔静脉扩张，而左室型者以左房扩大为主。

3. 在心腔内可见因血流缓慢而造成的异常高信号影。

（五）诊断要点及鉴别诊断

MRI 对本病诊断有确诊意义，能直接显示心内膜、心肌和心包情况，能准确区分各种亚型。鉴别诊断上应与缩窄性心包炎相鉴别，本病心包正常，而缩窄性心包炎可见心包增厚。

（马　萍）

第二节　心脏肿瘤

心脏肿瘤临床非常少见，可分为原发性和继发性两大类。按其发生的部位又将其分为心内膜肿瘤和心肌肿瘤。心内膜肿瘤主要向心腔内生长，又称为心腔内肿瘤，约占原发性心脏肿瘤的 90% 左右，其中约 97% 为黏液瘤，其他类型的肿瘤很少见。

（一）概述

黏液瘤是心内最常见的肿瘤，约 90% 为左房黏液瘤，绝大多数位于左房卵圆窝附近，其他各心腔内少见。黏液瘤多见于女性，男女之比为 1 ：3，中年发病较多见，有家族遗传倾向。

（二）病理改变

大体观黏液瘤呈灰白色，略带黄色，呈分叶状或梨形，表层易脱落小碎片，切开呈胶冻状，内部可见灶性钙化或有小血肿，多数有蒂与房间隔相连。显微镜下示黏液样基质含弹力纤维，黏液瘤细胞呈星芒状、梭形、圆形或不规则形，散在或呈团状排列，其瘤体表面覆有心内皮细胞。

（三）临床表现

左房黏液瘤在舒张期常随血流向左心室移动，阻塞二尖瓣口；收缩期黏液瘤又退回左心房，临床表现似二尖瓣狭窄，约 1/3 患者舒张期或双期杂音随体位变化而出现、消失或改变强度。瘤体碎片脱落，可引起体动脉或肺动脉栓塞，产生相应的表现并可致死。此外，患者临床上还可表现为反复发热，体重减轻，关节痛、贫血、血沉增快，血清球蛋白增多等全身性表现和心脏血流受阻表现。

（四）MRI 表现

1. MRI 上示心腔内有一团块状异常信号影，在 T_1WI 上肿块呈均匀中等信号，在 T_2WI 上为不均匀中等度高信号。

2. 肿块有蒂与心腔壁相连，并随心动周期变化肿瘤位置可以发生改变。

3. 在 GRE-MRI 中于高信号的心腔内可见团块状低信号充盈缺损，动态显示可见在心腔内移动，如左房黏液瘤在舒张期常由左心房经二尖瓣口凸入左心室，而在收缩期又回至左心房内。

4. 一般心脏各房室大小、形态无异常改变，个别心房内肿瘤阻塞房室瓣口，或肿瘤较大时也可导致心房增大，但多为轻至中度增大。

（五）诊断要点

1. 临床表现　心脏舒张期或双期杂音随体位的变化而改变。

2. MRI 上示心腔内有团块状异常信号，有蒂与心腔壁相连。

3. GRE Cine-MRI 中见心腔内有低信号充盈缺损，且随心动周期不同，其位置可发生改变。

（六）鉴别诊断

心腔内原发其他类肿瘤非常罕见，97% 为黏液瘤，故 MRI 诊断黏液瘤并不难，需鉴别的是心腔内附壁血栓。一般附壁血栓边缘光滑，无蒂，其位置不随心动周期变化而改变。常附着于左房后壁与侧壁，而左房黏液瘤常附着于房间隔上，边缘呈分叶状。

（李进涛）

第三节　心包炎性病变

心包炎（Pericarditis）是最常见的心包病变，可由多种病因所致，主要有感染性（结核或化脓菌感染等）、自身免疫性、过敏性、物理、化学损伤及肿瘤等，国内以结核性心包炎居多，非特异性心包炎次之。

心包炎可分为纤维蛋白性（干性）和渗出性（湿性）。前者于脏壁层心包之间出现纤维蛋白，炎细胞渗出，慢性期可发展为缩窄性心包炎。后者心包腔内有渗出液，即心包积液。

一、心包积液（Pericardiac Effusions，PE）

（一）概述

正常心包脏、壁层之间有少量浆液性心包液，起润滑作用，一般不足 50 mL，当心包在各种致病因素作用下，有大量炎性渗出液渗入到心包腔内，使心包内液体异常增多，一般超过 50 mL。

（二）病理变化

按起病方式心包积液分为急性和慢性两种，急性者积液量在短时间内迅速增加，心包内压力急剧升高，引起急性心包填塞，使心室舒张受限，静脉回流受阻，肝静脉淤血进而使心排血量降低，患者可出现休克，甚至死亡。慢性者心包内积液缓慢增多，心包腔内压力可不升高或仅轻度升高，患者症状较轻，直至大量积液达到或超过 3 000 mL 以上才产生严重心包填塞的临床表现。

（三）临床表现

患者临床上常表现为心前区痛、呼吸困难等，体检时可见心尖搏动减弱或消失，心界向两侧扩大，心音弱而遥远。心包填塞时心动过速、休克、颈静脉怒张，肝大、腹水、脉压差小及奇脉等。

（四）MRI 表现

1. 在 SE 序列中可见心包腔明显增宽，其内可见异常 MRI 信号影，MRI 信号特点与积液成分有关。单纯浆液性心包积液在 T_1WI 上呈低信号，在 T_2WI 上呈高信号；含蛋白成分较高的炎性心包积液时，在 T_1WI 上呈中等或略高信号，在 T_2WI 上呈高信号；血性心包积液或心包积血时，在 T_1WI 和 T_2WI 上均呈中等或高信号。

2. 由于受心脏跳动影响，心包积液的 MRI 信号不均，部分因受流空效应影响而形成低信号或无信号。

3. 在 GRE Cine-MRI 上心包积液均呈明亮高信号。

4. 心包积液的分度

（1）Ⅰ度为少量积液：积液量<100 mL，舒张期测量心包脏壁层间距为 5~14 mm。

（2）Ⅱ度中等量积液：积液量 100~500 mL，心包脏壁层间距为 15~24 mm。

（3）Ⅲ度大量积液：积液量>500 mL，心包脏壁层间距>25 mm。

（五）诊断要点

1. 临床上患者表现为胸痛、胸闷、呼吸困难，心界向两侧扩大，心音减弱。

2. SE 序列中见心包腔扩大，其内可见异常信号影，在 T_1WI 上呈低信号或略高信号，在 T_2WI 上均呈高信号。

3. GRE Cine-MRI 上积液呈现明亮高信号。

（六）鉴别诊断

少量心包积液时，MRI 容易漏诊，此时应在不同方向的切面上进行扫描，以发现少量心包积液。中等至大量心包积液时 MRI 能显示其影像特点，诊断不难。

二、缩窄性心包炎（Constrictive Pericarditis，CPC）

（一）概述

缩窄性心包炎是指急性心包炎过后，心包脏、壁层粘连、增厚、纤维化甚至钙化，心包腔闭塞代之以一个纤维瘢痕外壳，包绕心脏，致使心脏舒张期充盈受限而产生血液循环障碍。本病的病因以结核性占大多数，其次为化脓性，创伤和恶性肿瘤等也可见到。

（二）病理变化

心包炎急性期过后，渗液逐渐吸收，纤维性瘢痕组织形成，心包广泛性粘连、增厚，壁层与脏层融合在一起。钙盐的沉积使心包更加增厚和僵硬，因而可加重缩窄作用。有的病例纤维瘢痕局限在房室沟或主动脉根部形成缩窄环，病变以右心室表现更重，瘢痕厚度可达 20 mm 以上。显微镜下瘢痕主要由胶原纤维构成，内部有玻璃样变性，脂肪浸润和钙化。增厚、钙化的心包压迫整个心脏和大血管根部，限制了心脏活动，使心室充盈受限，引起回心血流受阻和心排血量下降，大静脉压升高，体、肺循环淤血，脉压下降等。

（三）临床表现

起病隐匿，常于急性心包炎后数月至数年发生缩窄性心包炎。患者临床表现有不同程度呼吸困难，腹部膨胀，乏力、肝区疼痛。体检时可见肝大，颈静脉怒张，腹水及下肢水肿，有 Kussmaul 征，即吸气时颈静脉更为扩张。心脏体征有心尖冲动不易触及，心浊音界正常，心音减低，可以听到心包叩击音。

（四）MRI 表现

1. 心包脏、壁层界限不清，且不规则增厚，其厚度大于 4 mm，以右心侧，尤其右心室壁外方多见，并且增厚明显。

2. 增厚的心包在 SE 脉冲序列 T_1WI 上大多数呈中等信号或中等度低信号，若见斑块状极低信号提示为心包钙化。

3. 左、右心室腔缩小，心室缘和室间隔僵直。

4. 心室壁运动幅度降低，心房室内径收缩期和舒张期的幅度变化降低。

（五）诊断要点

1. 有急性心包炎病史，近期出现呼吸困难、腹胀、体循环回流障碍等。

2. MRI 中显示心包不规则增厚，脏层和壁层界限不清，其中有极低信号影代表心包钙化。

3. 心室壁运动幅度下降，收缩期和舒张期心室内径幅度变化降低。

（六）鉴别诊断

MRI 能清楚显示心包增厚、粘连，显示钙化更加支持缩窄性心包炎的诊断，MRI 对本病诊断不难。

（田　芳）

第四节　大血管病变

一、主动脉瘤（Aortic Aneurysm，AA）

（一）概述

动脉瘤是由于动脉壁遭到破坏或结构异常而形成的囊样扩张性病变。它可发生在动脉系统的任何部位，但以胸、腹主动脉瘤较多见。常见的病因有损伤、动脉粥样硬化、动脉中层退行性病变、感染、先天性动脉中层缺陷及梅毒感染等。常见于中老年人，男性多于女性，主要与动脉粥样硬化有关。

（二）病理变化

病理上又将动脉瘤分为真性动脉瘤和假性动脉瘤。真性动脉瘤的瘤壁由发生病理损害后的主动脉壁全层构成。假性动脉瘤的瘤壁无主动脉全层结构，仅有内膜面的纤维组织覆盖，周围为较厚的血栓。形态学上将动脉瘤分成三种类型：梭形动脉瘤，瘤体呈两头小中间大的梭形，提示病变广泛，且中间病变更重些；囊状动脉瘤，主动脉壁局限性破坏，呈囊袋状偏侧突出，可单发也可多发；混合型动脉瘤，多数在梭形动脉瘤的基础上并发囊状凸出，少数梭形或囊状动脉瘤分别发生于主动脉的两个部位。

（三）临床表现

主动脉瘤的主要症状是疼痛，多数为隐痛，少数有胸腹部剧痛。其次为动脉瘤产生的压迫症状，瘤体压迫气管、支气管致呼吸困难，咳嗽；喉返神经受压，出现声音嘶哑和失音。升主动脉瘤合并主动脉瓣关闭不全者，有劳累后心慌、气短，严重时有左心衰竭的表现，患者不能平卧，夜间阵发性呼吸困难等。体征主要有胸廓上可见搏动性肿块，压迫上腔静脉时有上腔静脉阻塞综合征。有主动脉瓣关闭不全者，主动脉瓣听诊区可闻及舒张期杂音。压迫胸交感神经者可有霍纳综合征。瘤体部位可闻及收缩期杂音。腹部主动脉瘤，在腹部触诊时可触及波动性肿块。

（四）MRI 表现

1. 真性主动脉瘤

（1）主动脉局限性扩张，呈梭形或囊状突出，结合不同方位的切层明确其形态学分型，如梭形，囊状或梭囊混合型。

（2）主动脉瘤壁与正常动脉壁相延续。

（3）瘤腔内因血液流动效应而在 SE 序列上无信号，当有附壁血栓形成时表现为略高信号。

2. 假性主动脉瘤

（1）位于主动脉旁，可见一偏心囊状占位性病变。

（2）瘤囊的腔较小，外缘形状不规则，内壁光滑，多数壁较厚。

（3）多数情况下可见瘤囊腔经小口与主动脉相通，此交通口即为假性动脉瘤的破口，个别破口太小者可显示不清。

（4）瘤腔内在 SE 序列上呈低信号或无信号，在 GRE 序列中呈高信号，Cine-MRI 动态显示能明确主动脉破口的位置、大小，在破口处血流喷射进入瘤腔，局部呈低信号。

（五）诊断要点

1. 临床上有胸腹部疼痛，并触及波动性包块。

2. MRI 上显示有主动脉的局限性扩张，或在主动脉周围可见囊状占位性病变。

3. GRE Cine-MRI 动态显示假性动脉瘤的破口部位、大小。

（六）鉴别诊断

MRI 中能同时显示动脉瘤的瘤腔和瘤壁结构，诊断较易，诊断效果好于血管造影。故 MRI 是诊断动脉瘤的最佳选择。

二、主动脉夹层（Aortic Dissection，AD）

（一）概述

主动脉夹层是各种原因造成的主动脉壁中膜弹力组织和平滑肌病变，在高血压或其他血流动力学变化的促发下，内膜撕裂，血液破入中膜，并将主动脉壁分为双层，形成主动脉壁间血肿。本病在临床上较为常见，好发于 40 岁以上的中老年人，高血压病是最常见的促发因素。以男性多发，为女性的二倍。

（二）病理变化

主动脉夹层初期形成主动脉壁间血肿，继之沿主动脉壁向两侧蔓延，以向远侧剥离为主，使病变范围扩大，病变可延至腹主动脉远端髂动脉分叉部，并累及头臂动脉开口部及近段，肾动脉，腹腔动脉及肠系膜上动脉，导致相应组织的缺血，或血运中断，产生严重并发症。

根据主动脉夹层发生的部位和累及的范围，Debakey 将主动脉夹层分为三种类型。

Ⅰ型：夹层累及主动脉升部、弓部和降部，并延伸到腹主动脉中远段，破口多位于升主动脉，少数位于弓部，此型多见。

Ⅱ型：夹层局限于主动脉升部及弓部，破口多位于升主动脉，此型多发生于马方综合征。

Ⅲ型：夹层始于主动脉弓降部，并向远端延伸至降主动脉，此型多见于高血压病。

（三）临床表现

临床上急性主动脉夹层患者表现为突发胸背部剧烈刀割样或撕裂样剧痛，用镇静剂难于止痛，严重者可导致休克，但患者血压下降或反而升高，约 60% 患者向主动脉壁外破裂而死于急性期，亦可破入心包引起心包填塞，或破入纵隔、左侧胸腔或腹膜后腔。慢性夹层可有上述急性发作史，或无典型疼痛。体检时可闻及血管性杂音或震颤。

（四）MRI 表现

1. 主动脉分为双腔，多数情况下假腔宽大，呈新月形或弧形，而真腔受压缩小。在真、假腔之间可见剥脱的血管内膜。

2. 在 SE 序列，T_1WI 示真腔内因血流速度快而呈低信号或无信号，假腔内血流缓慢或有血栓形成而产生中等至高信号。

3. GRE Cine-MRI 中，真腔内血流速度快，呈均匀明亮高信号，假腔内血流缓慢呈不均匀高信号，甚至可见涡流现象，并能显示内膜破口的位置。

4. 部分病例假腔内可见血栓形成，在 SE 序列 T_1WI 呈高信号。GRE Cine-MRI 中，血流呈高信号而血栓呈较低信号。

（五）诊断要点

1. 临床上有突发剧烈胸、背部疼痛病史。

2. SE 序列 T_1WI 示主动脉分成双腔，之间见线样低信号为剥脱的血管内膜。

3. 假腔为新月状或弧形，呈较高信号，而真腔受压缩小，且呈低信号或无信号。

4. GRE Cine-MRI 中显示真假腔血流情况及内膜破口处。

（六）鉴别要点

主动脉夹层在临床上易与急性心肌梗死混淆，腹主动脉夹层还应与急腹症相鉴别，但在 MRI 中能清楚显示夹层的特征，诊断不难，很容易做出鉴别。

三、静脉血栓形成（Vein Thrombosis，VT）

（一）概述

静脉系统血管内在炎症刺激、外伤、静脉血流淤滞、异常血液高凝状态及在某些药物作用下，常发生血栓形成，静脉血栓形成可发生于静脉系统的各个部位，但发生在上、下腔静脉对患者的影响较大，远端小静脉发生血栓时，侧支循环的代偿对患者局部的影响较小。

（二）病理变化

静脉血栓形成后，造成远心端血液回流受阻，静脉内压力升高，侧支循环的形成，血栓对管壁内膜的刺激，引起管壁增厚。

（三）临床表现

发生在下腔静脉的血栓，患者可出现下肢浮肿，下半身浅静脉迂曲扩张、腹水、腰痛等，发生在上腔静脉的血栓，患者有头痛、憋气等症状，以及上肢肿胀、颈静脉怒张、眼结膜充血水肿、胸腹壁静脉迂曲扩张等。

（四）MRI 表现

1. 在 SE 序列中，正常静脉管腔仍为无信号或低信号，当发生静脉血栓时，呈现中等至高信号，根据血栓成分的不同，其 MRI 信号不同，新鲜血栓 MRI 信号较高，而陈旧血栓 MRI 信号略低。

2. 远心端血管扩张，可见迂曲扩张的侧支循环血管。

3. GRE Cine-MRI 或 MRA 上显示血栓形成处管腔内呈低信号影，而正常管腔内呈高信号。

4. 血栓形成后的并发症 如软组织肿胀、腹水、肝脾肿大。

(五) 诊断要点

1. 临床上有血栓形成的病史或诱因，并出现相应部位的临床表现。

2. SE 序列上静脉管腔内有异常信号影。

3. Cine-MRI 或 MRA 中局部无信号。

4. 远心端血管扩张，并见侧支循环血管。

(六) 鉴别诊断

1. 静脉内癌栓形成 有原发病史。

2. 外压性静脉阻塞 静脉周围可见外压病变。

（白 刚）

第六章 头颈部的 CT 诊断

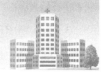

第一节　眼及眼眶

一、眼及眼眶平扫和增强

（一）适应证

主要用于眼眶外伤、面颅部肿瘤侵犯周围情况，眼内异物定位、眼肌肥大等。眼内、眼眶及泪腺，眶内其他组织来源的肿瘤，转移性肿瘤和面颅部肿瘤侵犯周围组织的情况，血管性疾病血管瘤、颈内动脉海绵窦瘘、眼静脉曲张等。

（二）患者准备

去除头上发夹及义齿等金属物品，嘱咐患者检查时保持眼球固定不动。增强扫描前，请患者或家属在 CT 增强检查说明书上签字，常规采用非离子型对比剂，如使用离子型对比剂时需做碘过敏实验，阴性者方可检查。建立好静脉通道。

（三）检查体位

仰卧，头先进，头部放置于头架上。下颌稍抬起，两外耳孔与台面等距，听眶线与床面垂直。头颅和身体正中矢状面与台面中线重合（图 6-1），鼻骨扫描范围从鼻根部至鼻尖（图 6-2）。

（四）扫描方法

常规采用螺旋横断位扫描，扫描角度与听眶线平行，扫描范围从眶上缘至眶下缘。当病灶位于眶上、下壁时，为更好地显示眶壁骨质破坏的情况，可加做冠状面 CT 平扫，患者采用仰卧，头后仰，使听眶线与床面平行，正中矢状面与床面中线重合。范围从眶尖或中颅窝扫描至眼睑。占位病变或者疑血管性病变时需做增强扫描，增强延迟时间动脉期 20~25 秒，实质期 60~70 秒，必要时行延迟扫描。

（五）参考参数

扫描参数：管电压 120 kV。参考值 250~300 mAs，准直 0.625 mm，sFOV 头部，螺距 0.5~1.0 mm。

重建参数：重建层厚≤2.5 mm，重建间距≤2.5 mm，dFOV 150~250 mm。算法：常规软组织算法，需要观察眶骨时增加骨算法。

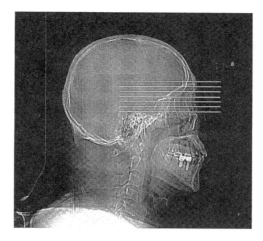

图 6-1 眼眶扫描范围

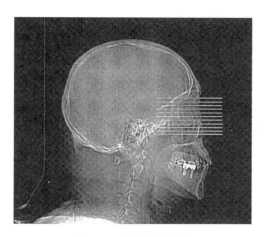

图 6-2 鼻骨扫描范围

（六）对比剂方案

对比剂浓度 300~370 mgI/mL，对比剂总量 50~70 mL，对比剂流率 2.0~3.5 mL/s。

（七）窗宽和窗位

软组织窗：用于观察眶内软组织，窗宽 300~400 HU，窗位 30~40 HU。

骨窗：用于观察眶骨，窗宽 2 000~3 000 HU，窗位 200~400 HU。

也可采用局部放大或重建放大技术观察眼眶细节并测量 CT 值。

（八）影像质量标准

1. 软组织窗　能够显示眼球结构（晶状体、眼环等），眼肌，视神经。

2. 骨窗　能够显示眶骨的内部结构。

（九）照片要求

1. 常规照软组织窗。

2. 外伤以及其他需要观察骨结构的受检者加照骨窗。

3. 发现病变时照片需要标记平扫及增强病灶 CT 值。

4. 根据病变情况加照病变部位相应的冠状面及矢状面图像。

（十）注意事项

增强扫描后留观 15~30 分钟，以防止对比剂过敏反应发生。

二、眼及眼眶断面解剖

1. 眼及眼眶断面 CT 表现

（1）眶顶下层面：前面可见上眼睑，皮下脂肪层呈低密度区，中中央有一前后向软组织带即为上睑提肌与上直肌。内侧有时可见眼动脉分支显影，外侧可见扁块状的泪腺。

（2）眼球上层面：可见细条状的上斜肌沿眶内壁行。当眶内壁发生病变如骨膜下血肿等，这一段斜肌可外移，显示更清楚。这一层面还可见眼静脉在眼球后呈向外拱的弯曲线状，泪腺在眼球前外方也较清楚。

眼球中央两个层面：可显示眼球最大径面，视神经和内、外直肌也最为清楚。眼球位于眶前部，正常时两侧对称，眼环呈高密度，其内可见橄榄形的晶状体，前方为前房，后方为玻璃体。视神经从眼球后极至眶尖，位于内、外直肌间。

（3）眼球下部层面：可见下直肌，下斜肌常较难分清。眶底后内部分常见上颌窦顶部腔影，在上颌窦顶后方与眶外侧壁后段间为眶下裂。

2. 冠状面 CT 表现

（1）眶前缘层面：一般可显示上、下眼睑和眼球前段。在眼眶内下方可见泪囊窝下通连鼻泪管，后者下行于鼻腔侧壁与上颌窦内壁之间。

（2）眼球赤道附近层面：显示眼球径面最大，其外表四极可见眼外肌附着，呈扁片状断面。眼球下方可见薄条状下斜肌。此外，眼眶外上方还可见扁块状泪腺介于眼球与眶壁之间。

（3）眼球后层面：除下斜肌不可见外，其余眼外肌断面均较清楚。在肌锥中央可见直径约 5 mm 的视神经断面，在视神经上方与上直肌下内方还可见等密度的上眼静脉断面小圆点。

（4）眶尖部层面：常可见肌环贴着眶上裂，视神经偏于肌环内上区。增强扫描时，在眶上裂内可见上眼静脉后端。

（5）眶后层面：可显示蝶鞍区。在增强扫描时，该层面可显示垂体、海绵窦和颈内动脉等结构。

3. 眼及眼眶断面解剖线图和图像　眼及眼眶断面解剖线图和图像位线图见图 6-3，扫描图像见图 6-4。

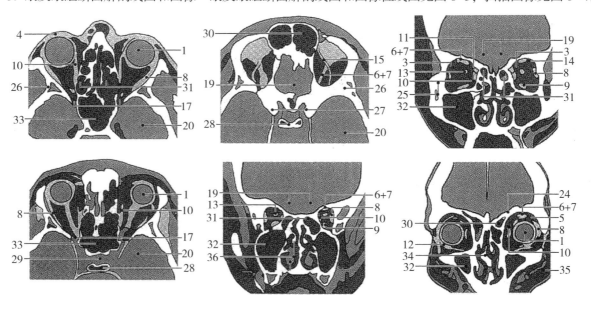

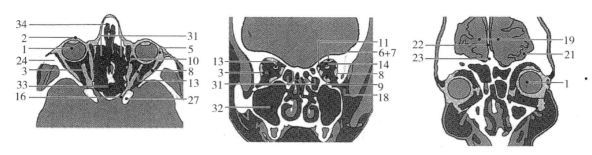

图 6-3 眼眶扫描横断、冠状位线图

1. 眼球；2. 晶状体；3. 眶内脂肪；4. 上眼睑；5. 泪腺；6. 睑提肌；7. 上直肌；8. 侧直肌；9. 下直肌；10. 中直肌；11. 上斜肌；12. 下斜肌；13. 视神经；14. 眼动脉；15. 上眼静脉；16. 泪道；17. 眶上裂；18. 腭窝；19. 额叶；20. 颞叶；21. 蛛网膜下腔；22. 大脑镰；23. 鸡冠；24. 额骨；25. 颧骨；26. 蝶骨；27. 前床突；28. 鞍背；29. 垂体；30. 额窦；31. 筛骨气室；32. 上颌窦；33. 蝶窦；34. 鼻中隔；35. 鼻腔；36. 中鼻甲

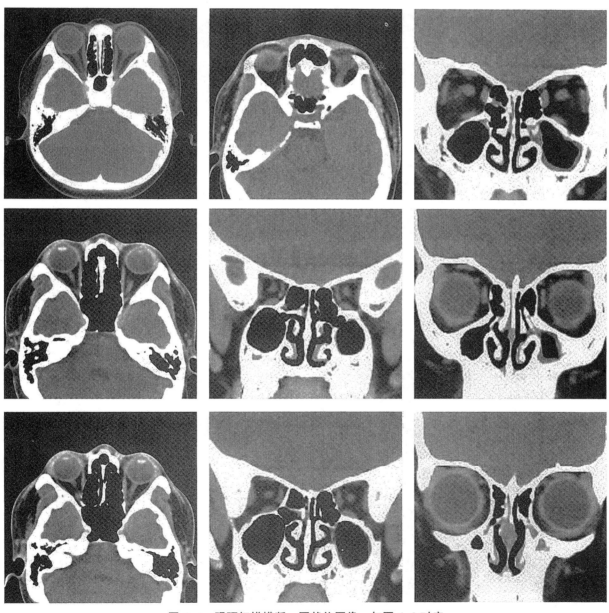

图 6-4 眼眶扫描横断、冠状位图像，与图 6-3 对应

1. 鼻骨骨折 图 6-5 和图 6-6 为鼻骨骨折病例。

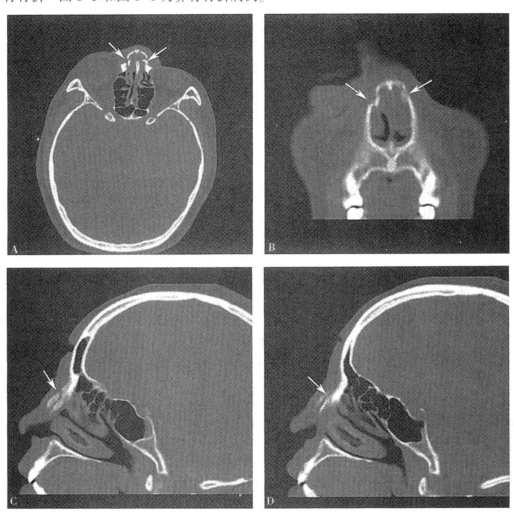

图 6-5 双侧鼻骨骨折（箭）

A. 横断位骨窗；B. 冠状位；C、D. 矢状位

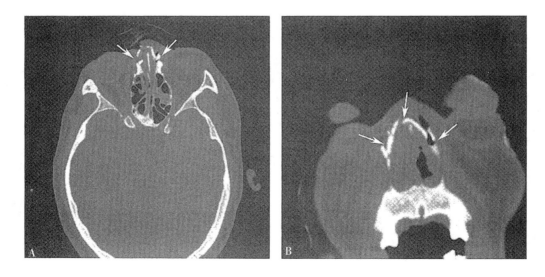

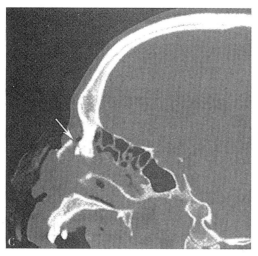

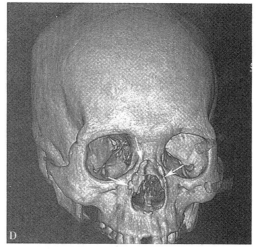

图 6-6　双侧鼻骨粉碎性骨折（箭）

A. 横断位骨窗；B. 冠状位；C. 矢状位；D. VR 重建

2. 颧骨骨折　图 6-7 和图 6-8 为颧骨骨折病例。

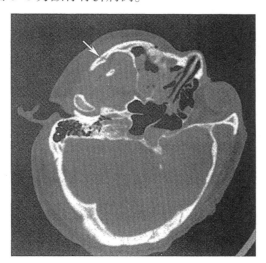

图 6-7　右侧颧骨骨折（箭）

横断位骨窗

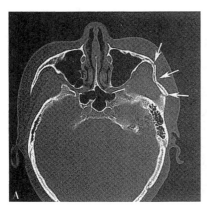

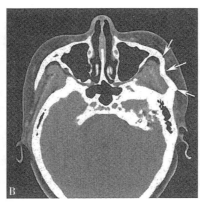

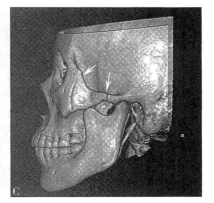

图 6-8　左侧颧骨骨折（箭）

A. 横断位骨窗；B. 软组织窗；C. VR 重建

3. 上颌骨骨折　图 6-9 和图 6-10 为上颌骨骨折病例。

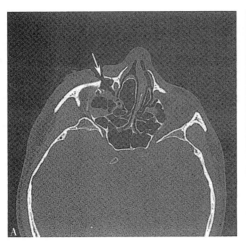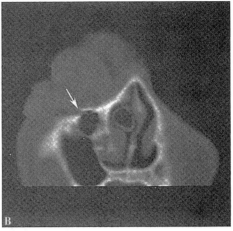

图 6-9　右侧上颌骨骨折（箭）

A. 横断位骨窗；B. 冠状位

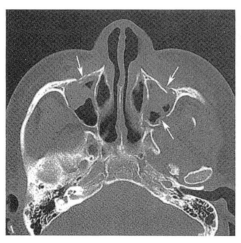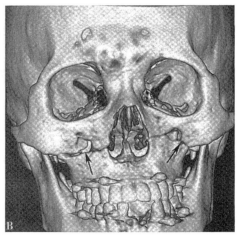

图 6-10　双侧上颌骨骨折（箭）

A. 横断位骨窗；B. VR 重建

4. 眼眶骨折　图 6-11 为眼眶骨折病例。

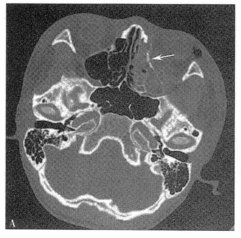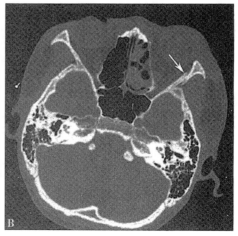

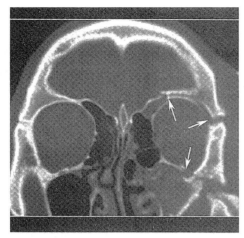
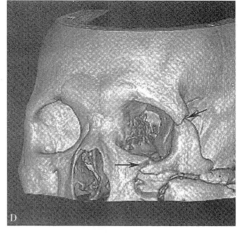

图 6-11　左侧眼眶壁多发骨折（箭）

A、B. 横断位骨窗；C. 冠状位骨窗；D. VR 重建

5. 眼眶蜂窝织炎　图 6-12 为眼眶蜂窝织炎病例。

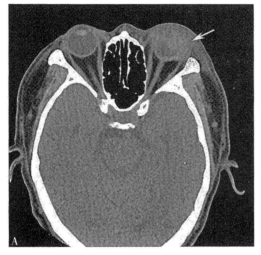
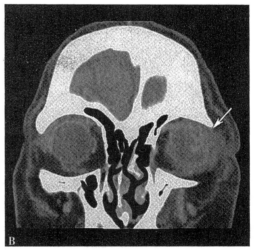

图 6-12　左侧眼眶蜂窝织炎（箭）

A. 横断位；B. 冠状位

6. 炎性假瘤　图 6-13 为炎性假瘤病例。

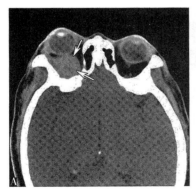
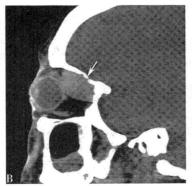
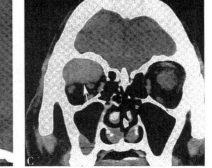

图 6-13　右侧眼眶炎性假瘤（箭）

A. 横断位；B. 矢状位；C. 冠状位

7. 多形性腺瘤　图 6-14 和图 6-15 为多形性腺瘤病例。

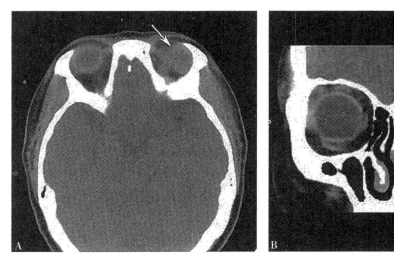

图 6-14　左眼眶多形性腺瘤（箭）

A. 横断位；B. 冠状位

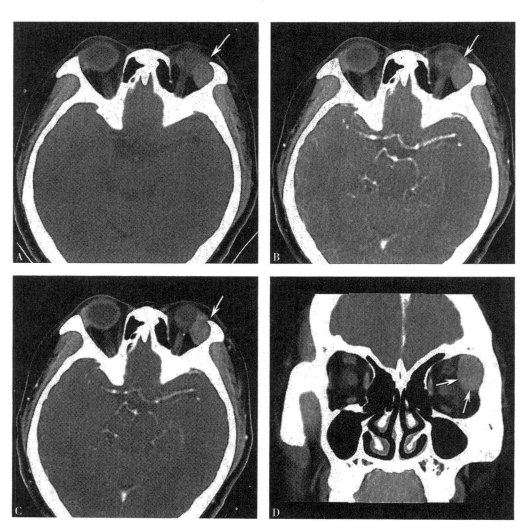

图 6-15　左眼眶多形性腺瘤（箭）

A. 横断位平扫；B. 增强动脉期；C. 增强静脉期；D. 冠状位

8. 神经鞘瘤 见图 6-16。

9. 海绵状血管瘤 图 6-17 和图 6-18 为海绵状血管瘤病例。

10. 脑膜瘤 脑膜瘤见图 6-19。

11. 横纹肌肉瘤 横纹肌肉瘤见图 6-20。

12. 畸胎瘤 畸胎瘤见图 6-21。

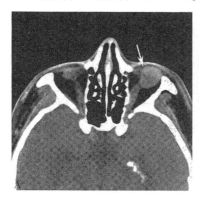
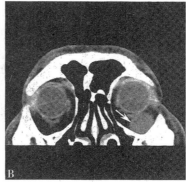
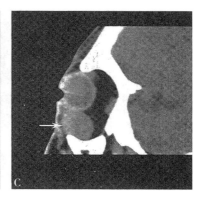

图 6-16 左眼眶神经鞘瘤（箭）

A. 横断位平扫；B. 冠状位；C. 矢状位

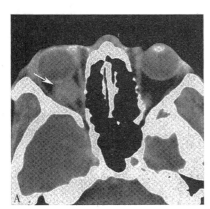
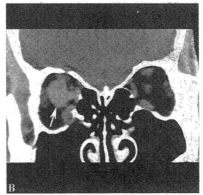
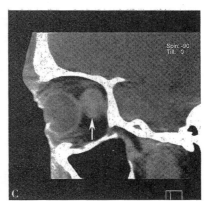

图 6-17 右眼眶海绵状血管瘤（箭）

A. 横断位平扫；B. 冠状位；C. 矢状位

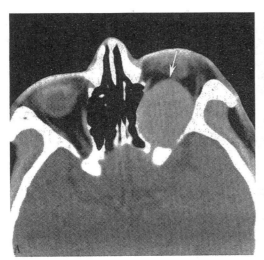
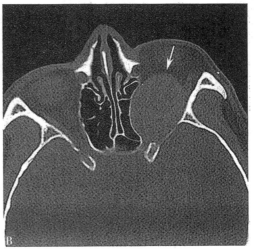

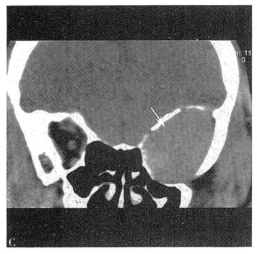

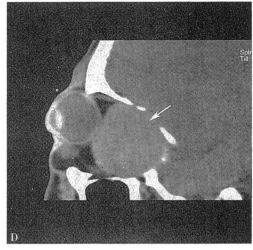

图 6-18　左眼眶海绵状血管瘤（箭）

A. 横断位平扫软组织窗；B. 横断位平扫骨窗；C. 冠状位；D. 矢状位

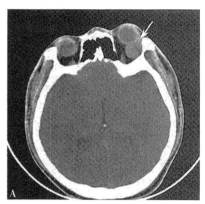

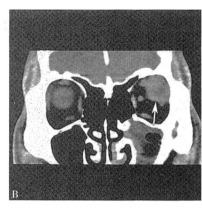

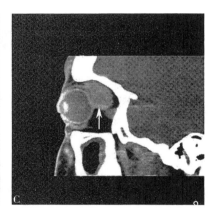

图 6-19　左眼眶脑膜瘤（箭）

A. 横断位平扫；B. 冠状位；C. 矢状位

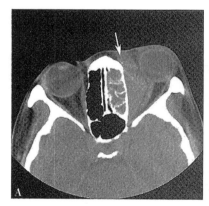

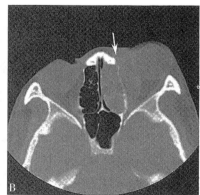

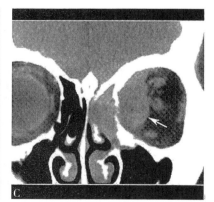

图 6-20　左眼眶及筛窦横纹肌肉瘤（箭）

A. 横断位平扫软组织窗；B. 横断位平扫软骨窗；C. 冠状位

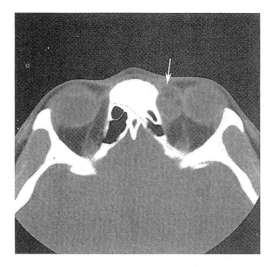

图 6-21 左眼眶畸胎瘤

（张　佳）

第二节　鼻窦和鼻咽

一、鼻窦和鼻咽平扫及增强

（一）适应证

鼻窦和鼻咽 CT 扫描可用于鼻窦及鼻咽部占位性病变、感染性病变、外伤及先天异常。

（二）患者准备

去除头上发夹及义齿等金属物品。增强扫描前，请患者或家属在 CT 增强检查说明书上签字，常规采用非离子型对比剂，如使用离子型对比剂时需做碘过敏实验，阴性者方可检查。建立好静脉通道。

（三）检查体位

仰卧，头先进，头部放置于头架上。下颌内收，两外耳孔与台面等距。头颅和身体正中矢状面与台面中线重合（图 6-22）。

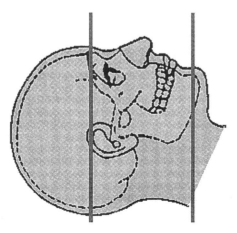

图 6-22 鼻窦检查体位

（四）扫描方法

常规采用螺旋横断扫描，先摄头颅侧位定位像，然后划定扫描范围，扫描角度与听眶下线平行，扫描范围（图6-23）包括额窦上缘至上颌窦下缘。鼻咽部扫描从咽喉顶壁上缘至口咽水平，怀疑肿瘤侵犯颅骨时，扫描范围应包至颅底。

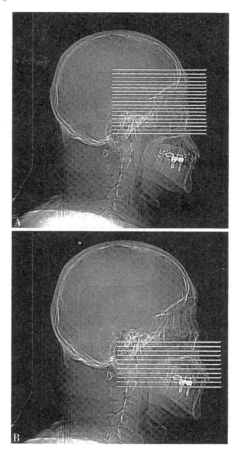

图 6-23　鼻窦及鼻咽扫描范围

A. 鼻窦扫描范围；B. 鼻咽扫描范围

重建冠状面整体性观察鼻腔及周围结构，对鼻窦病变的上下关系显示较好。对怀疑脑脊液鼻瘘的患者应以层厚 1~2 mm 的薄层进行扫描并重建。

增强延迟时间动脉期 20~25 秒，实质期 60~70 秒，必要时行延迟扫描。

（五）参考参数

扫描参数：管电压 120 kV，参考值和 250~300 mAs，准直 0.625 mm，sFOV 头部，螺距 0.5~1.0 mm。

重建参数：重建层厚≤5 mm，重建间距≤5 mm，dFOV 150~250 mm。算法：常规软组织算法，需要观察骨结构时增加骨算法。

（六）对比剂方案

对比剂浓度 300~370 mgI/mL，对比剂总量 50~70 mL，对比剂流率 2.0~3.5 mL/s。

（七）窗宽和窗位

软组织窗：用于观察软组织，窗宽 300~400 HU，窗位 30~40 HU。

骨窗：用于观察骨结构，窗宽 2 000~3 000 HU，窗位 200~700 HU。

（八）影像质量标准

1. 软组织窗　能够显示增厚的黏膜和软组织病变。鼻咽部能够分辨鼻咽的各层次结构。

2. 骨窗　能够显示骨的内部结构。

对软组织算法的容积数据可选择骨算法和小视野进行再次重组图像，以提高空间分辨率，可更好地显示鼻窦的细微结构及微小病变。

（九）照片要求

1. 常规照软组织窗。

2. 观察骨结构时加照骨窗。

3. 发现病变时照片需要标记平扫及增强病灶 CT 值。

4. 根据病变情况加照病变部位相应的冠状面及矢状面。

二、鼻窦和鼻咽部断面解剖

1. 鼻窦和鼻咽部断面解剖　鼻窦及鼻咽横断面扫描图像在部分层面所见结构变化不大，在此选取几个主要层面介绍鼻、鼻窦及鼻咽的扫描所见。

软腭层面：鼻腔两侧为上颌窦，呈尖向后的三角形，正常上颌窦黏膜不能显示。鼻腔正中为鼻中隔，两侧条状骨片与上颌窦内侧壁相连为下鼻甲，正常时鼻腔及鼻甲黏膜可以显示，呈薄而均匀的软组织密度影。鼻腔后方为软腭，软腭后方近似方形的气腔为口咽腔。口咽侧壁呈软组织密度，外侧呈脂肪密度的是咽旁脂肪间隙，两侧对称，后方为颈部血管断面，外侧斜行的条状软组织为翼内肌。

鼻咽层面：鼻腔内下鼻甲基本消失，鼻腔外侧壁前部小圆形低密度腔为鼻泪管。两侧上颌窦形态与前相仿，后壁呈倒"V"形的骨性结构为翼突，内侧为翼内板，外侧为翼外板，内、外板间为翼内肌，外板外侧为翼外肌。鼻腔后方与之相连的气腔为鼻咽腔，侧壁有两个凹陷，前面的是咽鼓管咽口，在后面的是咽隐窝，两者间的软组织突起为隆突，正常情况下两侧对称。侧壁向外为低密度的咽旁脂肪间隙，其内紧贴咽鼓管咽口旁可见稍高密度的腭帆张肌，紧贴隆突后方为腭帆提肌。

上颌窦开口层面：两侧上颌窦腔缩小呈类圆形，内侧壁中断处为上颌窦开口，通向中鼻道，两侧鼻腔呈狭长的气腔紧贴鼻中隔两侧，鼻腔和上颌窦间为筛窦、窦壁及气房间隔骨质菲薄，外伤时易有爆裂骨折。鼻咽腔较前缩小或基本消失。两侧上颌窦后壁和翼突之间的小间隙为翼腭窝。

2. 鼻窦和鼻咽部断面解剖线图见图 6-24，图像见图 6-25。

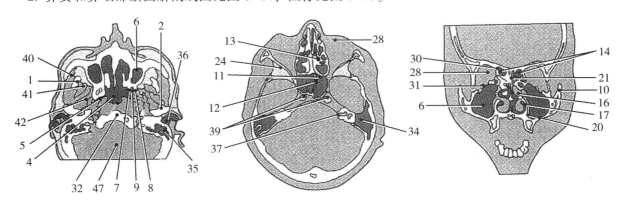

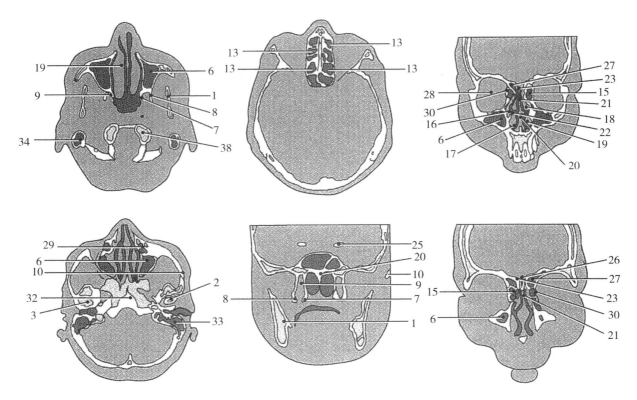

图 6-24 鼻咽横断、冠状位解剖线图

1. 下颌骨；2. 下颌骨髁；3. 颞颌关节；4. 鼻咽；5. 侧咽隐窝；6. 上颌窦；7. 翼突内侧板；8. 翼突外侧板；9. 翼窝；10. 颧弓；11. 蝶窦；12. 蝶窦中隔；13. 筛骨气室；14. 后筛骨气室；15. 筛骨气泡；16. 中鼻道；17. 下鼻道；18. 中鼻甲；19. 下鼻甲；20. 犁骨；21. 垂直板；22. 钩突；23. 筛板；24. 蝶骨大翼；25. 前床突；26. 鸡冠；27. 额窦；28. 眼眶；29. 鼻泪管；30. 纸板；31. 框下管；32. 斜坡；33. 颧骨；34. 乳突；35. 乳突气房；36. 外耳道；37. 内耳道；38. 枕髁；39. 颈内动脉；40. 咬肌；41. 颞肌；42. 侧翼状肌

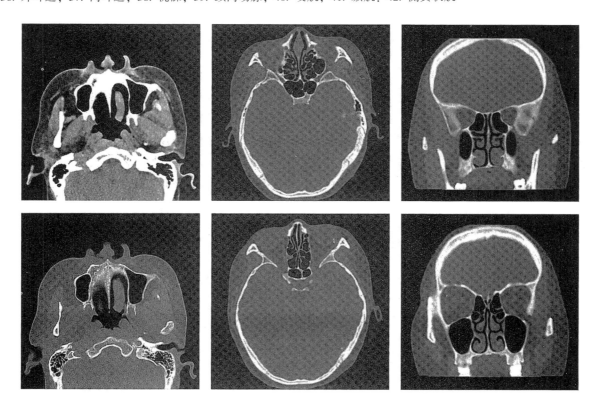

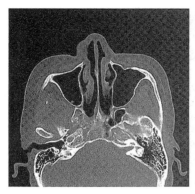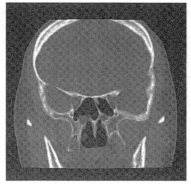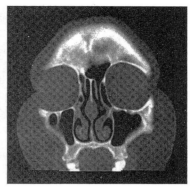

图 6-25　鼻咽横断、冠状位扫描图像，与图 6-24 对应

三、常见疾病诊断要点

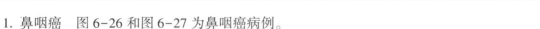

1. 鼻咽癌　图 6-26 和图 6-27 为鼻咽癌病例。

2. 鼻窦炎　图 6-28 为鼻窦炎病例。

3. 上颌窦癌　图 6-29 为上颌窦癌病例。

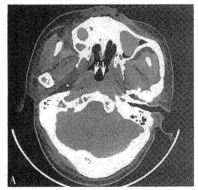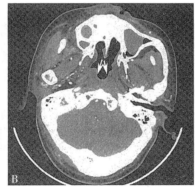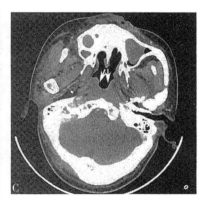

图 6-26　鼻咽癌

双侧鼻咽软组织增厚，咽腔狭窄，A. 横断位平扫；B. 增强动脉期；C. 增强静脉期

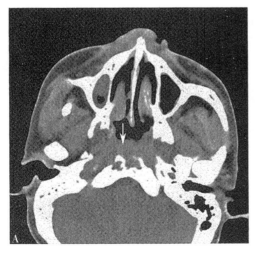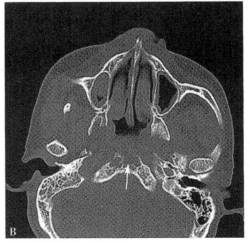

图 6-27　鼻咽癌并斜坡骨质破坏

A. 横断位软组织窗；B. 横断位骨窗

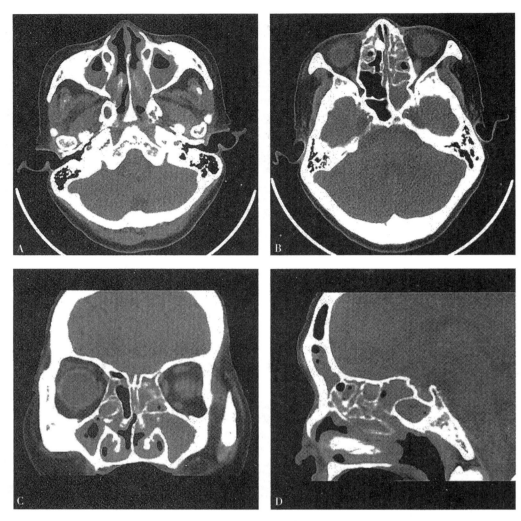

图 6-28　全组副鼻窦炎

A、B. 横断位平扫；C. 冠状位；D. 矢状位

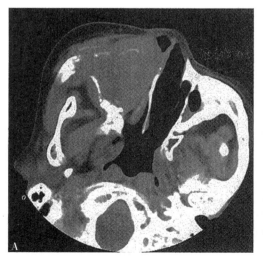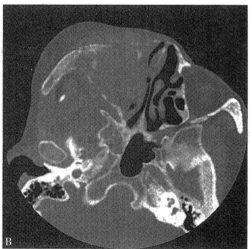

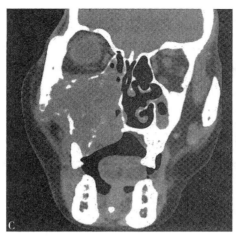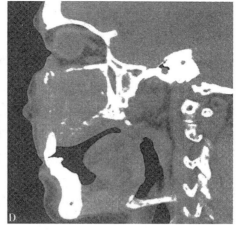

图 6-29　右侧上颌窦癌

上颌窦壁骨质破坏，A. 横断位软组织窗；B. 横断位骨窗；C. 冠状位；D. 矢状位

（孙振虎）

第三节　喉部及颈部

一、喉平扫及增强

（一）适应证

喉、颈部肿瘤性病变、非肿瘤性病变（息肉、囊肿等）以及各种原因引起的颈部淋巴结肿大。

（二）患者准备

去除颈部项链等金属异物，并要求在扫描时不能做吞咽动作。增强扫描前，请患者或家属在 CT 增强检查说明书上签字，常规采用非离子型对比剂，如使用离子型对比剂时需做碘过敏实验，阴性者方可检查。建立好静脉通道。

（三）检查体位

仰卧，头部放置于头架上。头部稍后仰，以减少下颌骨与颈部的重叠，同时两肩放松，两上臂置于身体两侧，以减少肩部骨骼机构对下颈部扫描的影响，尽量使颈部与扫描层面垂直，两外耳孔与台面等距。头颅和身体正中矢状面与台面中线重合（图 6-30）。

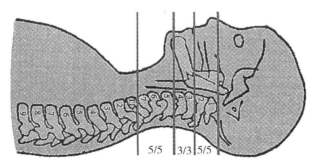

图 6-30　喉、颈部扫描体位

（四）扫描方法

常规采用螺旋横断扫描，扫描角度与声带平行，颈部扫描范围：第 1 颈椎水平至肺尖或主动脉弓上缘（图 6-31A），在平静呼吸状态下，不要做吞咽动作；喉部：舌骨平面至环状软骨下缘或颈根部（发现肿瘤时）（图 6-31B），扫描时可让患者连续发 "E" 音；使声带内收，梨状窝扩张，此时可较好地显示声带结构、梨状窝尖段、咽后壁；甲状腺：舌骨下缘至主动脉弓上缘（图 6-31C），扫描时要求患者平静呼吸，当用于检测和鉴别甲状腺结节或肿块性质时，多采用平扫加增强扫描。增强延迟时间动脉期 20~25 秒，实质期 60~70 秒，必要时行延迟扫描。会厌襞的形态及病变，当疑及喉癌与颈部淋巴结转移时须扩大扫描范围，并加扫冠状面及矢状面。

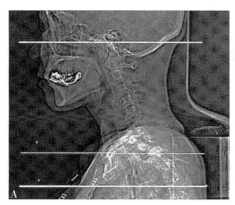
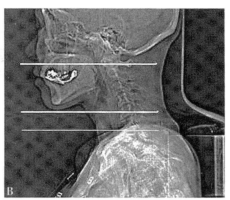
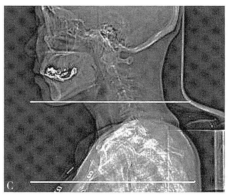

图 6-31　颈部、喉部及甲状腺扫描范围

A. 颈部扫描范围；B. 喉部扫描范围；C. 甲状腺扫描范围

（五）参考参数

扫描参数：管电压 120 kV，参考值：250~300 mAs，准直 0.625 mm，sFOV 头部，螺距，0.5~1.0 mm。

重建参数：重建层厚≤5 mm，重建间距≤5 mm，喉部重建层厚 1~2 mm，重建间距≤1~2 mm，dFOV 150~250 mm。算法：常规软组织算法。用于观察骨结构或声带时采用骨算法。

喉部横断面图像经冠状面、矢状面重组，可以更好地显示解剖结构和病变；喉部仿真内镜，可增加喉部病变的直观性和提高诊断率。

（六）对比剂方案

对比剂浓度 300~370 mgI/mL，对比剂总量 50~60 mL，对比剂流率 2.0~3.5 mL/s。

（七）窗宽和窗位

软组织窗：用于观察软组织，窗宽 300~400 HU，窗位 30~40 HU。

骨窗：用于观察骨结构或声带，窗宽 2 000~3 000 HU，窗位 200~500 HU。

（八）影像质量标准

软组织窗：能够分辨会厌、声门、杓会厌皱襞、梨状窝等结构。能够分辨甲状腺及甲状旁腺。能够分辨颌下腺、颈部肌肉间隙和肌群、主要血管等颈部结构。

（九）照片要求

1. 常规照软组织窗。

2. 观察骨结构或声带时加照骨窗。

3. 发现病变时照片需要标记平扫及增强病灶 CT 值。

4. 根据病变情况加照病变部位相应的冠状面及矢状面。

二、喉部及颈部断面解剖线图和图像

喉颈部断面解剖线图见图 6-32、图 6-34、图 6-36、图 6-38、图 6-40、图 6-42，喉颈部断面扫描图像见图 6-33、图 6-35、图 6-37、图 6-39、图 6-41、图 6-43。

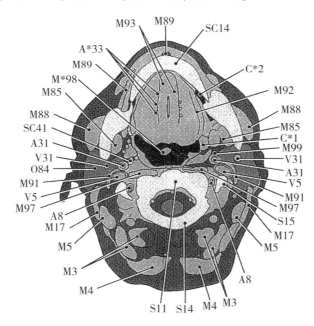

图 6-32　喉颈部断面解剖线图

A. 动脉；V. 静脉；M. 肌肉；O. 器官；SC. 头骨；N. 神经；S. 骨骼；C*. 其他

A8. 椎基动脉；A31. 颈内动脉；A33 舌动脉；A*33. 舌动脉（分支）；V5. 颈内静脉；V31. 下颌后静脉；M3. 半棘肌；M4. 头夹肌；M5. 肩胛提肌；M17. 胸锁乳突肌；M18. 颈长肌；M84. 舌肌；M85. 内翼状肌；M88. 咬肌；M89. 口轮匝肌；M90. 上咽收缩肌；M91. 二腹肌；M92. 下颌舌骨肌；M93. 颏舌骨肌；M97. 头长肌；M98. 软腭；M*98. 腭垂；M99. 茎突舌骨肌；S11. 椎体；S14. 棘突；S15. 横突；SC1. 下颌骨；SC5. 枕骨；SC14. 下颌骨体部；SC20. 上颌窦；SC24. 翼突内侧板；SC27. 上颌骨牙槽突；SC41. 茎突；SC42. 乳突；C*1. 扁桃体；C*2. 前庭（口腔）；O83. 下颌下腺；O84. 腮腺

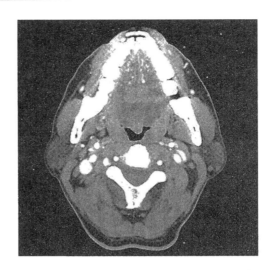

图 6-33　喉颈部断面扫描图像，与图 6-32 对应

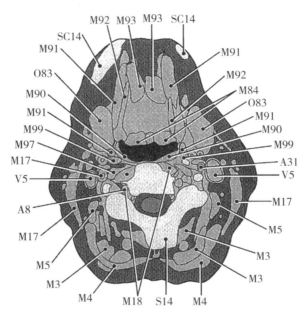

图 6-34　喉颈部断面解剖线图

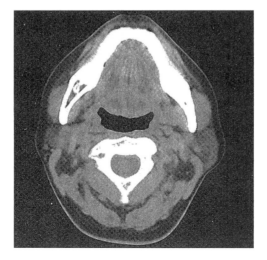

图 6-35　喉颈部断面扫描图像，与图 6-34 对应

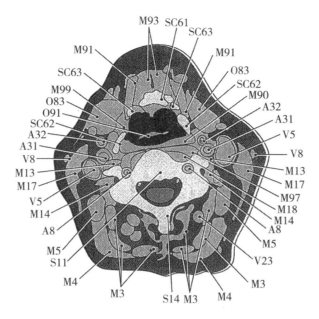

图 6-36 喉颈部断面解剖线图

A. 动脉；V. 静脉；M. 肌肉；O. 器官；SC. 头骨；N. 神经；S. 骨骼；C*. 其他 A5. 颈动脉；A8. 椎动脉；A31. 颈内动脉；A32. 颈外动脉；V5. 颈内静脉；V8. 颈外静脉；V23. 颈深静脉；M1. 斜方肌；M3. 半棘肌；M4. 头夹肌；M5. 肩胛提肌；M13. 前斜角肌；M14. 中斜角肌；M17. 胸锁乳突肌；M18. 颈长肌；M82. 胸骨甲状肌；M90. 上咽收缩机；M91. 二腹肌；M93. 颏舌骨肌；M97. 头长肌；M99. 茎突舌骨肌；N11. 臂丛；C*1. 喉咽；S11. 椎体；S14. 棘突；S15. 横突；S18. 椎管；SC6. 舌骨；SC61. 舌骨体；SC62. 舌骨大角；SC63. 舌骨小角；09. 喉；O83. 下颌下腺；O91. 会厌；O92. 杓状会厌襞；O96. 甲状软骨；O97. 上角

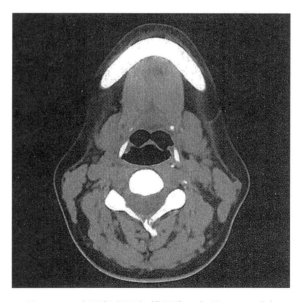

图 6-37 喉颈部断面扫描图像，与图 6-36 对应

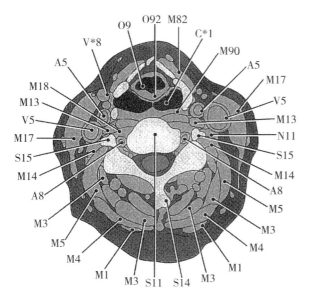

图 6-38 喉颈部断面解剖线图

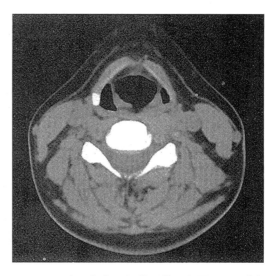

图 6-39 喉颈部断面扫描图像，与图 6-38 对应

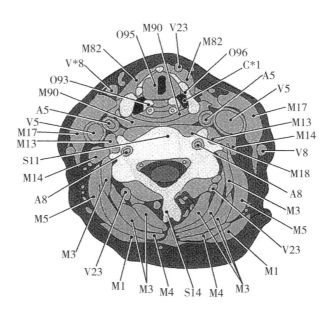

图 6-40 喉颈部断面解剖线图

A. 动脉；V. 静脉；M. 肌肉；O. 器官；SC. 头骨；N. 神经；S. 骨骼；C*. 其他；V5. 颈内静脉；V8. 颈外静脉；V23. 颈前静脉；N11. 臂丛；C*1. 梨状窦；M1. 斜方肌；M3. 半棘肌；M4. 头夹肌；M5. 肩胛提肌；M13. 前斜角肌；M14. 中斜角肌；M17. 胸锁乳突肌；M18. 颈长肌；M82. 胸骨甲状肌；M90. 上咽收缩肌；O21. 气管；O81. 甲状腺；O93. 杓状软骨；O95. 声襞；O96. 甲状软骨；O98. 环状软骨；O99. 下角；S11. 椎体；S14. 棘突；S15. 横突

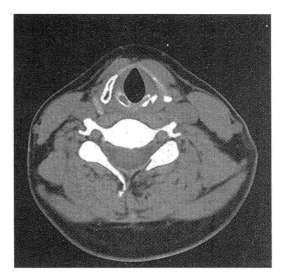

图 6-41 喉颈部断面扫描图像，与图 6-40 对应

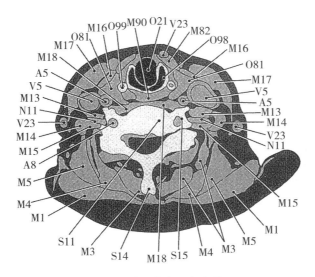

图 6-42 喉颈部断面解剖线图

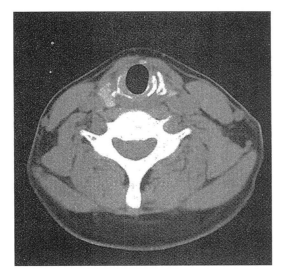

图 6-43 喉颈部断面扫描图像，与图 6-42 对应

喉部是发声器官，上开口于咽腔喉部，下连通气管，后方为喉咽部，两侧有颈部血管和神经。成年人喉界于第4、5颈椎至第7颈椎之间。喉部由会厌、假声带、真声带和梨状窝等组成，假声带成对以水平方向突入喉腔皱襞，舌状对称，吸气时消失；假声带的下方为真声带，发声时两侧对称，呈舌状突入管腔内的皱襞，呼气时消失。

此处介绍横断面扫描时从上到下几个主要层面的解剖。

舌骨层面：为喉咽部扫描的最上方层面，在颈前中部空间低密度含气咽腔，其内有一弧形略高密度影为会厌，其前方纵行的软组织密度影为舌会厌襞，将会厌前方的气腔分为两半，为会厌溪。咽腔的前方可见舌骨体及两侧舌骨大角，两者间有低密度分隔为正常表现。舌骨大角后外方可见颈部血管，在前内的为动脉，后外的为静脉。其周围有时可见小淋巴结，直径小于5 mm。血管间隙的外侧可见斜行的胸锁乳突肌，呈软组织密度。

梨状窝层面：咽腔缩小，前缘呈花瓣样，中央部分为会厌喉侧面构成，十分光整，两侧突入咽腔内的尖角状软组织为杓会厌皱襞。其外侧的气腔为梨状窝，一般两侧对称，其外侧壁菲薄。会厌前方的脂肪间隙为会厌前间隙，中线处常有密度较高的韧带分隔。会厌前间隙前外侧方可见甲状软骨，其钙化可不完全，为正常现象。

室带层面：咽腔更小，两侧梨状窝消失。咽腔侧壁为室带，后端与两侧杓状软骨相连，前端附着于甲状软骨前角两侧。喉室的前方与甲状软骨间有甲状会厌韧带相隔，较圆钝。两侧室带与甲状软骨间可见裂隙状喉旁间隙。

声带层面：与室带层面紧邻，咽腔呈尖向前的等腰三角形，前缘锐利，紧贴甲状软骨前角后方。咽腔两侧壁由声带构成，后端与三角形钙化的杓状软骨声带突前端连于甲状软骨前角两侧。

甲状腺：甲状腺位于颈前部、喉的前外侧，由左右两叶及峡部组成，其上极平甲状软骨中点，下极至第6气管环水平。在CT图像上甲状腺为边缘光滑、密度均匀的软组织，位于气管两侧及前缘，通常其密度高于周围组织，食碘或注射对比剂后，其密度可增高。位于甲状腺后的甲状旁腺，CT图像上表现为密，度均匀的软组织影，正常时与周围血管淋巴结很难区分。颈部淋巴结大小在3~10 mm，CT值20~30 HU，通常不被对比剂所增强。

三、常见疾病诊断要点

1. 颈部血管变异　颈部血管变异见图6-44。

2. 甲状腺癌　甲状腺癌见图6-45和图6-46。

3. 甲状腺肿　甲状腺肿见图6-47。

4. 喉癌　喉癌见图6-48。

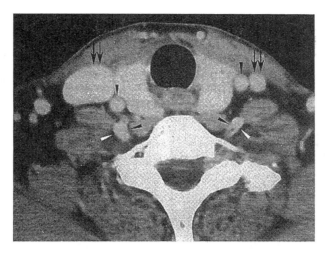

图 6-44 正常变异颈血管和甲状腺

对比剂增强后，甲状腺表现为高密度。颈静脉常可
见变异，右侧颈静脉合并（双箭头）；常见的颈动脉
（单箭头）和椎动脉（对向箭头）

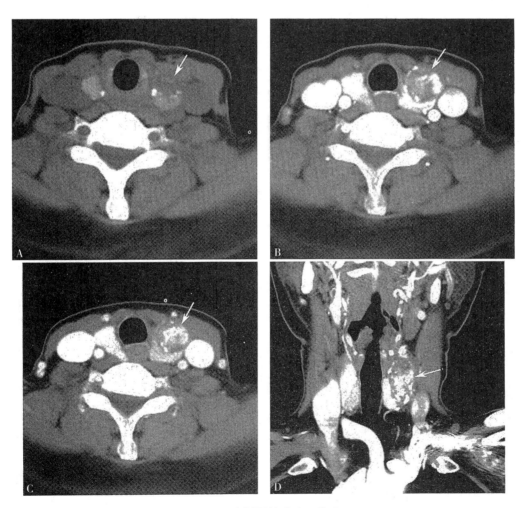

图 6-45 左侧甲状腺癌（箭头）

A. 平扫，甲状腺左侧叶体积增大，密度不均匀，并见多发钙化；B. 增强动脉期；

C. 静脉期，见明显不均匀强化；D. 静脉期冠状位

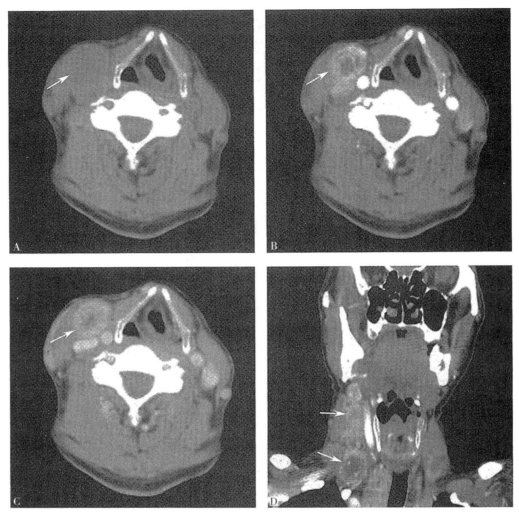

图 6-46　右侧甲状腺癌术后颈部多发淋巴结转移（箭头）

A. 平扫，右侧颈部肿大，见稍低密度肿块；B. 增强动脉期；C. 静脉期，见明显环形不均匀强化；D. 静脉期冠状位

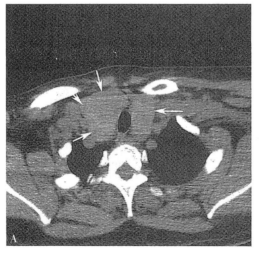
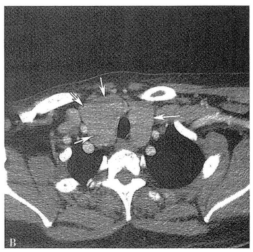

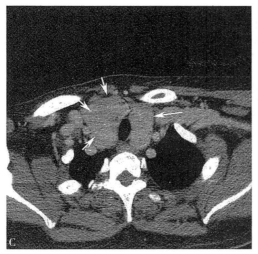
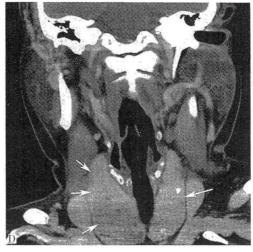

图 6-47　甲状腺右侧叶结节性甲状腺肿，左侧隐匿性甲状腺癌

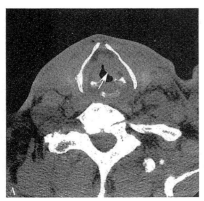
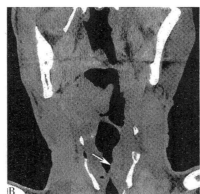
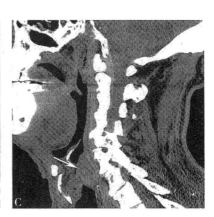

图 6-48　喉癌

A. 横断面，左侧声带不规则增厚；B. 冠状面；C. 矢状面

（董珊珊）

第七章

腹部的 CT 诊断

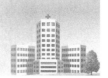

第一节　腹部

　　腹部扫描采用的方法主要有普通平扫、多期增强扫描、动态增强和灌注扫描等；根据不同的疾病可以采用不同的扫描方法，既有利于疾病的诊断，也能减少受检者不必要的照射量。动态增强扫描是指静脉团注法注射对比剂后在短时间内对感兴趣区进行快速连续扫描，肝海绵状血管瘤、肝内胆管细胞型肝癌等病变需要此类扫描方式对病变进行定性诊断和鉴别诊断。检查体位通常为仰卧位，但腹部的某些部位检查也可采用俯卧位、侧卧位或斜卧位，如胃及肠道的检查，均采用横断层面扫描。

　　腹部在 CT 检查中分为三个部位，上腹部、中腹部和下腹部盆腔，各扫描范围见图 7-1~图 7-3。上腹部主要包含肝胆胰脾和胃，中腹部主要包括肾上腺、肾脏和相应水平的腹膜后间隙，下腹部盆腔主要包括膀胱、生殖系统。根据临床病史及诊断要求选择相应部位 CT 扫描，对于输尿管、肠道等范围较广器官病变的检查可行全腹部扫描。全腹部共同的检查方法和技术如下，各个部位特殊要求的在分论中各述。

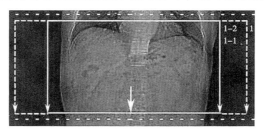

图 7-1　上腹部扫描范围

自膈顶至肝右叶下缘

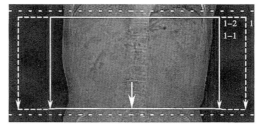

图 7-2　中腹部扫描范围

自肾上腺水平至双肾下缘

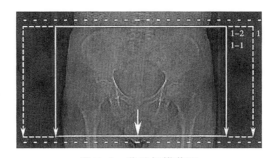

图 7-3　盆腔扫描范围

自髂骨嵴水平至耻骨联合下缘

（一）体位

常规取仰卧位，必要时也可根据诊断需求采取俯卧位或斜卧位。被检者仰卧于检查床上，腹部正中矢状层面垂直于扫描床平面并与床面长轴中线重合，双臂上举伸直。检查前应对受检者进行呼吸、屏气训练，一般为深吸气后于呼气末屏气扫描，不能屏气者应嘱其平静呼吸并尽量缩短扫描时间以减少呼吸运动伪影，必要时可加腹带减轻腹式呼吸。

（二）扫描范围

上腹部常规扫描范围自膈顶至肝右叶下缘，脾大者应扫描至脾下缘；胆囊、胰腺扫描范围自肝门上方扫至胰腺钩突下缘至十二指肠水平段；中腹部扫描范围自肾上腺区至肾脏下缘，对临床怀疑嗜铬细胞瘤而肾上腺区扫描阴性者，应扩大扫描范围至腹主动脉分叉处；胃和十二指肠动脉范围自膈顶至脐部，部分受检者视需要扫描至盆腔。小肠病变部位明确时可行病变局部扫描，不明确时应行全腹部扫描。腹膜腔和腹膜后病变扫描范围根据病变所在部位进行扫描，病变部位不确定时自膈顶扫至髂嵴水平。下腹部盆腔扫描范围自髂嵴水平至耻骨联合下缘。如果病变较大或盆腔内有肿大淋巴结，可扩大扫描范围。总的原则是扫描范围应包括病变的上下边界，将病变包全。

（三）扫描模式及扫描参数

腹部通常采用正位定位像，螺旋扫描模式。管电压通常采用 80~120 kV，婴幼儿可采用低管电压模式。腹部管电流通常采用自动管电流调制，设置合适的噪声指数，机器可根据患者胖瘦体型选择个体化的扫描方案，优化辐射剂量。不同机型 X 线管选择时间和螺距不同，扫描 FOV 通常为 40 cm。

随着各种高端 CT 的不断普及，出现了多种成像模式和功能成像。新的成像模式包括低管电压（CARE kV，kV Assist）、低管电流联合迭代重建通过降低扫描参数来降低辐射剂量。应用于腹部的功能成像包括美国 GE 的能谱成像和德国西门子的双源成像。能谱成像管电压为 80 kV 和 140 kV 两种管电压瞬时切换模式，一代能谱为固定管电流，辐射剂量较大，二代能谱出现了不同的能谱 mode 对应不同的电流参数，可根据 GSI Assist 个体化选择合适的能谱方案。双源成像为具有两种不同能量的球管同时工作。能谱成像和双源成像均具有单能量成像和物质分离功能，在腹部肿瘤的定性诊断和分期、结石成分的判断等应用中有较大的价值，可根据临床病史和诊断需求采取相应的扫描方案。

（四）层厚和层间距

层厚和层间距均为 5 mm，肾上腺可进行薄层扫描，层厚≤2 mm，充分显示病变细节。

（五）窗宽和窗位

窗宽和窗位应根据扫描层厚及观察的组织、器官不同而异，受检者腹部脂肪的多少对窗宽和窗位的选取亦有影响。

（六）图像重建

通常采用软组织算法或标准算法重建图像。腹部需重建薄层图像，层厚和层间距 0.625～1.25 mm。腹部扫描要求常规重建冠状位及矢状位图像协助诊断，重建层厚 3 mm，层间距 3 mm。

目前各种高端机器都配备有先进的迭代重建算法，具有优化图像质量和降低辐射剂量的效果，可根据需要采用合适水平的迭代算法进行图像重建。

（七）增强扫描

腹部组织、器官多为软组织密度，为了提高病变的检出率，多数病变需行平扫加增强扫描。对比剂浓度 300～370 mgI/mL，腹部增强对比剂用量一般为 1.5 mL/kg，注射速率一般为 2.5～3.5 mL/s，根据受检者血管及静脉留置针情况合理选择流速，防止对比剂渗漏的出现。常规双期增强扫描时间为开始注射对比剂 25～30 秒扫描动脉期，55～60 秒扫静脉期，目前多数动脉期扫描采用监测自动触发模式。增强期相的选择还需根据病变的性质做相应的调整；肝脏为肝动脉和门静脉双重供血，肝脏通常需要三期增强，动脉期（肿瘤的显示需要早动脉期）、门脉期和静脉期；肝脏海绵状血管瘤需要两快一长扫描；怀疑布加综合征者需静脉期延迟扫描 120～180 秒；肾盂病变需加做排泄期。另外，由于对比剂的强化作用，在观察腹部增强图像和照相时需将窗位值增加 10～20 HU。

（八）影像质量标准

1. 图像清晰，无运动伪影及硬化伪影。

2. 清晰分辨肝实质与血管。

3. 清晰显示胆囊、脾脏。

4. 清晰分辨胰腺实质与周围血管。

5. 胃充盈良好，能够清晰显示胃周血管。

6. 动脉期显示肾皮质的高强化，实质期显示肾实质完全强化，延迟期显示肾盂内对比剂充盈。

7. 膀胱充分充盈，清晰显示盆腔内各组织结构，如前列腺、精囊腺及卵巢、子宫。

（九）照片要求

1. 常规照软组织窗。

2. 观察骨结构时加照骨窗。

3. 发现病变时，照片需要标记平扫及增强病灶 CT 值。

4. 细微病变时，根据情况将病变部位单独放大照片。

5. 根据病变情况加照病变部位相应的冠状面及矢状面。

二、上腹部平扫

1. 创伤性病变：上腹部多脏器外伤和出血等，如肝破裂、脾破裂、腹腔出血。

2. 单纯囊性病变：肝、胰腺、脾脏囊肿、多囊肝等。

3. 占位性病变随访复查：肝血管瘤、肝癌、胃癌、胆囊癌、胰腺癌、转移瘤、胆结石等。

4. 弥漫性病变随访复查：肝硬化、肝脂肪变性等。

5. 感染性病变随访复查：肝脓肿、胆囊炎、胰腺炎等。

三、上腹部增强扫描

1. 感染性病变：肝脓肿、胆囊炎、胰腺炎等。

2. 占位性病变：肝血管瘤、肝癌、胃癌、胆囊癌、胰腺癌、转移瘤等。

3. 弥漫性病变：肝硬化、肝脂肪变性等。

4. 囊性病变的鉴别诊断：肝、胰腺、脾囊肿、多囊肝、棘球蚴病。

四、中腹部平扫

1. 泌尿系外伤及出血：肾脏破裂、肾周血肿、被膜下积血。

2. 囊性病变：肾囊肿（包括囊肿和包虫囊肿等）。

3. 泌尿系结石：肾结石、输尿管结石。

4. 肾上腺形态：有无增生、肾上腺结核萎缩等。

5. 小肠解剖异常：梗阻、穿孔等。

五、中腹部增强扫描

1. 泌尿系统先天性畸形：肾积水、马蹄肾等。

2. 血管性病变：动脉瘤、动-静脉瘘、血管狭窄和闭塞等。

3. 肿瘤性病变：肾脏良、恶性肿瘤的诊断和鉴别诊断，肾上腺良、恶性肿瘤的诊断和鉴别诊断，部分肠道的占位性病变。

4. 感染性病变：肾、输尿管结核、脓肿、肾炎等。

六、腹部断面解剖

腹部的横断面解剖：腹部的脏器较多，解剖结构复杂，以下列出腹部重要脏器的横断面解剖所见。

经第二肝门横断层面（图 7-4）：膈穹窿下方和内侧为腹腔，而胸腔则居其上方和外侧。本层面自左至右依次可见肝左外叶、左内叶、右前叶和右后上段。左外叶后方可见食管，为卵圆形软组织密度影，有时可见含气的食管腔，其后方毗邻可见类圆形的胸主动脉。主动脉的右侧为肝实质包裹的类圆形影是下腔静脉。左内叶与外叶之间是肝左静脉。肝右叶此层面可见前叶和后叶的上段，右前叶与左内叶之间是肝中静脉，右前叶和后叶间以肝右静脉为界。注射对比剂后正常大血管有均匀强化，密度明显增高。

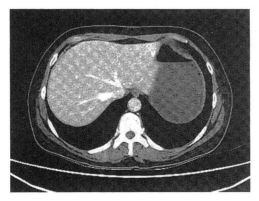

图 7-4　经第二肝门横断 CT 图像

经肝门静脉左支角部横断层面（图7-5）：肺消失，仅剩下肋膈隐窝。本层面自左至右依次可见肝左外叶下段、左外叶上段、左内叶、右前叶、右后上段和主肝裂与下腔静脉间的尾状叶。左外下段和内叶间可见向上分叉的门静脉左支的内侧支，肝左内和右前叶之间为向外分叉的肝中静脉。右前叶和后上段内侧、尾状叶边可见卵圆形的下腔静脉。左侧为胃底，脾首次出现于胃底左后方，呈新月状。

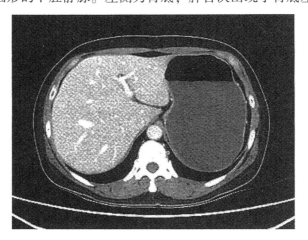

图7-5　经肝门静脉左支角部横断CT图像

经肝门横断层面（图7-6）：肝门静脉及其右支的出现是肝门的标志。肝门静脉于下腔静脉的前方分出左支横部和右支主干，肝门静脉右支走向右后方，分出右前支和右后支，分别进入肝的右前叶和右后叶。本层面自左至右依次可见肝左外叶、左内叶、右前叶和右后叶，此层面上由肝圆韧带将左肝分为左、右两叶。肝中间静脉和肝右静脉已为其属支，断面逐渐变小。右侧肾上腺首次出现，位于肝裸区、膈和下腔静脉后壁所围成的三角形空隙内。左侧肾上腺已出现，位于胃后壁、膈和脾所围成的充满脂肪的三角内。

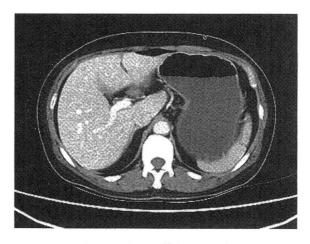

图7-6　经肝门横断CT图像

经腹腔干起始处横断层面（图7-7）：腹腔干常出现于第12胸椎下缘水平，发自腹主动脉前方走向前下，分为胃左动脉、脾动脉和肝总动脉。肝断面变小，本层面自左至右依次可见左内叶、胆囊、右前叶和下方的右后下段，尾状叶仍可见。尾状叶内侧可见卵圆形的门静脉。小网膜左侧为肝圆韧带，连于胃小弯，右侧为肝十二指肠韧带，该韧带内，除有数个肝门淋巴结的断面外，可见肝固有动脉居肝门静脉左前方，肝总管和胆囊管下行于肝门静脉右前方。网膜孔出现，其前方为肝门静脉，后方为下腔静脉。脾断面呈三角形。此层面可见双侧肾上腺，右侧肾上腺位置较高，在肝右叶后段与膈肌脚的间隙内，通常呈条状或倒"V"形，左侧在胰腺后方，常呈三角形或倒"V"形。

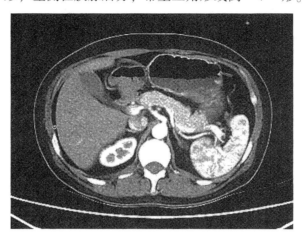

图 7-7 经腹腔干横断 CT 图像

经肠系膜上动脉横断层面（图 7-8）：肠系膜上动脉在第 1 腰椎或第 1 腰椎间盘高度发自腹主动脉，肝门静脉与下腔静脉之间的空隙叫门腔间隙，其上界为肝门静脉分叉处，下界为肝门静脉合成处。此层面显示胰腺的体尾部，位于中部和左中部，以斜行条状排列，胰头在此层面不显示，胰腺后与胰体平行走行的细条状结构是脾静脉，注射对比剂后可显示。脾静脉后脊柱前圆形影是腹主动脉，脊柱两侧较大的类圆形结构是双侧肾脏的断面。胰体的右侧大部由肝脏占据，肝与胰体间可见门静脉和胆总管，门静脉后方和腹主动脉的右侧是卵圆形的下腔静脉。胰尾的左侧是部分脾脏，其前方是部分胃体。

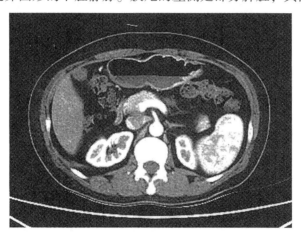

图 7-8 经肠系膜上动脉横断 CT 图像

肝门静脉汇合处横断层面（图 7-9）：肠系膜上静脉和脾静脉在胰颈后方合成肝门静脉。胰头的右侧紧邻十二指肠降部，后方有胆总管下行。钩突突至肠系膜上静脉的后方。胰的前面与胃后壁相邻，脾动静脉行于胰体后缘，胰体跨越左肾的前面移行为胰尾，胰尾紧邻脾门。左肾静脉于肠系膜上动脉与腹主动脉之间右行，三者之间的关系较为恒定。左右膈肌脚居腹主动脉两侧。

经肾门横断层面（图 7-10）：此层面可见部分胰头及胰颈部，位于十二指肠降部内侧，其前方是胃和部分肠袢，右侧是肝脏，颈和体交界处后方两个卵圆形影是肠系膜上动脉和肠系膜上静脉，胰头处可见胆总管，位于下腔静脉的前方，故下腔静脉在断层影像上是寻找胆总管的标志，钩突位于肠系膜上静脉与下腔静脉之间，位于腹腔的中线右侧，呈三角形，其前方和左侧大部由胃和肠腔占据。左肾可见肾门，左肾动、静脉分别与腹主动脉、下腔静脉相连，右肾静脉较左侧粗大，长度短于左肾静脉。

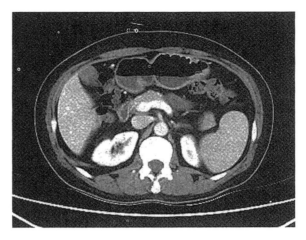

图 7-9　经肝门静脉汇合处横断 CT 图像

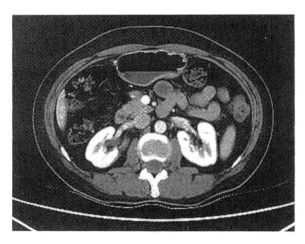

图 7-10　经肾门横断 CT 图像

经十二指肠水平部横断层面（图 7-11）：十二指肠水平部在脊柱的右侧续接于十二指肠降部，水平向左走行，横过第 3 腰椎前方至其左侧，移行为十二指肠升部。此部位于肠系膜上动脉和腹主动脉之间，如肠系膜上动脉起点过低或夹角过小，可能引起肠系膜上动脉压迫综合征。十二指肠壁厚小于 5 mm。与脊柱左前方，腹主动脉已发出肠系膜下动脉，起始平面多位于第 3 腰椎高度。

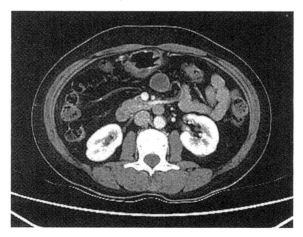

图 7-11　经十二指肠水平部横断 CT 图像

经肝门静脉的冠状层面（图 7-12）：在胰颈的后方肠系膜上静脉和脾静脉合成肝门静脉。入第一肝门后，肝门静脉左支起始处和右支主干分别走向左前上和右外上。肝门静脉主干的右侧可看到胆囊管和肝总管，肝门静脉主干的左侧可看到肝固有动脉，上述结构均位于肝十二指肠韧带内。肝尾状叶断面增大，其左上和右下均是网膜囊。小网膜左侧位于静脉韧带裂内。肝中静脉和肝左静脉各自注入下腔静脉。肝门静脉右前支粗大。

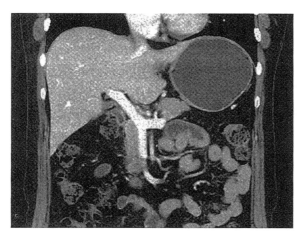

图 7-12　经肝门静脉冠状 CT 图像

七、常见疾病诊断要点

1. 肝挫裂伤　肝挫裂伤主要是指腹部受到外在力量的撞击而产生的闭合性损伤，是常见的腹部严重创伤，多由高处坠落、交通意外等引起。受检者可有患部疼痛，严重者多以失血性休克、腹部膨隆为首发症状。

CT 能确定其是否存在及范围。肝包膜下血肿会形成新月形或半月形的高密度或等密度区（图 7-13），相应的肝实质会受压变平从而显示肝表面的边界失去正常的弧形而变平，尤其血肿新鲜时其 CT 值与肝实质类似。血肿的 CT 值随时间的推移而减低。肝实质的血肿则常常显示圆形、卵圆形或星状低密度影。肝撕裂会见到单一或多发的线样低密度，边缘模糊。

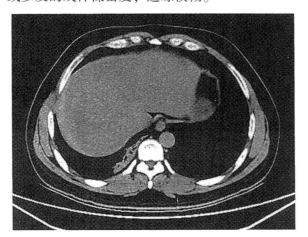

图 7-13　肝包膜下血肿

肝包膜下新月形高密度影

在肝脏损伤时行肝脏的增强扫描也很重要，一方面可以区别在平扫时与肝实质等密度的血肿从而做出更准确地定性诊断；另一方面亦可根据肝实质强化程度是否均匀，为临床治疗提供参考。

2. 脾破裂　脾破裂的临床表现以内出血及血液对腹膜引起的刺激为主，病情与出血量和出血速度密切相关。出血量大而速度快的很快就出现低血容量性休克，伤情危急；出血量少而慢者症状轻微，除左上腹轻度疼痛外，无其他明显体征，不易诊断。

脾破裂CT平扫表现结合临床分为4种：脾包膜下血肿、脾实质内血肿、脾撕裂伤及脾粉碎、伴有或不伴有腹腔积血，各种的CT表现都不同。单纯的脾内血肿以及脾包膜下血肿可因包膜未破而无腹腔积血征象。实际上多数情况下脾包膜下血肿、脾内血肿（图7-14）、脾撕裂伤往往有两种或两种以上表现同时存在，以脾撕裂伤和脾内血肿同时出现概率较高，而单一类型的损伤较为少见。

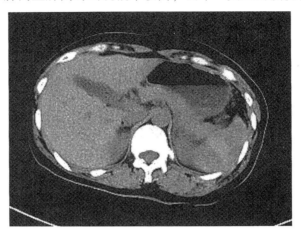

图7-14　脾内血肿

脾内团片状不规则高密度区

3. 肝囊肿　肝囊肿是成人最常见的肝脏良性病变，临床上多无症状；病理上为一薄壁充满液体的囊腔。成人型多囊肝为常染色体显性遗传病，常合并多囊肾。

CT上肝囊肿具有特征性，表现为单发或多发类圆形低密度影，边界清楚，壁薄且均匀，增强后无强化（图7-15）。

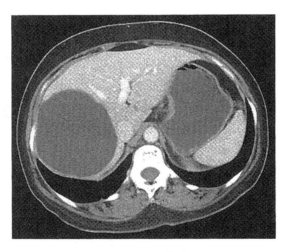

图7-15　肝囊肿

肝右叶类圆形低密度影，边界清楚，壁薄均匀，增强无强化

4. 肝脓肿　肝脓肿是肝组织局限性化脓性炎症，可为细菌性或阿米巴性，细菌性多见。感染途径有三种：①经胆管感染。②经血行感染。③邻近组织感染直接蔓延。致病菌到达肝脏产生局部炎症反应，肝组织充血、水肿、组织液化坏死，形成脓腔，周围肉芽组织增生则形成脓肿壁，脓肿壁周围肝组

织可有水肿。

CT 能直观显示肝脓肿的位置、大小、形态及数目，为其诊断与鉴别诊断提供依据。平扫脓腔表现为肝实质内低密度区，其内可有分隔或气泡；脓肿壁密度低于肝脏而高于脓腔；增强后可见脓肿壁呈环形明显强化，周围水肿带呈延迟强化，与无强化的脓腔和强化的脓肿壁构成"环征"（图 7-16）。

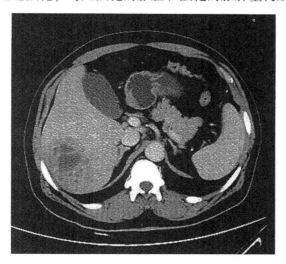

图 7-16　肝脓肿

肝右叶单发脓肿，内可见分隔，增强后脓肿壁呈

环形强化，与周围无强化水肿带形成典型"环征"

5. 肝血管瘤　肝海绵状血管瘤是肝脏常见的良性肿瘤，好发于女性。临床上多无症状，体检中发现，肿瘤巨大可出现上腹部胀痛，肿瘤破裂可致腹腔出血。10%海绵状血管瘤为多发，直径 2 mm～20 cm 不等，超过 5 cm 者称为巨大海绵状血管瘤。

CT 平扫表现为肝内边界清楚的低密度肿块，形态多不规整。增强 CT 是诊断血管瘤的关键，动脉期肿瘤从周边开始强化，多为结节状密度同主动脉，门脉期强化向肿瘤中心扩展，静脉期或延迟期肿瘤强化持续向中央填充，强化程度减低但高于正常肝实质，最终呈均匀强化（图 7-17）；整个过程呈"早出晚归"强化方式，故部分血管瘤的诊断需要 CT 两快一长的增强扫描方式。

6. 肝细胞癌　原发性肝癌是指源于肝细胞或肝内胆管上皮细胞的恶性肿瘤，其中 80% 以上为肝细胞癌。男性多见，中晚期可有肝区疼痛、消瘦乏力、黄疸等，多数受检者伴有血甲胎蛋白升高。肝细胞肝癌的发病与肝硬化密切相关，从肝硬化结节一步步演变为肝细胞癌。肝细胞癌分为 3 型：①巨块型：直径大于 5 cm。②结节型：每个癌结节直径小于 5 cm。③弥漫型：癌结节小于 1 cm 且数量众多，弥漫分布全肝。直径不超过 3 cm 的单发结节，或 2 个结节直径之和不超过 3 cm 的结节，称为小肝癌。

肝细胞癌的直接 CT 征象为肝内单发或多发低密度肿块，较大者内含低密度坏死。弥漫型表现肝实质内境界不清多发低密度小结节。增强后肿瘤主要由肝动脉供血，早期出现明显强化，部分肿瘤内可见肿瘤血管，门静脉期正常肝实质强化，肿瘤呈相对低密度，静脉期肿瘤密度持续降低，肿瘤整体强化过程为"快进快出"。间接征象包括门静脉内癌栓表现为强化的低密度充盈缺损影（图 7-18）。还包括淋巴结转移、周围胆管侵犯及血行转移征象。

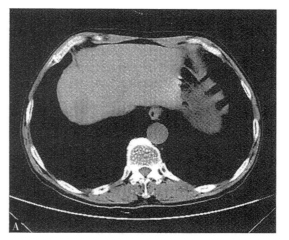

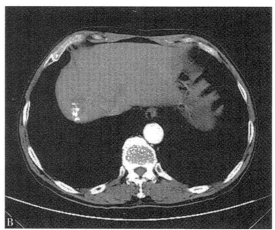

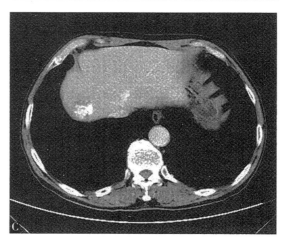

图 7-17 肝海绵状血管瘤

A. 平扫示肝右叶低密度肿块，边界清楚，形态欠规整；B. 增强动脉期肿块边缘结节状明显强化；C. 门脉期强化向中心扩展，整个过程呈"早出晚归"

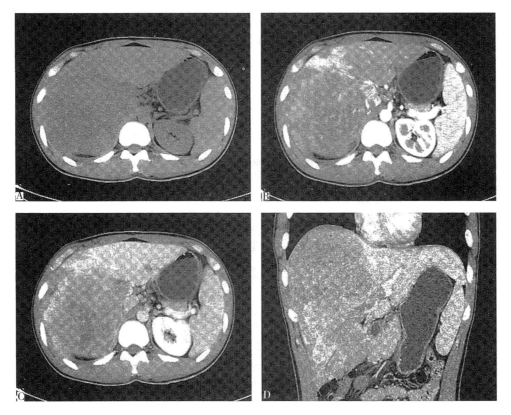

图 7-18　肝细胞癌合并门脉癌栓

A. 平扫见肝右叶类圆形巨块混杂低密度影，密度欠均匀；B. 动脉期肿瘤不均匀明显
强化，可见供血血管；C. 门脉期肿瘤实质强化程度迅速降低，呈相对低密度；D. 冠状位
门脉主干及右支可见充盈缺损

7. 脂肪肝　脂肪肝是肝脏内脂肪含量超过 5%。根据脂肪浸润范围分为弥漫型脂肪肝和局灶型脂肪
肝，病理上为肝细胞内含有过量的甘油三酯。

弥漫型脂肪肝平扫表现为全肝密度普遍降低，低于脾脏密度，肝/脾 CT 值比值小于 0.85（图 7-
19）；局灶型脂肪肝表现为一个或多个肝叶、肝段密度降低，增强其内血管分布正常；肝岛指大片脂肪
浸润的肝脏中未被脂肪浸润的肝实质，表现为片状相对高密度，多见于胆囊窝旁和叶裂附近。

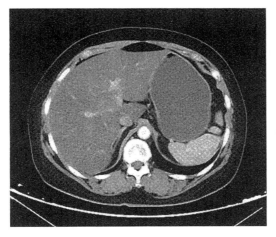

图 7-19　弥漫型脂肪肝

全肝密度普遍降低，低于脾脏密度

8. 肝硬化　肝硬化常见于病毒性肝炎、自身免疫性肝炎、酒精性肝炎后引起的肝细胞坏死，肝小叶破坏后再生引起，形成假小叶及再生结节，致使肝变形、变硬、肝叶萎缩，进一步引起门静脉高压，部分再生结节可演变为不典型增生结节，最后可导致肝细胞肝癌。

CT 表现为肝脏形态失常、肝叶比例失调，肝裂增宽；肝实质密度不均匀，内可见斑片状、裂隙状低密度影；增强肝硬化结节动脉期轻度强化。间接征象主要为脾大、腹水、食管胃底静脉曲张等门静脉高压征象（图 7-20）。

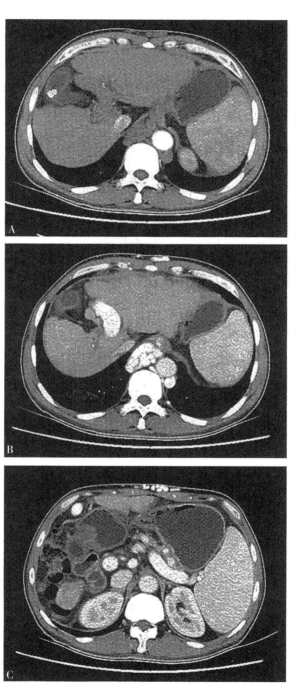

图 7-20　肝硬化、门脉高压

A. 肝脏形态失常、肝叶比例失调，肝裂增宽，肝实质密度不均匀，胆囊结石；B、C. 脾大、食管胃底静脉曲张等门静脉高压征象

9. 急性胰腺炎　急性胰腺炎是胰液外漏所致的胰腺及周围组织的化学性炎症，病因多为胆道疾病、酗酒、暴饮暴食等，是常见的急腹症。临床表现为突发上腹部剧痛向腰背部放射，并有恶心、呕吐、发热等。急性胰腺炎可分为急性水肿型和出血坏死型两种。

急性水肿型胰腺炎CT可见胰腺局部或弥漫肿大，前缘模糊，胰周脂肪密度增高，肾前筋膜增厚，增强胰腺实质强化尚均匀；坏死出血型胰腺炎还可见胰腺密度不均匀，内可见低密度坏死灶及高密度出血成分，增强强化不均匀，胰周渗出更明显（图7-21）；部分可伴发胰周脓肿和假性囊肿。

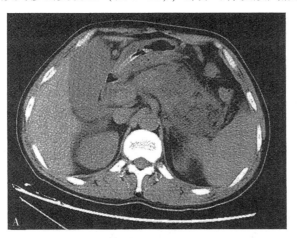

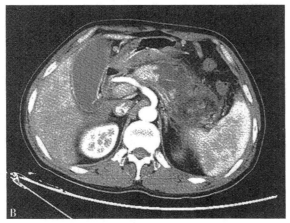

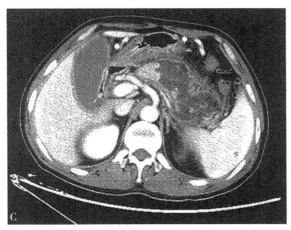

图7-21　急性出血坏死型胰腺炎

A. 平扫胰腺体积增大，密度不均匀降低，内可见片状液性低密度坏死区，胰周
脂肪间隙消失、左侧肾前筋膜增厚；B、C. 增强残留胰腺轻度强化，坏死区不强化

10. 胰腺癌　胰腺癌占胰腺原发恶性肿瘤的 90%，多为导管上皮癌，肿瘤富有黏蛋白和致密胶原纤维性基质，易发生局部延伸、侵犯周围血管和神经，也易发生淋巴结及肝脏转移。胰腺头部最多见，早期无特异性症状，中晚期产生进行性无痛性梗阻性黄疸；体尾部肿瘤可出现左侧腰背部疼痛。血清糖链抗原 CA19-9 升高。

CT 平扫肿块密度与正常胰腺实质相似，较小者不易发现，较大者表现为胰腺局部增大；增强肿块强化不明显，呈相对低密度。间接征象包括上游胰管扩张，胰头癌多同时有胰管和胆管扩张，称为双管征（图 7-22），并伴有胰腺体尾部萎缩；肿瘤向外侵犯可见胰腺周围脂肪间隙模糊，胰周血管侵犯；胰周、肝门及腹膜后淋巴结转移也常见。

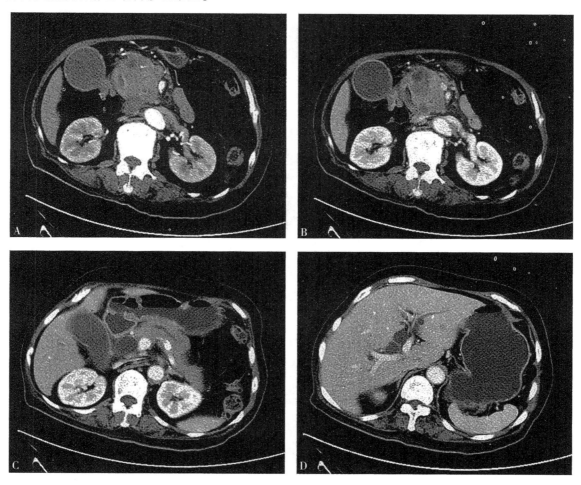

图 7-22　胰头癌

A~C. 胰头体积增大，呈密度不均的软组织肿块，与十二指肠降段分界欠清；增强肿块强化程度较

正常胰腺低，体尾部主胰管扩张；D. 门脉期肝内胆管扩张

11. 胃癌　胃癌是胃肠道最常见恶性肿瘤，以胃窦、小弯和贲门区较常见。大体可分为：①蕈伞型：肿瘤向腔内生长，如菜花状。②溃疡型：肿瘤深达肌层，形成盘状溃疡，边缘有堤状隆起。③浸润型肿瘤沿胃壁浸润生长，使胃壁增厚、变硬。④溃疡浸润型：既有溃疡又有胃壁浸润。

CT 能直接显示肿瘤的大体形状，肿块或胃壁增厚，增强可见强化，浸润型部分可见分层状强化，黏膜面强化明显（图 7-23）。CT 的重要价值在于显示肿瘤侵犯胃壁深度，还能观察周围浸润和评估淋巴结转移、肝转移情况，为肿瘤的分期有较大价值。能谱 CT 在胃癌 T 分期和 N 分期方面有较大价值。

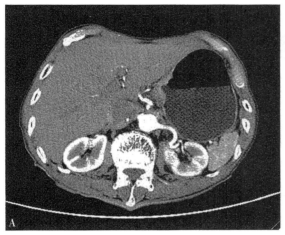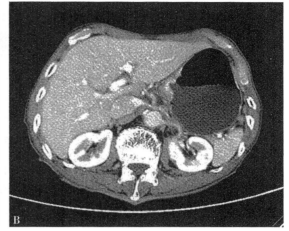

图 7-23 胃癌

胃小弯侧壁明显增厚，增强可见黏膜层明显强化

12. **胃间质瘤** 胃肠道间质瘤是一类起源于胃肠道间叶组织的肿瘤，多发生于胃和小肠，胃最多见，根据肿瘤的大小、坏死、核分裂活性等来判断肿瘤的危险程度。间质瘤是起源于黏膜下的肿瘤，可向腔内、跨壁或腔外生长，边界清楚，一般黏膜面正常。

CT 可见胃壁起源的实性软组织肿块，直径小于 5 cm 多边界清楚，密度均匀，强化明显（图 7-24）；较大的肿块内多伴有坏死、囊变和出血，强化不均匀，当肿瘤表面破溃与胃肠道腔相通时，其内可见气液平面。

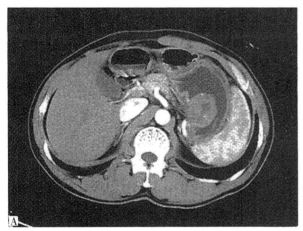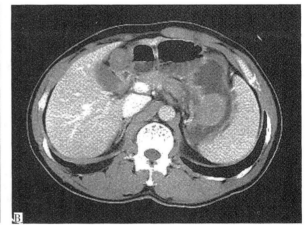

图 7-24 胃间质瘤

胃小弯侧不规则软组织肿块影向腔内突出，其内密度不均匀，增强扫描呈不均匀轻中度强化，坏死区不强化

13. **肾上腺增生** 肾上腺增生可发生于任何年龄，以青壮年多见，女性明显多于男性。肾上腺皮质增生属于功能亢进性病变，根据增生的组织来源和所分泌的激素不同而临床表现各异，包括皮质醇分泌过多导致的库欣综合征，醛固酮增高导致的原发醛固酮增多症即 Conn 综合征，以及性激素过量导致的男性假性性早熟和女性假两性畸形等。

CT 表现为双侧肾上腺弥漫性增大，但密度和形态仍维持正常。当肾上腺侧支宽度大于 10mm 和（或）横断面最大面积大于 15 mm² 即可诊断。结节性肾上腺增生也是皮质增生的一种表现类型，除显示弥漫性增生所具有的双侧肾上腺增大外（图 7-25），还于增大肾上腺的边缘见一个或多个小结节影，且通常为双侧性。

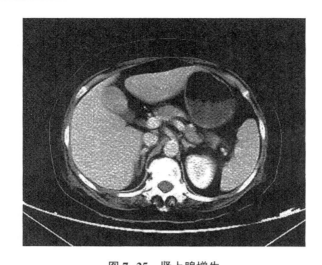

图 7-25　肾上腺增生

双侧肾上腺弥漫性增大，外形基本保持正常，增强呈均匀强化

14. 肾上腺腺瘤　肾上腺腺瘤是发生于肾上腺皮质的良性肿瘤，多数具有分泌功能，分泌糖皮质激素（主要为皮质醇）者称为皮质醇腺瘤，又称 Cushing 腺瘤；分泌醛固酮者称为醛固酮腺瘤，又称 Conn 腺瘤；无分泌功能者为无功能腺瘤，生长缓慢，有恶变可能。Cushing 腺瘤患者有满月脸、多血质外貌、向心性肥胖、痤疮、紫纹、高血压、继发性糖尿病和骨质疏松等，实验室检查发现血和尿中 17-羟和17-酮皮质激素增多。Conn 腺瘤患者临床表现为高血压、肌无力、麻痹、夜尿增加增多，实验室检查：低血钾、高血钠、血浆和尿中醛固酮水平增高，肾素水平下降。

CT 平扫表现为边界清楚、密度均匀的圆形或椭圆形软组织肿块（图 7-26），多位于肾上腺内支、外支夹角之间；肿块呈等密度，或密度接近于水。功能性皮质腺瘤的对侧肾上腺萎缩，而无功能性皮脂腺瘤的对侧肾上腺正常。增强扫描肿块呈均质或不均质的一过性强化。

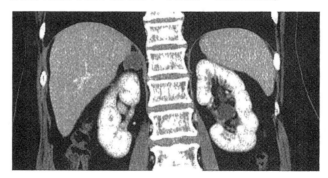

图 7-26　肾上腺腺瘤

右侧肾上腺区类圆形肿块，增强呈轻度边缘强化

15. 嗜铬细胞瘤　嗜铬细胞瘤是源于交感神经嗜铬细胞的一种神经内分泌肿瘤，通常产生儿茶酚胺，从而导致继发性高血压。肾上腺髓质是嗜铬细胞瘤的主要发生部位，占全部嗜铬细胞瘤的 90% 左右。肾上腺外嗜铬细胞瘤，也称副神经节瘤，占 10% 左右，常位于腹主动脉旁、后纵隔、颈总动脉旁或膀胱壁。嗜铬细胞瘤也称为 10% 肿瘤，即 10% 肿瘤位于肾上腺之外，10% 为双侧，多发肿瘤，10% 为恶性肿瘤和 10% 为家族性肿瘤。

CT 平扫表现为肾上腺圆形或椭圆形肿块，3~5 cm，边缘锐利、密度不均匀，常发生坏死、囊变、出血等，偶有钙化，增强扫描肿瘤明显不均匀强化（图 7-27）。恶性嗜铬细胞瘤，肿块大小 7~10 cm，分叶状，边缘不规则，粘连或包埋主动脉、下腔静脉等大血管，腹膜后淋巴结肿大及远处转移。

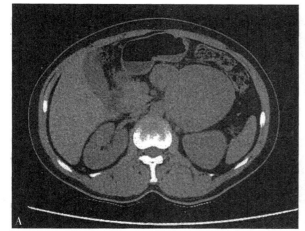 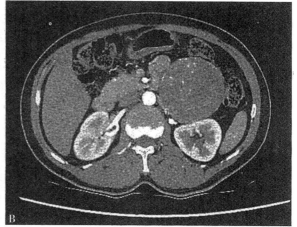

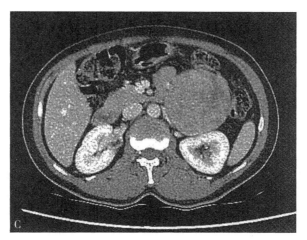

图 7-27 肾上腺嗜铬细胞瘤

　　A. 平扫左侧肾上腺区类圆形肿块，边缘锐利、密度欠均匀，胰腺尾部受压向右前方推移；B、C. 增强扫描肿瘤呈明显不均匀强化

　　16. 肾结石　肾结石是最常见的泌尿系结石，好发于 20~50 岁的男性，单发或多发，单侧或双侧均可发病。好发部位为肾盂、肾盂输尿管连接部和肾盏。输尿管结石一般较小，绝大多数来源于肾结石下移，好发生于生理性狭窄区；发病年龄情况同肾结石。肾与输尿管结石临床症状主要表现为血尿和疼痛。肾结石发作时疼痛为肾绞痛或钝痛；输尿管结石发作时疼痛较肾结石重，常向会阴部放射，且发作后半数会出现肉眼血尿。尿路梗阻时可继发感染和肾积水，出现膀胱刺激症状。结石形成受多种因素影响，常含有多种成分，如草酸钙、尿酸盐、磷酸钙、胱氨酸盐等。我国以磷酸钙和草酸钙为主的混合结石最常见。能谱 CT 物质分离成像可鉴别结石成分，从而指导临床选择合适的治疗方法。

　　阳性及阴性结石在 CT 上均呈高密度，CT 值在 100 HU 以上。CT 可准确显示结石的位置、数目、形态及大小；结石引起的肾盏、肾盂及输尿管扩张（图 7-28）；肾脏及输尿管周围炎症与渗出等。多方位 MPR 重建可以显示肾盂、肾盏及输尿管全程，利于发现容易遗漏的小结石。小的肾结石需要与肾窦内动脉壁钙化鉴别。

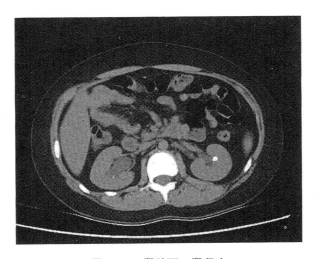

图 7-28　肾结石、肾积水

双肾均可见点状或结节状高密度结石，双侧肾盂呈轻度积水、扩张

17. 肾囊肿　肾囊肿是最常见的泌尿系囊性病变，多由肾小管和集合管发育异常扩张形成，也可为后天形成。囊肿单发或多发，大小不等，多为单房，偶见多房。临床上多无症状，常为查体偶然发现。病变较大时可表现为肾区肿块，伴有不同程度的局部不适。

CT 平扫表现为肾实质内单发或多发、大小不等、圆形或类圆形囊性低密度灶，边缘清楚，密度均匀，可向肾轮廓外生长；增强扫描囊肿无强化（图 7-29）。囊肿合并感染、出血或钙化时形成复杂性囊肿，CT 检查表现为囊壁增厚，囊腔密度增高，囊壁见点状或条弧状钙化。

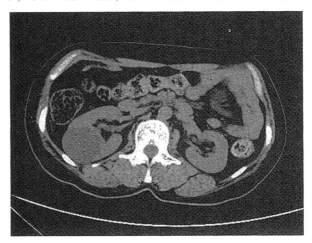

图 7-29　肾囊肿

18. 肾结核　肾结核是最常见的泌尿系结核，多由身体其他部位结核杆菌经血源性播散至肾脏引起。肾结核病灶可经尿路和黏膜下层引起输尿管结核及膀胱结核。本病好发于 20～40 岁，男性多于女性。肾结核早期常无明显临床症状；病变发展累及肾盂肾盏及输尿管可出现腰痛、尿频、尿痛、血尿或脓尿等。晚期肾结核可出现不同程度的纤维化和钙化，造成肾盂肾盏变形狭窄，严重时病变肾脏钙化广泛，肾功能丧失，即"肾自截"。

肾结核的干酪样坏死灶 CT 表现为肾实质内边缘模糊的低密度灶；干酪性空洞表现为不规则形液性低密度区（图 7-30），多与变形的肾盂相连，空洞壁可见不规则钙化影，增强扫描对比剂可进入空洞内。晚期肾脏体积缩小，呈明显多发钙化，增强扫描无明显强化。合并梗阻者表现为肾盂扩张积水，肾皮质菲薄。输尿管结核 CT 表现为输尿管全程管壁弥漫、不均匀性增厚，轮廓不规则，管腔粗细不均匀，管壁可见点条状钙化斑。

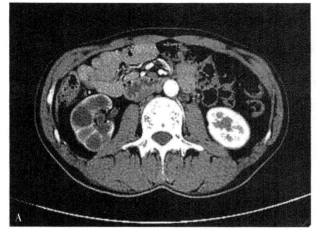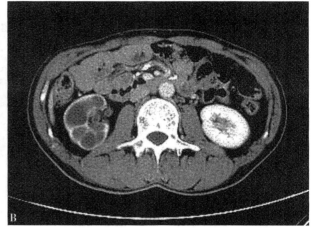

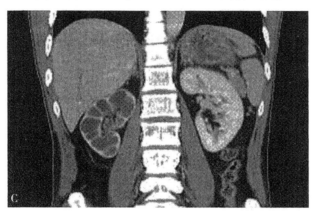

图 7-30　肾结核

　　A. 动脉期，B. 静脉期，C. 冠状位。右侧肾盂、肾盏扩张，并与肾实质内囊状低密度影共同形成不规则囊腔，囊壁厚薄不均，增强可见强化

　　19. 肾血管平滑肌脂肪瘤　肾血管平滑肌脂肪瘤又称肾错构瘤，为良性肿瘤，内含不同比例的脂肪、血管及平滑肌。一般单发，好发于中年女性。临床早期无明显症状，偶尔查体发现；较大者可触及肿块，偶见血尿。

　　典型肾血管平滑肌脂肪瘤 CT 表现为肾实质内或突出肾轮廓外的等（血管、平滑肌）、低（脂肪密度）混杂密度肿块，边缘清楚，轮廓光整。增强扫描，病变内血管结构及平滑肌成分明显强化，脂肪组织无强化（图 7-31）。肿瘤内发现脂肪密度是诊断该病的重要征象。合并出血，其内可见不规则形高密度；肿瘤破裂，出血可延伸至肾外，轮廓不清楚。

　　20. 肾癌　肾细胞癌是最常见的肾恶性肿瘤（约占 85%），好发于 40 岁以上，男性多于女性。临床主要表现为无痛性肉眼血尿、腹部肿块和疼痛。肾细胞癌主要来源于肾小管上皮细胞，肿瘤大小不一，多伴有出血、坏死、钙化等。组织学上分为透明细胞癌、乳头状癌、嫌色细胞癌、集合管癌和未分类癌等类型，其中透明细胞癌最常见。

　　肾细胞癌可发生于肾脏任何部位，多为单侧发病，直径小于 3 cm 者为小肾癌。CT 平扫表现为肾实质内单发略低密度肿块，小肾癌密度较均匀，边缘规则，呈圆形或类圆形；较大者密度常不均匀，形态不规则，边界不清，内见低密度坏死或囊变区、高密度出血及钙化；肾外周病变常向肾轮廓外膨出。增强扫描，富血供类型（透明细胞癌）肾皮质期明显强化，肾实质期及排泄期强化程度迅速下降（图7-32），低于肾皮质；乳头状和嫌色细胞癌呈渐进性强化。CT还可显示肾周脂肪密度增高、肾周筋膜增厚、肾门及腹主动脉周围淋巴结肿大、肾静脉及下腔静脉瘤栓形成等肿瘤肾外侵犯与转移。

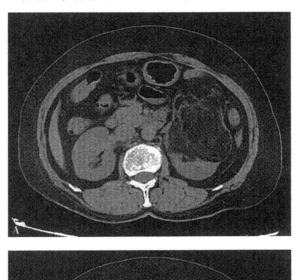

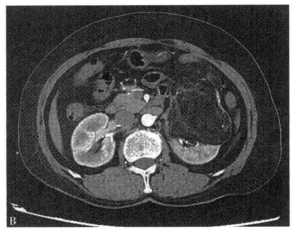

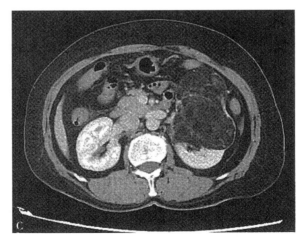

图7-31　肾血管平滑肌脂肪瘤

A. 平扫左肾可见一混杂密度肿块，局部向肾轮廓外突出，内可见大量脂肪
成分及少许实性成分；B、C. 增强肿块实性成分明显强化，脂肪成分未见强化

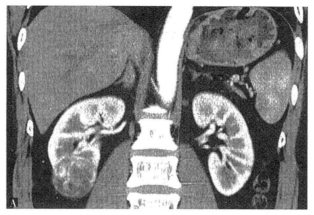

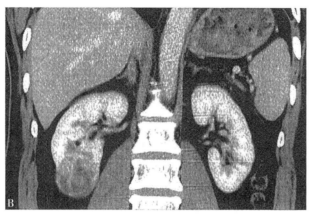

图 7-32　肾透明细胞癌

右肾下极可见一类圆形软组织肿块向肾轮廓外突出，A. 动脉期肿瘤
呈明显不均匀强化；B. 肾实质期肿块强化减低，周围肾实质明显均匀强化

（罗杰棋）

第二节　腹膜后间隙

腹膜后间隙位于后腹部，是指后腹膜（即壁腹膜后部分）与腹横筋膜之间的间隙及其内解剖结构的总称；上起自膈，向下达骨盆上口处，以肾前、后筋膜及侧椎筋膜为界将后腹膜腔分成肾前旁、肾周和肾后旁三个间隙；内有胰腺、十二指肠的大部分、升结肠、降结肠、肾、肾上腺、输尿管、血管、淋巴结、神经和大量疏松结缔组织等。这里探讨的腹膜后间隙主要为非脏器来源病变。

一、适应证

1. 腹膜后创伤、积血。

2. 腹膜后、肠系膜、网膜间隙感染、积液、积气。

3. 腹膜、肠系膜、网膜及腹膜腔病变肿瘤的诊断和鉴别诊断。

4. 后腹膜腔病变肿瘤、后腹膜纤维化、淋巴结（转移、结核、炎症）、淋巴瘤、腹主动脉瘤和外伤腹壁病变肿瘤、脓肿、血肿、腹壁疝。

5. 肠梗阻。

二、常见疾病诊断要点

1. 腹膜后损伤　腹膜后损伤多为腹部或腰部受到外力撞击而产生的闭合性损伤，常累及实质性脏器如肾脏、胰腺等，以肾脏损伤较多见。肾损伤临床主要表现为外伤后血尿、腰痛，局部压痛，严重者出现休克。肾损伤根据损伤程度不同可分为不同的类型，常见者包括肾被膜下血肿、肾周血肿、肾挫伤及肾撕裂伤。

肾被膜下血肿 CT 平扫表现为与肾实质边缘紧密相连的新月形或双凸状高密度影，邻近肾实质受压变形；增强扫描血肿不强化（图 7-33）。肾挫伤 CT 平扫视出血量多少、并存的肾组织水肿及尿液外溢情况不同而表现有所不同，可表现为肾影增大、肾实质内高密度、混杂密度或低密度灶。肾撕裂伤 CT 平扫肾实质连续性中断，间隔以血肿和（或）外溢的尿液，呈不规则带状高密度或低密度影；增强扫描撕裂的肾组织可以强化，但如撕裂的肾组织完全离断则无强化。

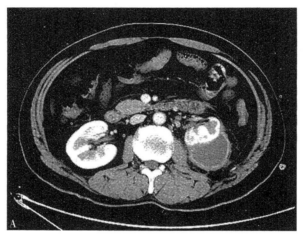

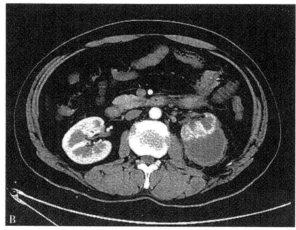

图 7-33　肾被膜下血肿

左肾被膜下与肾实质边缘紧密相连的新月形稍高密度影，邻近
肾实质受压变形；A、B. 增强扫描血肿不强化，包膜呈中度强化

2. 腹膜后感染　腹膜后感染依病变累及间隙不同而有不同的解剖病理基础和临床表现。肾旁前间隙感染常表现为急性腹痛等急性胰腺炎的症状和体征；肾周间隙和肾旁后间隙的感染可表现为脓毒血症或败血症症状，肾区（肋脊角）可能显示饱满，有叩痛，但不一定有尿路症状。腹膜后感染主要表现是炎症及脓肿。

CT 平扫可见相应的腹膜后间隙内密度增高呈液体或近似软组织密度，范围较广，常无确切界限。若脓肿形成，脓肿内常见坏死液化，脓肿壁有时可显示不清；脓肿内若有气泡或气液平面，诊断常能成立。常伴肾筋膜增厚（正常时，一般不超过 3 mm）。增强脓肿壁环状强化，常可同时显示邻近脏器内的病灶。

3. 腹膜后肿瘤 腹膜后肿瘤包括原发腹膜后肿瘤和转移瘤。前者是指来源于腹膜后间叶组织（如脂肪、结缔组织、肌肉、淋巴、神经等）的肿瘤，后者指来自全身其他系统脏器肿瘤的转移。恶性淋巴瘤是全身性疾病，可首先或单独累及腹膜后淋巴结，也可为其他部位原发扩散至腹膜后淋巴结（图 7-34）。原发腹膜后肿瘤少见，但种类繁多，其中约 85% 为恶性，以间叶组织来源的肉瘤（如脂肪肉瘤、平滑肌肉瘤、纤维肉瘤等）和恶性畸胎瘤等最常见。腹膜后良性肿瘤少见，主要为脂肪瘤、平滑肌瘤、良性畸胎瘤、异位嗜铬细胞瘤、神经纤维瘤、神经鞘瘤、淋巴管瘤等。身体各部位的恶性肿瘤均可转移到腹膜后间隙，以腹膜后脏器、消化系统、盆腔、泌尿和生殖系统的恶性肿瘤转移最多见。转移途径包括经淋巴扩散、血行播散、直接扩散或种植，以淋巴结转移瘤多见。

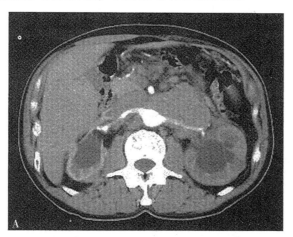

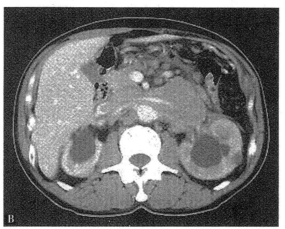

图 7-34 腹膜后淋巴瘤
脊柱前方可见多个肿大淋巴结并相互融合成分叶状团块，A、B. 增
强呈轻度均匀强化，包绕主动脉周围，呈"主动脉漂浮征"

4. 腹膜后纤维化 腹膜后纤维化是一种少见病，分特发性和继发性。约 70% 病因不明，为特发性；继发性与恶性肿瘤、外伤、炎症、手术、放射治疗和某些药物的使用有关。多无明显症状；当病变累及输尿管时，可产生尿路梗阻症状；少数病例由于下腔静脉受累可导致下肢水肿或深静脉血栓形成。

CT 可见病变局限于中线及脊柱旁区，多位于肾水平下方，并可扩展到髂总动脉水平。表现为腹膜后边界清楚的片状、板状软组织密度肿块，包绕腹主动脉、下腔静脉和输尿管，且与腹主动脉、下腔静脉甚至髂总动脉分界不清。腹主动脉和下腔静脉可有受压表现，但通常无明显向前移位（图 7-35）。同时可见肾积水、上段输尿管扩张和下段输尿管狭窄移位。

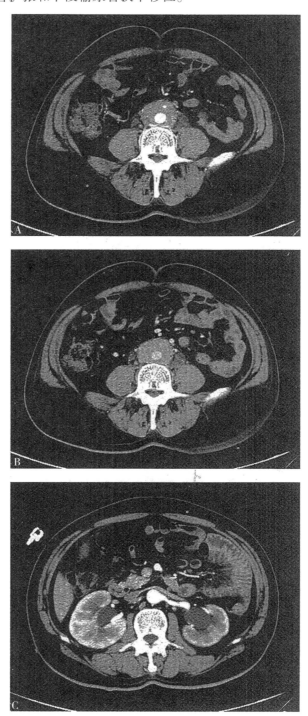

图 7-35 腹膜后纤维化

腹膜后边界清楚的片状软组织密度肿块，包绕腹主动脉和双侧输尿管；A、B. 增强腹主动脉周围软组织病变呈轻度强化；C. 双侧输尿管受侵犯，双侧肾盂呈轻度积水、扩张

（佟延双）

第三节　盆腔

一、适应证

1. 泌尿系统发育异常畸形、输尿管异位开口、囊肿等，膀胱结石、肿瘤等。
2. 男性生殖系统疾病　前列腺肿瘤、增生等的诊断和鉴别诊断。
3. 女性生殖系统　卵巢囊肿、良恶性肿瘤的诊断与鉴别诊断，子宫良恶性肿瘤的诊断。
4. 盆腔内炎症性病变、其他隐匿性病变，如脓肿、血肿和肿大淋巴结的诊断。
5. 直肠肿瘤的诊断和分期。
6. 手术后随访，观察有无并发症。

二、盆腔的断面解剖

1. 男性盆腔　经第 1 骶椎上份的横断层面（图 7-36）：第一骶椎椎体位于盆部后壁中央，其后为骶管，内容纳骶尾神经。髂骨翼的前面略凹，形成髂窝，为髂肌占据，背外侧面为臀中肌并可见臀大肌出现。在髂腰肌内侧为髂血管、输尿管和腰丛和骶腰丛，呈前后方向排列。其中髂总动脉已分为髂内外动脉，输尿管于此层面已跨过髂总动脉行于髂内外动脉之间。

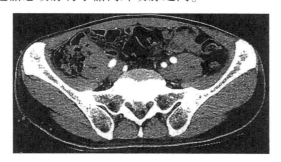

图 7-36　经第 1 骶椎上份横断 CT 图像

经第 3 骶椎的横断层面（图 7-37）：由第三骶椎构成的小骨盆后壁进一步凹陷，与椎体之间的骶后孔内可见脂肪组织和第三骶神经。骶翼与两侧的髂骨翼之间为骶髂关节。在第三骶椎前方出现梨状肌，参与构成小骨盆的髂腰肌进一步前移，髂内外动静脉和输尿管分别位于髂腰肌和髂骨翼内侧的盆腹膜壁层深面。盆前壁主要由腹直肌构成。盆腔内乙状结肠由左向右转至第三骶椎前方，移行为直肠。

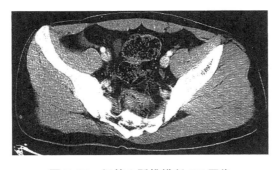

图 7-37　经第 3 骶椎横断 CT 图像

经髋臼上缘横断层面（图7-38）：髋臼位于盆壁中部两侧，由耻骨体和坐骨体三者结合构成，呈向外开放的 C 形，与股骨头形成髋关节。关节前方由外向内依次为髂腰肌、股神经、髂外动脉和髂外静脉，在髂血管前方髋臼精索起始处，即腹股沟腹环处；髋臼内侧有闭孔内肌附着，近前缘髋臼闭孔血管和闭孔神经；髋臼后方与尾骨之间为坐骨大孔，梨状肌穿越该孔。盆腔前部除了回肠袢外，出现膀胱体的顶部，其后方与直肠之间为直肠膀胱陷凹。输尿管由此开始离开盆壁汇入膀胱。输尿管盆部经过髂血管、腰骶干和骶髂关节前方，跨过闭孔神经血管内侧，在坐骨棘水平转向前内方，在盆底上方的结缔组织内移行为膀胱底。男性输尿管向前下内经直肠前外侧壁与膀胱后壁之间，输精管的后外侧，并呈直角与之交叉，然后至输精管的内下方，经精囊顶上方，向内下斜穿膀胱壁，最后开口于膀胱三角的外侧角。

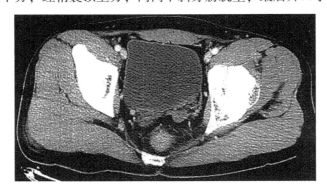

图7-38 经髋臼上缘横断 CT 图像

经股骨头横断层面（图7-39）：髋臼由两个三角形骨组成，前为耻骨体，后为坐骨体。股骨头内侧髋臼股骨头凹，为股骨头韧带附着处。髂腰肌位居髋关节前方，与内侧的耻骨肌之间可见股神经、股动脉和股静脉。精索于腹股沟管内位居股血管的前内侧。盆腔内前为膀胱体部，后为直肠，两者之间为膀胱直肠陷凹，该处为男性直立时腹膜腔的最低点，腹膜腔积液会积聚于此处。膀胱后方出现精囊，内侧为输精管。

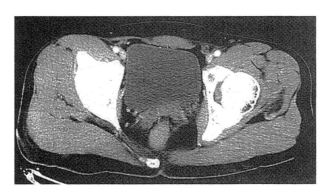

图7-39 经股骨头横断 CT 图像

经耻骨联合横断层面（图7-40）：耻骨联合位于盆前壁中央，其前方为阴茎及两侧的精索。耻骨与其后方的坐骨结节之间为闭孔，该孔为闭孔膜所封闭，其内外侧分别为闭孔内外肌所附着。闭孔内肌内侧为肛提肌。盆腔内可见前列腺及其周围的膀胱前列腺静脉丛，在前列腺断面前部有尿道前列腺部通过。前列腺断面形似板栗，前面与耻骨联合直径为耻骨后间隙，其内有静脉丛通过；后面平坦，紧邻直肠和肛管交界处。尿道前列腺部后壁为尿道嵴。前列腺的大小随年龄增长而变化。盆腔后方为直肠，直肠两侧有肛提肌、闭孔内肌和臀大肌围成的三角形坐骨直肠窝，内充满脂肪组织。

男性骨盆和会阴正中矢状断面（图7-41）：脊柱断面位于后上部。相邻骶椎体断面之间可见窄条状的椎间盘断面。骶管中央有骶神经。断层前缘为腹直肌。肠管断面呈 S 形连续串珠条带状，上段为乙状结肠，下段为直肠。膀胱断面呈圆形，居断面中央。膀胱后方与直肠之间，夹有输精管与精囊。膀胱后下方，精囊下方，直肠断面下端的前方可见椭圆形的前列腺断面，膀胱前上方的骨断面为耻骨。直肠断面下端后下方为肛提肌，居前上方围绕于直肠断面下端周围者，为肛门外括约肌。耻骨断面的前下方可见阴茎海绵体和尿道海绵体的断面。靠近断面前有睾丸和阴囊的断面，再向前有阴茎的弯曲断面。

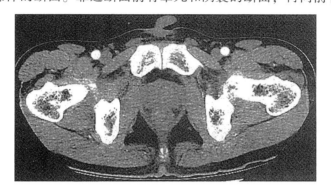

图 7-40 经耻骨联合横断 CT 图像

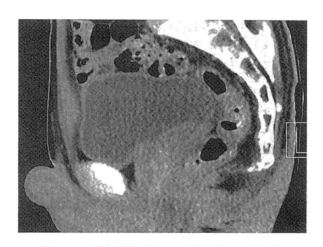

图 7-41 男性盆部和会阴正中矢状面 CT 图像

2. 女性盆腔 经第 3 骶椎下份的横断层面（图 7-42）：正中为略呈三角形的子宫体，子宫两侧为子宫阔韧带和卵巢，但子宫和卵巢的大小、形态及位置与年龄、功能状态及生育史密切相关，变化很大。子宫正后方为直肠，子宫后外侧有输尿管，前方是肠袢，直肠位于椎体右前方，并与乙状结肠相连。回肠集中于断面的右前部。直肠后方是第 3 骶椎。两外侧及后方由臀部肌群和髂骨包围。

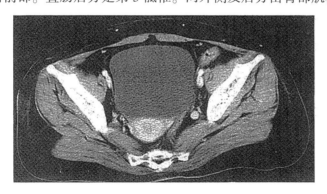

图 7-42 经第 3 骶椎下份横断 CT 图像

经第 5 骶椎上份的横断层面（图 7-43）：子宫体居中，左前方为乙状结肠，右前方为回肠。子宫后方依次为乙状结肠、直肠。子宫两侧可见卵巢断面。输卵管位于子宫断面后外方，其稍外侧有子宫动脉和静脉断面。

经髋臼上缘的横断层面（图 7-44）：此层面为女性骨盆第三段开始，从前向后由膀胱、子宫和直肠所占据。子宫位于子宫颈阴道部与子宫颈阴道上部之间，内腔即子宫颈管。子宫两侧有细小的子宫阴道静脉丛，后方呈弧形裂隙是阴道穹窿后部。

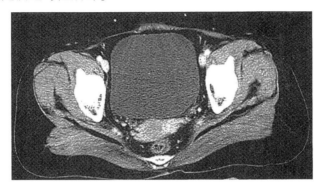

图 7-43　经第 5 骶椎上份横断 CT 图像

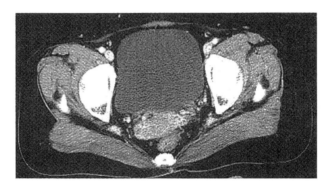

图 7-44　经髋臼上缘横断 CT 图像

经耻骨联合横断层面（图 7-45）：此层面为女性骨盆第四段开始，耻骨联合后方由前向后依次为膀胱、阴道和直肠。在 CT 图像上，正常状态下适度扩张的膀胱壁光滑均匀，其厚度不超过 2~3 mm。膀胱和阴道的周围可见丰富的膀胱静脉丛和阴道静脉丛。直肠已为肛管，呈卵圆形管状结构。两侧肛提肌围成 V 形，绕于脏器的后方和两侧。

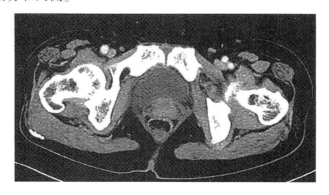

图 7-45　经耻骨联合横断 CT 图像

女性骨盆和会阴正中矢状断面（图 7-46）：正中矢状断面是显示阴道、子宫颈和子宫体的最佳断面，可见子宫和阴道断面呈纵向细长不规则形，位于膀胱和直肠之间，子宫断面在上。

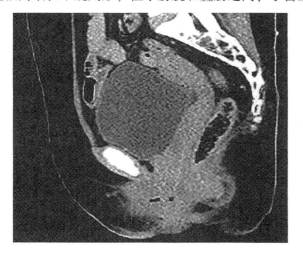

图 7-46 女性盆部和会阴正中矢状面 CT 图像

三、常见疾病诊断要点

1. 膀胱结石　膀胱结石好发于男性，可发生于任何年龄。起源于膀胱的原发性结石好发于儿童，多伴有营养不良；继发性膀胱结石多来源于上尿路结石移位，也见于尿路梗阻、膀胱憩室或异物等。膀胱结石主要症状为排尿疼痛、尿流中断和血尿，继发感染者可出现尿频、尿急、尿痛等膀胱刺激症状；膀胱结石疼痛可放射至阴茎和会阴部。

CT 表现为膀胱腔内高密度致密影（图 7-47），可单发或多发；较小者紧贴膀胱壁时需要与膀胱壁息肉鉴别，此时变换体位扫描随体位改变而移动者为结石，位置不变者为息肉。

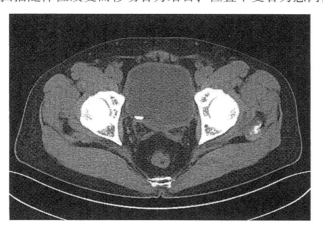

图 7-47 膀胱结石

膀胱内高密度结石影

2. 膀胱癌　膀胱癌好发于 40 岁以上成年男性，绝大多数为上皮性肿瘤，以移行细胞癌最多见，少数为鳞状细胞癌和腺癌。病变好发于膀胱三角区，以无痛性全程血尿为特征，可出现排尿困难；合并感染者伴有膀胱刺激征。膀胱癌转移以淋巴结转移多见，晚期血行转移。

膀胱癌多呈腔内生长，平扫表现为自膀胱壁向腔内突出的软组织密度肿块，形态多样，可为结节状、菜花状或不规则形（图 7-48）；病变密度较均匀，较大肿块因坏死而密度不均匀。在低密度尿液衬托下病变边缘清楚；如果膀胱腔内出血量较大，病变边缘显示欠清。增强扫描，肿瘤往往明显强化，坏死区呈低强化；受侵犯膀胱壁显示明显异常强化，部分肿瘤可见黏膜面强化明显的分层强化。CT 尿路成像，膀胱癌在对比剂衬托下呈低密度充盈缺损。膀胱癌侵犯转移表现为膀胱壁外肿块、周围脂肪间隙模糊、盆腔积液、淋巴结肿大等。

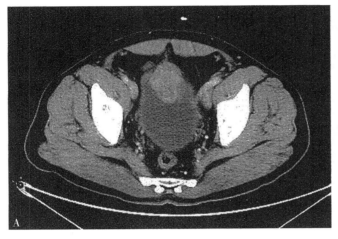
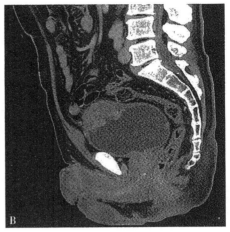

图 7-48 膀胱癌

膀胱顶壁可见向腔内外突出的软组织密度肿块，呈不规则菜花状，密度不均匀，增强扫描，肿瘤呈
中度不均匀强化，坏死区呈低强化

3. 前列腺增生　前列腺增生是由前列腺腺体组织和基质组织增生导致前列腺体积增大，常见于中老年男性。临床上表现为尿频、尿急、夜尿及排尿困难、直肠指诊可触及增大的前列腺但无硬结。血清前列腺特异性抗原（PSA）水平略高于正常水平。

CT 上表现为前列腺体积对称性增大，横径大于 5 cm，常突入膀胱底部。增大的前列腺密度均匀，边缘清楚（图 7-49）。前列腺实质内可见砂粒状、片状高密度钙化灶。增强前列腺增生的中央腺体在早期为不均匀斑片状强化，延迟期趋向于均匀强化。

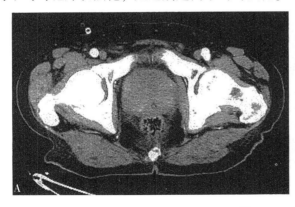
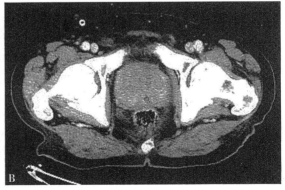

图 7-49 前列腺增生

前列腺体积对称性增大，横径大于 5 cm，密度均匀，边缘清楚

4. 前列腺癌　前列腺癌是老年男性的常见恶性肿瘤，与前列腺增生有相似的临床症状，如尿频、尿急、尿失禁等。晚期可有膀胱和会阴部疼痛及前列腺癌骨转移引起的骨痛。直肠指诊可触及前列腺硬结。血清前列腺特异性抗原水平增高，且游离前列腺特异抗原与总前列腺特异抗原比值降低。前列腺癌多为腺癌，70% 发生于周围带。进展期前列腺癌可侵犯周围脏器，也可发生淋巴结转移和血行转移，成

骨性转移多见，致血清碱性磷酸酶增高。

CT 对早期前列腺癌不敏感，进展期前列腺癌可表现为前列腺不规则增大和分叶状软组织肿块，周围脂肪密度改变和邻近结构侵犯（图 7-50）；增强检查可显示前列腺癌有早期强化的特点。

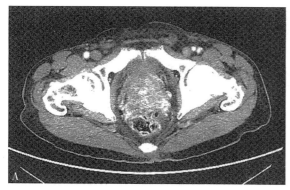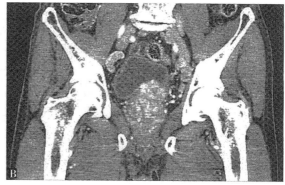

图 7-50　前列腺癌

前列腺不规则增大，呈分叶状，呈不均匀明显强化，膀胱局部呈受压改变

5. 子宫肌瘤　子宫肌瘤是子宫最常见的良性肿瘤，临床上表现为月经改变，较大者可引起邻近器官受压、疼痛、不孕和盆腔肿块。子宫肌瘤是由漩涡状排列的平滑肌细胞和纤维结缔组织所构成。肌瘤较大血供不足时，可发生多种变性，包括透明样变性、黏液样变性、囊性变、红色变性、脂肪变性及钙化。根据肿瘤的位置，子宫肌瘤可分为浆膜下、壁内和黏膜下三种类型。

CT 可显示子宫增大，呈分叶状改变。部分肌瘤的密度与正常子宫肌肉相似不易识别，当肌瘤发生变性时呈较低密度（图 7-51）。增强后肌瘤强化方式多样。

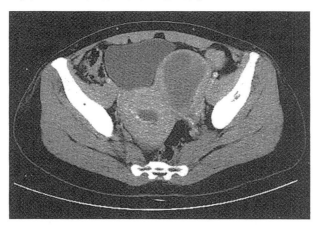

图 7-51　子宫肌瘤

子宫体积增大，左前壁可见软组织肿块影向外突出，增强肿块中心低密度坏死区不强化，周边呈轻度强化

6. 宫颈癌　宫颈癌时女性生殖系统最常见的恶性肿瘤，多见于中老年，表现为不规则阴道流血、白带增多并血性和脓性分泌物，晚期时发生疼痛。宫颈癌多为鳞状细胞癌，晚期可侵犯邻近器官组织并发生盆腔淋巴结转移和血行转移。

CT 表现为宫颈增大，甚至形成肿块，增强可见强化（图 7-52）。肿瘤分期不同，可见肿瘤周围边界不清，或伴阴道、膀胱、直肠侵犯时，这些结构密度及强化发生异常。

7. 卵巢囊肿　卵巢囊肿有多种类型，包括滤泡囊肿、黄体囊肿、黄素囊肿和巧克力囊肿，不同囊肿成分不同。

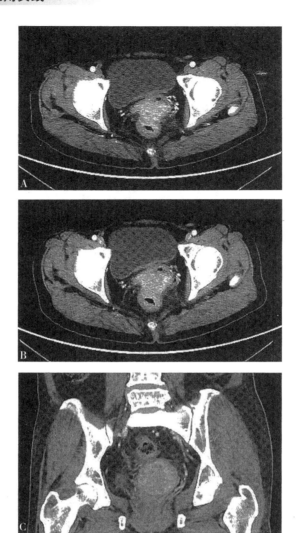

图 7-52 宫颈癌

宫颈增大，局部呈肿块改变，增强呈明显强化，与直肠分界不清

囊肿在 CT 上通常表现为边缘光滑、壁薄且均一的圆形或椭圆形病变，多呈液性水样密度，不同类型囊肿密度有区别。巧克力囊肿内为子宫内膜异位产生的血肿，密度通常比较高（图 7-53），合并感染时可表现为壁毛糙增厚。

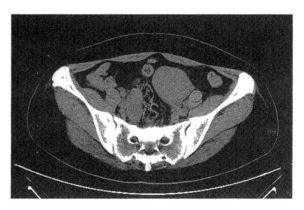

图 7-53 卵巢巧克力囊肿

左侧附件区边缘光滑的椭圆形稍高密度囊性肿块

8. 卵巢囊腺肿瘤　卵巢囊性肿瘤包括良性的卵巢囊腺瘤和恶性的卵巢囊腺癌，均可分为浆液性和黏液性两种类型。

CT 上黏液性囊腺瘤通常较大，壁较厚，通常为多房性；浆液性者壁薄而均一，可为单房或多房性；囊内密度与囊肿相似。囊腺癌同时具有囊性成分和实性成分，边缘不规则，实性成分增强可见明显强化（图 7-54）。此外囊腺癌易发生腹膜转移，表现腹水及大网膜增厚形成的网膜饼，有时还可见腹膜和肠系膜多发结节状肿块，从而确定肿瘤转移情况，有助于判断临床分期。

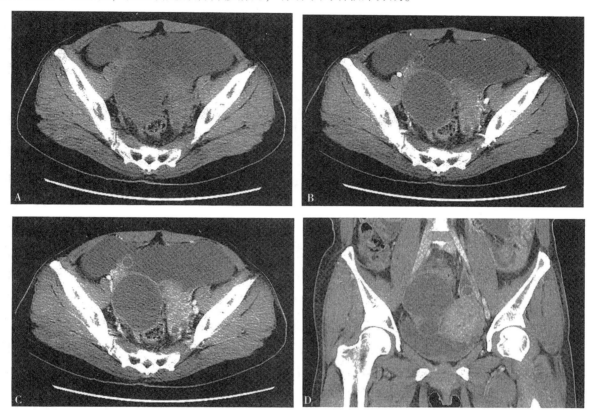

图 7-54　卵巢浆液性囊腺癌

右侧附件区类圆形多房囊性低密度肿块，壁厚薄不均，增强囊内密度不强化，壁呈轻中度强化

（岳忠鑫）

第八章　放射性核素示踪技术与显像

第一节　放射性核素示踪技术

放射性核素示踪技术（radionuclide tracing technique）是以放射性核素或其标记化合物为示踪剂，应用射线探测方法来检测它的行踪，以研究示踪剂在生物体系或外界环境中的客观存在及其变化规律的一类核医学技术。

所谓示踪（tracing），就是显示特定物质的行踪。在难以用直接检测的方法观察生物活性分子在生物体系中的动态变化时，通常需要在其分子上引入示踪剂，通过对示踪剂的检测，间接反映生物活性分子的代谢规律，这就是示踪技术。示踪剂（tracer）是为观察、研究和测量某种物质在指定过程中的行为或性质而加入的一种标记物。作为示踪剂，其性质或行为在该过程中与被示踪物应完全相同或差别极小；其加入量应当很小，对体系不产生显著的影响；示踪剂必须容易被探测。常见的示踪剂有放射性核素示踪剂、酶标示踪剂、荧光标记示踪剂、自旋标记示踪剂等。放射性核素示踪技术是目前已被实践证明的、最有效的间接检测技术之一。

放射性核素示踪技术是核医学领域中最重要的和最基本的核技术，同时也是放射性核素在医学和生物学中应用的方法学基础。随着医学理论和技术的不断发展，以示踪技术为基础，吸取并融合其他学科的最新成就，建立起一个又一个崭新的核医学方法，为诊治临床疾病和推动医学进步做出了重要的贡献。

一、示踪原理

放射性核素示踪技术是根据研究的需要，选择适当的放射性核素标记到待研究物质的分子结构上，将其引入生物机体或生物体系（如离体细胞、无细胞酶体系等）之后，标记物将参与代谢及转化过程。由于放射性核素标记化合物与被研究的非标记化合物具有相同的化学性质和生物学行为，通过检测标记物发出的核射线，并且对所获得数据进行处理分析，可间接了解被研究物质在生物机体或生物体系中的动态变化规律，从而得到定性、定量及定位结果，结合研究目的最后可做出客观评价。

由此可见，放射性核素示踪技术的核心是基于放射性核素示踪物与被研究物质的同一性和放射性核素的可测性这两个基本性质。

1. 标记物与非标记物的同一性　放射性核素及其标记化合物与相应的非标记化合物具有相同的化学性质及生物学行为。这是由于一种元素的所有同位素其化学性质相同，生物体或生物细胞不能区别同一种元素的各个同位素，包括其放射性核素和稳定核素。同样，放射性核素标记的化合物基本上未改变该化合物原有的结构，也不影响其原有的性质，两者之间具有同一性，在生物体内所发生的化学变化、免疫学反应和生物学过程也都是完全相同的。例如在核医学中，用放射性^{131}I 来研究稳定性^{127}I 的生物学行为，用^{3}H-TdR 研究细胞增殖功能等。

用同位素交换法制备示踪剂当然是最理想的方法，因为按此方法制备的示踪剂与其非标记物的化学结构完全相同，但实际上许多适合于实验和临床研究的放射性核素，在大多数拟标记的化合物分子结构中并不存在相应的稳定性同位素，无法应用同位素交换法进行标记，需要采用其他方法。当以某种放射性核素标记到一个化合物分子结构上时，这种放射性核素虽然并非该化合物所固有，但一般也不会明显改变该化合物的原有性质。如果经过实验证明，这种带有放射性核素的化合物与未经标记的化合物在体内的运动规律基本上一致，同样也可以认为两者具有同一性，通过对放射性核素标记化合物的检测，来反映未经标记的化合物在体内的行为。一般临床核医学中更多采用此类示踪剂，用于标记化合物的常用放射性核素有^{131}I、^{99m}Tc、^{111}In、^{75}Se、^{18}F 等，常用的标记方法是化学合成法、金属络合法等。

2. 标记物的可测性　标记物与相应的非标记物不是完全相同的，主要表现在标记物上的放射性核素在其核衰变过程中自发地发出射线，而这些射线能够被相应的放射性探测仪器或感光材料检测到，因此可以对被标记的物质进行精确的定性、定量及定位测量和研究。适合于放射性示踪实验的常用放射性核素并不是很多，比如物质代谢转化研究中的^{3}H、^{14}C、^{32}P 等，体外放射分析中的^{125}I，临床上脏器功能测定与显像的^{131}I、^{99m}Tc、^{111}In、^{18}F 等，但是可以用这些核素标记的化学分子却有数百种之多。

应用放射性核素示踪技术应当树立的一个重要概念，那就是放射性核素标记的化学分子在生物机体或者生物系统中的生物学行为取决于被标记的化学分子，而不是标记在化学分子上的放射性核素及其发射出来的射线，后者只是起着示踪作用，提示受它标记的化学分子的客观存在。因此，相同的核素标记在不同的化合物上，表现出来的体内代谢过程和生物学行为可完全不同，而不同的核素标记在相同的化合物上，其生物学行为不会发生改变。比如，^{99m}Tc 是临床上最常使用的放射性核素，高锝酸盐离子（^{99m}TcO$_4^-$）本身主要被甲状腺、唾液腺以及其他消化腺摄取，可用于甲状腺功能测定和甲状腺显像，但^{99m}Tc-HMPAO 可透过血脑屏障到达脑组织，用于脑血流显像；^{99m}Tc-MIBI 则聚集于心肌组织和某些肿瘤组织，用于心肌灌注显像和肿瘤阳性显像。^{99m}Tc-DMSA 与^{113m}In-DMSA 同样被肾小管上皮细胞吸收和浓聚，均可用于肾皮质显像。因此，应根据实验对象和实验方法不同，选择适当的放射性核素和标记化合物。

二、基本类型

放射性核素示踪技术是核医学各种诊断技术和实验研究方法的基础，以放射性核素示踪技术为核心，吸取并融合其他学科的最新研究成果，建立了许多具有实用价值的诊断技术和研究方法，为生命科学和临床科学的研究提供了非常重要的手段。根据被研究的对象不同，通常将其分为体内示踪技术和体外示踪技术两大类。

（一）体内示踪技术

体内示踪技术（in vivo tracing technique）又称在体示踪技术，它是以完整的生物机体作为研究主体，用于研究被标记的化学分子在生物系统中的吸收、分布、代谢及排泄等体内过程的定性、定量及定位动态变化规律。鉴于在包括医学在内的生命科学领域，更关心的是某种化学分子在生物系统内的动态变化规律，因此，体内示踪技术都是建立在动力学分析的基础之上。具有代表性的技术主要有以下几类。

1. 物质吸收、分布及排泄的示踪技术　各种物质（包括生理性物质和药物等）进入体内后，一般都要经过消化、吸收、分布、转化以及排泄等过程。各种药物、毒物、激素等，只要能得到其化学纯品，绝大多数都能用放射性核素标记该化合物，通过将该标记化合物引入体内，在不同的时间测定体液中的放射性浓度或脏器中的放射性分布，可以了解该化合物在体内的吸收、分布及排泄规律。物质的吸收、分布和排泄示踪技术常用于药物的药理学、药效学和毒理学研究，在药物的筛选、给药途径和剂型选择等方面都具有重要的价值。

以分布实验为例。物质被吸收后，通过血液循环分布于各组织器官。大多数物质在体内分布有一定的选择性，这种选择性与其在体内的代谢特征有关。药物在体内的分布情况直接影响到它的药理学效应和不良反应的大小。研究药物体内分布的实验方法有三类：脏器放射性测量、整体放射自显影和SPECT 或 PET 显像。脏器放射性测量法不需复杂的实验条件，简便易行，实验周期短，但属于破坏性研究方法，容易受到操作过程中误差的影响；放射自显影定位精确，但是实验操作比较复杂，技术要求高，实验周期较长，并且一般只能以初生的小动物为实验对象，不适合大型和成年动物，更难以在人体进行研究；SPECT 及 PET 显像不破坏实验对象原有结构的完整性，符合生物机体的生理条件，可以形象、直接、量化地反映示踪剂在机体的动态分布变化，尤其是小动物 SPECT/CT 和小动物 PET/CT 的应用，为分布实验提供了更为有效、可靠的研究手段，将在新药开发研究、受体研究、肿瘤研究等方面发挥更大的作用。

2. 放射性核素稀释法　放射性核素稀释法（radionuclide dilution method）是利用稀释原理对微量物质做定量测量或测定液体容量的一种核素示踪方法。根据化学物质在稀释前后质量相等的原理，利用已知比放射性（或放射浓度）和重量（或容量）的放射性示踪剂，加到一个未知重量或容量的同质体系中，放射性示踪剂将被稀释，比放射性或放射性浓度下降，下降的程度与其被稀释的程度相关。计算公式为：

$$S_1 \cdot m_1 = S_2 \cdot (m_1 + m_2) \text{ 或者 } C_1 \cdot V_1 = C_2 \cdot (V_1 + V_2)$$

式中，S_1 和 C_1 为示踪剂稀释前的比放射性和放射性浓度，S_2 和 C_2 为示踪剂稀释后的比放射性和放射性浓度，m_1 和 V_1 为示踪剂稀释前的质量和容积，m_2 和 V_2 为稀释前同质待测物的质量和容积。

根据求知对象的不同，可分为直接稀释法和反稀释法，它们所依据的原理和计算公式基本相同。直接稀释法（direct dilution method）又称正稀释法，它是用已知标记物测定未知非标记物；反稀释法（reverse dilution method）则是应用非放射性同类物质作为稀释载体，测定混合物中已知放射性物质的化学量。

放射性核素稀释法比一般化学分析方法简单，灵敏度高，广泛地用于研究人体各种成分的重量或容量，如测定身体总水量、全身血容量（包括红细胞容量和血浆容量）、细胞外液量、可交换钠量和可交换钾量等。

3. 放射自显影技术　放射自显影技术（autoradiography，ARG）是根据放射性核素的示踪原理和射线能使感光材料感光的特性，借助光学摄影术来测定被研究样品中放射性示踪剂分布状态的一种核技术。将放射性核素标记的示踪剂导入生物体内，经过一段时间的分布和代谢之后，根据实验目的和方法的要求取材，将标本制成切片或涂片，经一定时间曝光、显影、定影处理后，可以显示出标本中示踪剂的准确位置和数量。根据观察范围和分辨率不同，可分为宏观自显影、光镜自显影和电镜自显影三类。

宏观放射自显影（macroscopic autoradiography）的观察范围较大，要求的分辨率较低，能用肉眼、放大镜或低倍显微镜观察，主要从整体水平来观察放射性示踪剂在体内的分布状态，多用于小动物的整体标本、大动物的脏器或肢体标本，以及各种电泳谱、色谱和免疫沉淀板的示踪研究。光镜放射自显影（light microscopic autoradiography）的观察范围较小，分辨率较高，适用于组织切片、细胞涂片等标本的示踪研究，根据不同示踪剂在不同时间的分布，研究细胞水平的代谢过程。电镜放射自显影（electron microscopic autoradiography）的观察范围更小，分辨率更高，适用于细胞超微结构，甚至是提纯的大分子结构（DNA、RNA）上的精确定位和定量。放射自显影术具有定位精确、灵敏度高、可定量分析等优点，广泛用于药理学、毒理学、细胞学、血液学、神经学、遗传学等学科领域。

磷屏成像（phosphor plate imaging）装置是近年出现的一种新的放射性自显影成像系统，由一个可重复使用的磷屏作为成像板和一个读出装置（包括激光共聚焦扫描装置、后续电子线路、光电倍增管和计算机数据处理软件）所组成。磷屏成像具有灵敏度高、成像快、操作简便、磷屏可反复使用、无需胶片和显影定影等照相处理步骤的优势，可用于多种放射性核素的宏观自显影。然而它的分辨率还有限，目前尚不能用于高倍光镜和电镜自显影。

4. 放射性核素功能测定 是将机体的脏器或组织的某一功能状态，通过动态观察后给出定量结果，为医学研究及临床诊断提供功能评价的一种放射性核素示踪技术。放射性示踪剂引入机体后，根据其理化及生物学性质，参与机体一些代谢过程，并动态地分布于有关脏器和组织，通过射线探测仪器可观察其在有关脏器和组织中的特征性消长过程，这一过程常表现为一定的曲线形式。根据示踪剂与脏器的相互作用特点，选择适当的数学模型对曲线进行定性及定量分析，就可得到反映该脏器某一功能状态的结果并判断功能异常的性质和程度。例如甲状腺吸^{131}I率测定、肾功能测定、心功能测定、胃排空功能测定等。

5. 放射性核素显像 是根据放射性核素示踪原理，利用放射性核素或其标记化合物在体内代谢分布的特殊规律，在体外获得脏器和组织功能结构影像的一种核医学技术。在短时间内自动连续成像或在一定时间范围内多次间断成像，可以对脏器的功能和形态同时进行观察，不仅可以显示出脏器和组织的形态、位置、大小和结构变化，而且可以进行动态显像和定量分析。放射性核素显像除对脏器或组织的形态进行鉴别外，还可根据图像上的放射性分布特点反映脏器的功能，这是核医学显像与其他显像方法的最主要区别之一。

（二）体外示踪技术

体外示踪技术（in vitro tracing technique）又称离体示踪技术，以从整体分离出来的组织、细胞或体液等简单系统为研究对象，多用于某些特定物质如蛋白质、核酸等的转化规律研究，细胞动力学分析以及超微量物质的体外测定等。体外示踪技术的共同特点是：都是在体外条件下进行，它减少乃至避免了众多体内因素对实验结果的直接影响，同时也避免了受检者本人直接接触射线的可能，但它只能表示生物样品离开机体前瞬时间的机体状态，对结果的解释需要结合临床情况。

1. 物质代谢与转化的示踪研究 物质进入生物机体后，在酶促反应作用下，经过转化、分解等代谢过程，生成代谢中间产物及最终产物，参与机体生命活动过程。弄清各种代谢物质的前身物、中间代谢步骤和中间代谢产物、最终产物的相互关系及其转化条件，是正确认识生命现象的物质基础。放射性核素示踪技术是目前最常用、最理想的方法之一，它不仅能够对前身物、中间产物、反应产物做出定性分析，还可用于研究前身物转化为产物的速度、转化条件、转化机制以及各种因素对转化的影响。例如，用³H-TdR（胸腺嘧啶核苷）掺入 DNA 作为淋巴细胞转化的指标观察细胞免疫情况；用¹²⁵I-UdR（脱氧尿嘧啶核苷）掺入 RNA，可作为肿瘤细胞增殖速度的指标，用于抗肿瘤药物的研究；通过标记不同前身物（如某种氨基酸、各种核苷酸等）研究蛋白质、核酸等生物大分子的合成、结构和功能。

物质转化的示踪研究可以在整体、离体或无细胞体系中进行。整体实验多以实验动物为研究对象，在正常生理条件下观察某物质在体内转化的全过程，可以获得较为可靠的结论，这固然是最为理想的方法，但是由于机体的内环境十分复杂，有各种交换方式和代谢旁路，多因素参与代谢过程，因而不易弄清物质转化的细节。另外，由于内源性物质对待测标记物的稀释作用，使参与代谢反应的示踪剂减少，导致测量结果误差较大，难以做出准确的判断。离体实验（包括无细胞反应体系）可以简化反应条件，人为控制反应对象和实验条件，有利于在分子水平阐明物质转化过程的具体步骤、转化条件及影响因素，有些代谢过程只能在离体条件下才能得出实验结果。但是同时也应当注意到，离体实验破坏了生物机体代谢反应的完整性，所得到的实验结果只能看作是一种可能性，应做系统分析或经整体实验加以验证，才能得出可靠的结论。例如，离体实验证明，胸腺嘧啶是 DNA 的有效前身物，但在整体动物实验中发现³H-胸腺嘧啶掺入 DNA 很少，表明胸腺嘧啶不是 DNA 的有效前身物。用标记的胸腺嘧啶核苷（³H-TdR）做进一步的掺入实验，证明 TdR 才是机体合成 DNA 的前身物。

2. 细胞动力学分析　细胞动力学（cell kinetics）是研究各种增殖细胞群体的动态量变过程，包括增殖、分化、迁移和衰亡等过程的变化规律以及体内外各种因素对它们的影响和调控。通过细胞动力学规律的研究，可以揭示正常及异常细胞的增殖规律及特点，为病因研究及临床诊疗提供实验依据。细胞动力学研究的范畴很广，其中以细胞周期时间测定最为常用，也最为重要，常用于肿瘤分化及增殖规律研究、肿瘤的同步化治疗、造血细胞研究等方面。放射性核素示踪技术测定细胞周期时间的常用方法有标记有丝分裂百分数法（放射自显影法）和液体闪烁法。

3. 活化分析　活化分析（activation analysis）是通过使用适当能量的射线或粒子照射待测样品，使待测样品中某些稳定的核素通过核反应变成放射性核素（活化），然后进行放射性测量和能谱分析，获得待测样品中稳定性核素的种类与含量（分析）的超微量分析技术。根据照射源的不同，活化分析可以分为中子活化分析、带电粒子活化分析、光子活化分析三类，其中以中子活化分析应用最广。活化分析是各种微量分析法中灵敏度最高的，并且精密度好、准确度高、抗干扰能力强，可以区别同一元素的各个同位素及其组成；可进行多元素同步测定，在同一份试样中可同时测定 30~40 种元素，最高可达56 种元素，特别适合于生物医学样品中多种微量元素的测定，以及合金元素的测定；化学分离工作相对比较简单，在进行法医学鉴定时可不破坏证物。活化分析最主要的问题是其所使用的活化源十分昂贵，需反应堆或加速器，不易普及，这极大地限制了它的应用。此外，还有分析周期较长、不能测定元素的化学状态和结构等不足之处。

4. 体外放射分析　是指在体外条件下，以放射性核素标记的抗原、抗体或受体的配体为示踪剂，以结合反应为基础，以放射性测量为定量方法，对微量物质进行定量分析的一类技术的总称，包括放射免疫分析、免疫放射分析、受体放射分析等。

三、方法学特点

由于放射性核素能够自发衰变，且射线探测仪器具有很高的灵敏度，可以对示踪物分子上的核素衰变过程中所释放出的射线进行有效测量，因此放射性核素示踪技术具有以下特点。

1. 灵敏度高　由于射线的特性、放射性测量仪器的检测能力，以及标记化合物的比放射性可以很高，在以放射性核素作为示踪物时，可以精确地探测出极微量的物质，一般可达到 $10^{-14} \sim 10^{-18}$ g 水平，即能从 $10^{14} \sim 10^{18}$ 个非放射性原子中查出一个放射性原子，而迄今最准确的化学分析法很难达到 10^{-12} g 水平，这对于研究体内或体外微量物质的含量具有特殊价值。例如，1 Ci（1 Ci = 3.7×10^{10} Bq）的 ^{32}P 仅有 3.52 μg，即 3.52×10^{-6} g，而放射性测量仪器可以精确地测出 10^{-9} Ci 或更弱的放射性，也就是对于 ^{32}P 来说，其灵敏度可达 10^{-15} g 数量级。

2. 方法相对简便、准确性较好 由于测定对象是核射线，而示踪剂中放射性核素放出的射线不受其他物理和化学因素（如温度、pH 值等）的影响，同时放射性测量受到反应体系中其他非放射性杂质的干扰很轻，省去了许多可能导致误差的分离、提纯等步骤，减少了待测物化学量的损失，这不仅简化了实验程序，而且提高了实验结果的可靠程度，可以获得较好的准确性。

3. 合乎生理条件 应用放射性示踪剂，可使用生理剂量乃至更微小的示踪剂量来研究物质在整体中的变化规律。由于这类方法灵敏度高，所需化学量极小，不致扰乱和破坏体内生理过程的平衡状态，可以在生物机体或培养细胞体系的完整无损的条件下进行实验，属于非破坏性实验方法，因此反映的是被研究物质在生理剂量和原有生理状态下的代谢和变化，所得结果更接近于真实情况。

4. 定性、定量与定位研究相结合 放射性核素示踪技术不仅能准确地定量测定和进行动态变化的研究，而且也可以进行定位观察。例如，放射自显影方法可确定放射性标记物在器官或组织标本中的定位和定量分布，并可与电子显微镜技术结合，进行亚细胞水平的定位分析，使功能与结构的研究统一起来；射线具有一定的穿透能力，可以从体外探测到显像剂在人体内的动态分布过程，获得相关脏器和组织的功能结构影像，而这对其他示踪技术来说是难以实现的。

5. 与放射有关的特殊要求 ①需要专用的实验条件，例如专用的放射性实验室、放射性测量仪器、各种放射防护设备和辐射污染监测仪器等，并执行严格的放射性操作程序。②由于放射性核素本身的特点，可能会对实验对象、工作人员产生不同程度的放射性生物效应，因此在建筑设计和预防措施上，都应予以相应的考虑，满足环保的要求。③工作人员必须经过一定的专业培训，尤其是放射防护安全的培训，获得放射性工作许可证；拥有 SPECT、PET 等显像设备的临床核医学工作人员，还需参加岗前培训并获得大型设备上岗证。

（赵诗彧）

第二节　放射性核素显像

放射性核素显像（radionuclide imaging）是根据放射性核素示踪原理，利用放射性核素或其标记化合物在体内代谢分布的特殊规律，从体外获得脏器和组织功能结构影像的一种核医学技术。用于脏器、组织或病变显像的放射性核素或其标记化合物称为显像剂（imaging agent）。放射性核素显像技术作为临床核医学的重要组成部分，其发展主要取决于显像剂和显像设备的不断进步。

一、方法学原理

脏器和组织显像的基本原理是放射性核素的示踪作用：不同的放射性核素显像剂在体内有其特殊的分布和代谢规律，能够选择性聚集在特定的脏器、组织或病变部位，使其与邻近组织之间的放射性分布形成一定程度浓度差，而显像剂中的放射性核素可发射出具有一定穿透力的 γ 射线，可用放射性测量仪器在体外探测、记录到这种放射性浓度差，从而在体外显示出脏器、组织或病变部位的形态、位置、大小以及脏器功能变化。在短时间内自动连续成像，或者在一定时间内多次显像，可以获得特定脏器、组织的系列图像，通过计算机处理可计算出特定区域的时间-放射性曲线（time-activity curve，TAC）及相应的参数，从而对其进行定量分析，将定位和定性诊断与定量分析有机地结合起来。

二、显像剂定位机制

放射性核素显像是建立在脏器组织和细胞对显像剂代谢或特异性结合的基础之上，与其他以解剖学改变为基础的影像学技术在方法学上有本质的区别。不同脏器的显像需要不同的显像剂，并且同一脏器的不同功能或不同的显像目的也需要使用不同的显像剂，可以认为核医学的影像实际上就是反映该脏器或组织特定功能的显像图。不同的显像剂在特定的脏器、组织或病变部位中选择性聚集的机制很多，概括起来主要有以下几种类型。

1. 合成代谢　脏器和组织的正常代谢或合成功能需要某种元素或一定的化合物，若将该元素的放射性同位素或放射性核素标记特定的化合物引入体内，可被特定的脏器和组织选择性摄取。例如，甲状腺具有选择性摄取碘元素并用以合成甲状腺激素的功能，利用放射性 ^{131}I 作为示踪剂，根据甲状腺内 ^{131}I 分布的影像可判断甲状腺的位置、形态、大小，以及甲状腺结节的功能状态；胆固醇是合成肾上腺皮质激素的共同前身物，能被肾上腺皮质细胞摄取，其摄取的数量和速度与皮质功能有关，因此放射性核素标记的胆固醇（如 ^{131}I-6-IC）或胆固醇类似物可用于肾上腺皮质显像；^{18}F 标记的脱氧葡萄糖（^{18}F-2-fluoro-2-deoxy-glucose，^{18}F-FDG）与一般葡萄糖一样，可被心肌细胞、脑神经细胞和肿瘤细胞等组织作为能源物质摄取，但却不能被其利用而在细胞内聚集，可以用正电子发射计算机断层显像（PET）观察和分析心肌、脑灰质和肿瘤的葡萄糖代谢状况。

2. 细胞吞噬　单核-巨噬细胞具有吞噬异物的功能，将放射性胶体颗粒（如 ^{99m}Tc-硫胶体）经静脉注入体内，将作为机体的异物被单核-巨噬细胞系统的巨噬细胞所吞噬，常用于富含单核-巨噬细胞的组织如肝、脾和骨髓的显像。放射性胶体在脏器内的分布主要随胶体颗粒的大小而异，通常小于 20 nm 的颗粒在骨髓中的浓集较多；中等大小的颗粒主要被肝的库普弗细胞（Kupffer cell，KC）吞噬；大颗粒（500~1 000 nm）主要浓集于脾。淋巴系统具有吞噬、输送和清除外来物质的功能，将放射性标记的微胶体或右旋糖酐（如 ^{99m}Tc-右旋糖酐）注入皮下或组织间隙后，可迅速随淋巴液经毛细淋巴管进入淋巴回流系统，通过显像可以了解相应区域淋巴管的通畅情况和引流淋巴结的分布情况。

3. 循环通路　某些显像剂进入血管、蛛网膜下腔或消化道等生理通道时既不被吸收也不会渗出，仅借此解剖通道通过，经动态显像可获得显像剂流经该通道及有关脏器的影像。例如，经静脉"弹丸"式快速注入放射性药物后，它依序通过腔静脉、右心房、右心室、肺血管床、左心房、左心室、升主动脉、主动脉弓而达到降主动脉，用以判断心及大血管的畸形等先天性心血管疾病和某些获得性心脏疾患；如果以放射性核素标记的某些血液成分（如 ^{99m}Tc-RBC）为显像剂，静脉注射后经过与血液的充分混合，可均匀分布于血管内，可以显示心、肝、胎盘等脏器的血池分布情况（血池显像）；静脉注射大于红细胞直径（>10 μm）的颗粒型显像剂（如 ^{99m}Tc-MAA），将随血液循环流经肺毛细血管前动脉和毛细血管床，暂时性嵌顿于肺微血管内，可以观察肺的血流灌注情况；将放射性药物（如 ^{99m}Tc-DTPA）经腰椎穿刺注入蛛网膜下腔，显像剂将进入脑脊液循环，蛛网膜下腔间隙相继显影，可以测得脑脊液流动的速度、通畅情况以及脑脊液漏的部位；不被胃黏膜吸收的放射性显像剂（如 ^{99m}Tc-DTPA）标记的食物摄入胃内后，经胃的蠕动传送而有规律地将其从胃内排入肠道中，通过动态显像可以了解胃排空功能。

4. 选择性浓聚　病变组织对某些放射性药物有选择性摄取浓聚作用，静脉注入该药物后在一定时间内能浓集于病变组织使其显像。例如^{99m}Tc-焦磷酸盐（^{99m}Tc-PYP）可渗入或结合于急性心梗患者坏死的心肌组织中而不被正常心肌所摄取，据此可进行急性心肌梗死的定位诊断；利用某些亲肿瘤的放射性药物［如^{67}Ga、^{99m}Tc（V）-DMSA 等］与恶性肿瘤细胞有较高亲和力的特性，可进行恶性肿瘤的定位、定性诊断。

5. 选择性排泄　肾脏和肝脏对某些放射性药物具有选择性摄取和排泄的功能，这样不仅可显示脏器的形态，还可观察其分泌、排泄的功能状态以及排泄通道的通畅情况。例如静脉注入经肾小管上皮细胞分泌（^{99m}Tc-EC，^{99m}Tc-MAG$_3$）或肾小球滤过（^{99m}Tc-DTPA）的放射性药物后进行动态显像，可以显示肾脏的形态、分泌或滤过功能以及尿路通畅情况；^{99m}Tc-HIDA 及 ^{99m}Tc-PMT 等显像剂经肝多角细胞分泌至毛细胆管并随胆汁排泄到肠道，可显示肝、胆囊的功能以及胆道通畅情况。此外分化较好的肝癌细胞亦具有摄取和分泌^{99m}Tc-PMT 的功能，但癌组织无完整的胆道系统，无法将药物排泄到正常胆道系统而呈持续显影，据此可做延迟显影对肝细胞肝癌进行阳性显像。

6. 通透弥散　进入体内的某些放射性药物借助简单的通透弥散作用可使脏器和组织显像。例如，静脉注入放射性^{133}Xe 生理盐水后，放射性惰性气体^{133}Xe 流经肺组织时从血液中弥散至肺泡内，可同时进行肺灌注显像和肺通气显影；某些不带电荷、脂溶性小分子放射性药物（如^{99m}Tc-HMPAO），能透过正常的血脑屏障并较长期地滞留于脑组织，其在脑组织中的聚集量与血流量成正比，据此可进行脑血流显像。

7. 离子交换和化学吸附　骨组织由无机盐、有机物及水组成，构成无机盐的主要成分是羟基磷灰石［Ca$_{10}$（PO$_4$）$_6$（OH）$_2$］晶体，占成人骨干重的 2/3，有机物主要是骨胶原纤维和骨粘连蛋白等。^{85}Sr 和^{18}F 分别是钙和氢氧根离子的类似物，可与骨羟基磷灰石上的 Ca^{2+} 和 OH$^-$ 进行离子交换，因此使晶体含量丰富的骨骼显像。^{99m}Tc 标记的膦酸盐类化合物（如^{99m}Tc-MDP）主要吸附于骨的无机物中，少量与有机物结合，可使骨骼清晰显像；未成熟的骨胶原对^{99m}Tc 标记的膦酸化合物的亲和力高于羟基磷灰石晶体，并且非晶形的磷酸钙的摄取显著高于成熟的羟基磷灰石晶体，因此成骨活性增强的区域显像剂摄取明显增加。

8. 特异性结合　某些放射性核素标记化合物具有与组织中特定的分子结构特异性结合的特点，可使组织显影，从而达到特异性的定位和定性诊断的目的。例如，利用放射性核素标记某些受体的配体作显像剂，引入机体后能与相应的受体特异性结合，可以了解受体的分布部位、数量（密度）和功能等，称为放射受体显像（radioreceptor imaging）；利用放射性核素标记的抗体或抗体片段与体内相应抗原特异性结合，可使富含该抗原的病变组织显影，称为放射免疫显像（radio immuno imaging，RII）；利用放射性核素标记的反义寡核苷酸可与相应的 mRNA 或 DNA 链的基因片段互补结合，可进行反义显像和基因显像。

由此可见，放射性核素显像反映了脏器和组织的生理和病理生理变化，更侧重的是从功能的角度来观察脏器和组织的结构变化，属于功能结构影像。从医学影像学的发展趋势来看，已从过去的强调速度和分辨率朝着功能和分子影像方向迈进，而核医学影像的本质就是功能影像，在这方面核医学已占据先利之便。

三、显像类型与特点

放射性核素显像的方法很多，从不同的角度出发可以分为不同的类型。

（一）根据影像获取的状态分为静态显像和动态显像

1. 静态照像　当显像剂在脏器内或病变处的分布处于稳定状态时进行的显像称为静态显像（static imaging）。这种显像允许采集足够的放射性计数用以成像，故所得影像清晰而可靠，适合于详细观察脏器和病变的位置、形态、大小和放射性分布。

2. 动态显像　在显像剂引入体内后，迅速以设定的显像速度动态采集脏器的多帧连续影像或系列影像，称为动态显像（dynamic imaging）。显像剂随血流流经和灌注脏器、或被脏器不断摄取和排泄、或在脏器内反复充盈和射出等过程，造成脏器内的放射性在数量上或在位置上随时间而变化。利用计算机感兴趣区（region of interest，ROI）技术可以提取每帧影像中同一个感兴趣区域内的放射性计数，生成时间-放射性曲线，进而计算出动态过程的各种定量参数。通过各种参数定量分析脏器和组织的运动或功能情况，是核医学显像的一个突出特点。

为了进一步提高诊断效能，可将动态显像与静态显像联合进行，先进行动态显像获得局部灌注和血池影像，间隔一定的时间后再进行静态显像，称之为多相显像（multiphase imaging）。如静脉注射骨骼显像剂后先进行动态显像获得局部骨骼动脉灌注和病变部位血池影像，延迟三小时再进行显像得到反映骨盐代谢的静态影像，称为骨骼三相显像。

（二）根据影像获取的部位分为局部显像和全身显像

1. 局部显像　仅限于身体某一部位或某一脏器的显像称为局部显像（regional imaging）。这种方法一般使用较大的采集矩阵（如 256×256 或 512×512），得到的信息量大、图像清晰、分辨率较高，在临床上最为常用。

2. 全身显像　利用放射性探测器沿体表做匀速移动，从头至足依序采集全身各部位的放射性，将它们合成一幅完整的影像称为全身显像（whole body imaging）。注射一次显像剂即可完成全身显像是放射性核素显像的突出优势之一，可在全身范围内寻找病灶，并且有利于机体不同部位或对称部位放射性分布的比较分析，常用于全身骨骼显像、全身骨髓显像、探寻肿瘤或炎性病灶等。

（三）根据影像获取的层面分为平面显像和断层显像

1. 平面显像　将放射性探测器置于体表的一定位置采集脏器或组织放射性影像的方法称为平面显像（planar imaging），所得影像称平面影像。平面影像是脏器或组织的某一方位在放射性探测器的投影，它是由脏器或组织在该方位上各处的放射性叠加所构成。叠加的结果可能掩盖脏器内局部的放射性分布异常，为弥补这种不足，常采用前位、后位、侧位和斜位等多体位显像的方法，达到充分暴露脏器内放射性分布异常的目的。尽管如此，对较小的，尤其是较深的病变仍不易发现。

2. 断层摄像　用可旋转的或环形的探测器，在体表连续或间断采集多体位平面影像数据，再由计算机重建成为各种断层影像的方法称为断层显像（tomographic imaging）。断层影像在一定程度上避免了放射性的重叠，能比较正确地显示脏器内放射性分布的真实情况，有助于发现深在结构的放射性分布轻微异常，检出较小的病变，并可进行较为精确的定量分析，是研究脏器局部血流量和代谢率必不可少的方法。

（四）根据影像获取的时间分为早期显像和延迟显像

1. 早期显像　显像剂注入体内后 2 小时以内所进行的显像称为早期显像（early imaging），此时主要反映脏器血流灌注、血管床和早期功能状况，常规显像一般采用这类显像。

2. 延迟显像　显像剂注入体内后 2 小时以后，或在常规显像时间之后延迟数小时至数十小时所进行的再次显像称为延迟显像（delay imaging）。一些病变组织由于细胞吸收功能较差，早期显像血液本底较高，图像显示不满意，易误诊为阴性结果。通过延迟显像可降低本底，给病灶足够时间吸收显像剂，以改善图像质量，提高阳性检出率。有时是显像剂摄取缓慢，而周围的非靶组织的清除也较慢，需要足够的时间让显像剂从非靶组织中洗脱，以达到理想的靶/非靶比值。例如，^{99m}Tc-MIBI 可同时被正常甲状腺组织和功能亢进的甲状旁腺病变组织所摄取，但两种组织对显像剂的清除速率不同。静脉注射^{99m}Tc-MIBI 后 15~30 分钟采集的早期影像主要显示甲状腺组织，2~3 小时再进行延迟影像，甲状腺影像明显减淡，而功能亢进的甲状旁腺病变组织显示明显。

（五）根据病变组织对显像剂摄取与否分为阳性显像和阴性显像

1. 阳性显像　某些显像剂主要被病变组织摄取，而正常组织一般不摄取或摄取很少，在静态影像上病灶组织的放射性比正常组织高而呈"热区"改变，称为阳性显像（positive imaging）或者热区显像（hot spot imaging），如心肌梗死灶显像、亲肿瘤显像、放射免疫显像等。通常阳性显像又分为特异性与非特异性两种类型，其敏感性要高于阴性显像。

2. 阴性显像　大多数显像剂主要被有功能的正常组织摄取，而病变组织基本上不摄取，在静态影像上表现为正常组织器官的形态，病变部位呈放射性分布稀疏或缺损，称为阴性显像（negative imaging）或者冷区显像（cold spot imaging）。临床上的常规显像如心肌灌注显像、肝胶体显像、甲状腺显像等，均属此类型。

（六）根据显像剂摄取时机体的状态分为静息显像和负荷显像

1. 静息显像　当显像剂引入人体或影像采集时，受检者在没有受到生理性刺激或药物干扰的安静状态下所进行的显像，称为静息显像（rest imaging）。

2. 负荷显像　受检者在药物或生理性活动干预下所进行的显像称为负荷显像（stress imaging），又称为介入显像（interventional imaging）。借助药物或生理刺激等方法增加某个脏器的功能或负荷，通过观察脏器或组织对刺激的反应能力，可以判断脏器或组织的血流灌注储备功能，并增加正常组织与病变组织之间放射性分布的差别，有利于发现在静息状态下不易观察到的病变，从而提高显像诊断的灵敏度。临床检查时常用的负荷方法有运动负荷试验、药物负荷试验和生理性负荷试验。

（七）根据显像剂发出射线的种类分为单光子显像和正电子显像

1. 单光子显像　使用探测单光子的显像仪器（如 γ 照相机、SPECT）对显像剂中放射性核素发射的单光子进行的显像，称为单光子显像（single photon imaging），是临床上最常用的显像方法。

2. 正电子显像　使用探测正电子的显像仪器（如 PET、符合线路 SPECT）对显像剂中放射性核素发射的正电子进行的显像，称为正电子显像（positron imaging）。需要指出的是，用于正电子显像的仪器探测的并非正电子本身，而是正电子产生湮没辐射时发出的一对能量相等（511 keV）、方向相反的光子。正电子显像主要用于代谢、受体和神经递质显像。

应当特别强调的是，核医学显像方法很难用一种简单的方式进行分类，上述分类只是为了便于描述和比较的方便，仅具有相对意义，事实上同一种显像方法从不同的角度出发，可以分成不同的类型。例如，口服^{131}I 后 24 小时所进行的甲状腺显像，既是一种静态显像，也可以算是局部显像、平面显像或静息显像。

四、图像分析要点

核医学显像是以脏器和组织的生理、生化和病理生理变化为基础，以图像方式显示放射性示踪剂在某一器官、组织或病变部位的分布、摄取、代谢和排出过程，可观察到细胞、分子甚至基因水平的变化，综合地反映器官功能和形态的改变。由于组织功能的复杂性决定了核医学影像的多变性，因此对于核医学图像的分析判断，必须掌握科学的思维方法，运用生理、生化和解剖学知识，排除各种影响因素的干扰，并密切结合临床表现及其他影像学方法的结果，对所获得图像的有关信息进行正确分析，才能得出符合客观实际的结论，避免出现人为的诊断失误。对于核医学图像进行分析判断应注意以下几个方面。

（一）图像质量的基本要求

进行图像分析首先应当对已获得的核医学图像质量有一个正确的评价。按照严格的显像条件和正确的方法进行图像采集和数据处理，是获得高质量图像的基本保证。一个良好的被检器官图像应符合图像清晰、轮廓完整、对比度适当、病变部位显示清楚、解剖标志准确以及图像失真度小等要求。影响到图像质量的因素是多方面的，比如放射性示踪剂的放射化学纯度、显像时间、受检者的体位、采集的放大倍数和矩阵大小、计算函数的选择等。对不符合质量标准的图像要及时分析原因并进行复查。因某种原因不能复查者，在进行图像分析时要认真考虑到这些机械或人为误差对图像的临床评价带来的影响，以免得出错误的结论。

（二）正常图像的识别

认识和掌握正常图像的特点是识别异常、准确诊断的基本条件。核医学图像中所表现出的脏器和组织的位置、形态、大小和放射性分布，都与该脏器和组织的解剖结构和生理功能状态有密切关系。一般来说，实质性器官的位置、形态、大小，与该器官的体表投影非常接近，放射性分布大致均匀，较厚的组织显像剂分布相对较浓密。比如，甲状腺显像时，正常甲状腺呈蝴蝶形，分为左、右两叶，其下 1/3 处由峡部相连，两叶显像剂分布均匀，峡部及两叶周边因组织较薄，显像剂分布较两叶的中间部分略为稀疏。另外，还应当把脏器形态和位置的正常变异与病理状态严格区分开来，如果把正常变异误认为是异常病变，可导致假阳性。例如大多数正常肝脏呈三角形，但有 30% 的肝脏呈其他形状，正常变异的类型可达 38 种；部分正常的甲状腺可见锥体叶。如果不了解这些情况，很容易出现误诊。

对于断层图像，首先应正确掌握不同脏器断面影像的获取方位与层面。例如，对于大多数器官的断层是取横断面、矢状面、冠状面，当心脏断层时，由于心脏的长、短轴与人体躯干的长、短轴不相一致，其差异因人而异，故心脏断层显像时分别采用短轴、水平长轴和垂直长轴的断层方法。其次，还需对各断层面的影像分别进行形态、大小和放射性分布及浓聚程度的分析。

（三）异常图像的分析要点

核医学方法所获得的图像最常见的有静态平面图像、动态图像和断层图像等类型，对于不同的图像类型应从不同的角度进行分析判断。

1. 静态图像分析要点　①位置：注意被检器官与解剖标志和毗邻器官之间的关系，确定器官有无移位、异位或反位。②形态大小：受检器官的外形和大小是否正常，轮廓是否清晰，边界是否完整。如果器官失去正常形态时，在排除了正常变异后还应判明其是受检器官内部病变所致，还是器官外邻近组织的病变压迫所致。③放射性分布：一般是以受检器官的正常组织放射性分布为基准，比较判断病变组织的放射性分布是否增高或降低（稀疏）、缺损。④对称性：对于脑、骨骼等对称性器官的图像进行分析时，应注意两侧相对应的部位放射性分布是否一致。

2. 动态图像分析要点　除了上述要点之外，还应注意以下两点。①显像顺序：是否符合正常的血流方向和功能状态，如心血管的动态显像应按正常的血液流向，即上（下）腔静脉、右心房、右心室、肺、左心房、左心室及主动脉等腔道依次显影。如果右心相时主动脉过早出现放射性充填，提示血液有由右至左的分流；当左心室显影后右心室影像重现，双肺持续出现放射性，则提示存在着血液由左至右的分流。②时相变化：时相变化主要用于判断受检器官的功能状态，当影像的出现或消失时间超出正常规律时（如影像出现时间延长、缩短或不显影等），提示被检器官功能异常。例如肝胆动态显像时，如果肝胆显影时间延长，肠道显影明显延迟，提示肝胆系统有不完全梗阻；若肝脏持续显影，肠道一直不显影，则表明胆道系统完全性梗阻。

3. 断层图像分析要点　断层图像的分析判断较平面图像要困难得多，必须在充分掌握正常断层图像的基础上进行判断。单一层面的放射性分布异常往往不能说明什么问题，如果连续两个以上层面出现放射性分布异常，并且在两个以上断面的同一部位得到证实，则提示病变的可能。

（四）影响图像质量的常见原因

由于所有的核医学显像都是基于显像仪器对视野内放射性核素的探测，所以任何改变显像剂性质和分布状态的因素，都可能造成图像的异常，而这种异常与受检者的生理和病理状态无关，即出现伪影或图像质量下降。引起图像伪影和图像质量下降的原因甚多，大体可以分为以下几方面。

1. 来自放射性核素显像剂的原因

（1）制剂不当：使用锝标化合物时，一般是从钼－锝发生器中淋洗出游离 $^{99m}TcO_4^-$ 加以标记，安瓿中还原剂的含量会对标记结果产生影响。经常使用的还原剂是二价锡 Sn^{2+}，如含量过少，就会导致过锝酸根离子量增多，可在唾液腺、甲状腺、胃等处出现核素分布；相反，则出现过多的锝胶体聚集在肝脏、脾脏、网状内皮系统内。

（2）配制方法的错误：标记液容量过大时，需要的标记时间长，标记率会降低。例如，标记 DMSA 时，如采用 2 mL $^{99m}TcO_4^-$ 淋洗液标记，15 分钟标记率可达 95% 以上，但体积为 10 mL 时，15 分钟标记率仅为 70%。标记白细胞、血小板时，白细胞或血小板浓度过低时，标记率也降低。

（3）标记核素本身质量不佳：连续数日不用的钼－锝发生器内含有大量的 ^{99m}Tc，如周末未用，下周一淋洗得到的 $^{99m}TcO_4^-$ 淋洗液中也含有大量的 ^{99m}Tc，用这样的淋洗液进行标记，通常标记率较低。

（4）其他的放射性药物成分的混入：在药品的标记或注射时使用已用于调制其他药品的注射器或针头，会使标记率下降，药物变性。例如，用调制过骨显像剂的注射器或针头再标记 HMPAO 时，安瓿内的 HMPAO 变成异构体，标记率下降，脑内核素分布降低，图像质量下降。

2. 来自受检者的原因

（1）被检者体位移动：平面显像、断层显像过程中，如果被检者体位发生移动，不仅会产生伪影降低图像质量，也会在断层显像时产生局限性的热点或缺损。检查时要做适当的固定，叮嘱患者检查过程中不要移动身体，对幼儿或精神性疾病患者还应根据情况给予镇静、催眠剂。

（2）吸收衰减带来的伪影：男女体形及肥胖程度的不同会对正常影像造成影响，有时会被误认为异常。如乳腺癌患者乳房切除术后行骨显像时，切除侧的肋骨由于软组织较薄，会显得核素分布略增浓；乳房引起的衰减会造成前壁心肌的核素分布降低，尤其是在 ^{201}Tl 显像时，由于其能量较低，这种衰减伪影更为明显。

（3）被检者体内外异物造成的伪影：患者衣服上的饰品（如皮带钩、纽扣、项链、宝石或放在口袋内的硬币等），体内的植入物（如起搏器、人工骨、义齿、乳房内的假体），胃肠检查时残留的钡剂等，都会引起射线的异常衰减，产生低放射性伪影。

（4）散射引起的伪影：在某一部位如有过量的核素存在，或注射显像剂漏出血管，对周围组织产生的散射可产生伪影。

（5）核素污染引起的伪影：注射部位如有药液漏出可形成局部热点；如皮下有大量漏出，可造成引流淋巴结内出现显像剂分布；准直器、扫描床、患者衣服及皮肤如沾有放射性的尿液、唾液、泪液、汗液，也呈现"热点"，容易被误认为是异常表现。

（6）前次核素检查体内残留放射性的影响：短时间内进行两种或两种以上的核素显像检查时，如对前次放射性药物的物理半衰期、生物半衰期考虑不足，会产生伪影。

3. 来自仪器的原因

（1）探头均匀性降低：晶体、光电倍增管、电子学线路的故障都可引起均匀性降低，特别是SPECT 断层显像时，容易产生环形伪影，因此日常的均匀度校正尤为重要。

（2）旋转中心偏离：SPECT 断层显像时，如探头旋转中心发生偏离，依其程度及方向的不同会产生特有的伪影。

（3）检查过程中电压变化：工作电压是否稳定直接影响着系统的均匀性、分辨率和线性度，检查过程中如电压发生改变，依其性质的不同会产生各种伪影。

4. 来自显像技术方面的原因

（1）准直器选择不当：如所装的准直器与所采集光子的能量不匹配，会产生各种伪影。例如^{201}Tl和^{99m}Tc 等低能核素显像时，如果装上了高能准直器，则可见准直器的隔栅影。反之，高能核素显像时如装配了低能准直器，光子易透过准直器的隔栅，导致图像质量下降。

（2）能窗设定不当：能窗的设定值与所采集的光子能量不匹配时，会引起图像质量降低。

（3）采集计数不足或过多：采集到足够的放射性计数是获得高分辨率图像的前提条件。如果计数过低，信噪比下降，分辨率降低；但是计数过多，最高计数的像素处会产生"溢出"现象，使真正的计数无法显示而产生伪影。

（4）不正确的图像采集时间：每一种检查都会依据显像剂在体内不同的动力学变化情况，确定图像开始采集的最佳时间，如果采集过早开始，血本底过高，靶/非靶比值小，影像显示不清。

（5）数据处理方面的原因：滤波截止频率的选择对重建后的图像质量有很大影响，截止频率过低（即截去高频较多）使影像平滑，但降低分辨率；截止频率过高使影像呈涨落很大的花斑样，同样会降低分辨率。

（五）密切结合临床进行分析判断

核医学影像如同其他影像学方法一样，图像本身一般并不能提供直接的疾病诊断和病因诊断，除了密切联系生理、病理和解剖学知识外，还必须结合临床相关资料以及其他相关检查结果进行综合分析，才能得出较为符合客观实际的结论，否则会造成某些人为错误。

五、核医学影像与其他影像的比较

放射性核素显像是常用的医学影像技术之一，由于它的显像原理是建立在器官组织血流、功能和代谢变化的基础之上，因此与 CT、MRI 和超声等主要建立于解剖结构改变基础上的影像学方法相比，有以下几个显著特点。

1. 有助于疾病的早期诊断　放射性核素显像不仅显示脏器和病变的位置、形态、大小等解剖结构，更重要的是从细胞或分子水平提供有关脏器、组织和病变的血流、代谢等方面的信息，甚至是化学信息，可以在疾病的早期尚未发生形态结构改变时对疾病做出早期诊断。例如，大多数短暂性脑缺血发作（TIA）患者已出现持续性低血流灌注情况，但缺血区域并未形成明显的结构变化，此时行局部脑血流断层显像可显示病变部位显像剂分布明显减少，而 CT 和 MRI 常常不能显示异常；肿瘤组织在发生骨转移后，核素骨显像可见病变部位有明显的骨质代谢活跃病灶，而 X 线检查往往要病变部位发生明显的骨钙丢失时才能发现病理改变。因此放射性核素显像有助于疾病的早期诊断，并广泛应用于脏器代谢和功能状态的研究。

2. 可用于定量分析　放射性核素显像具有多种动态显像方式，使脏器、组织和病变的血流和功能等情况得以动态显示，根据系列影像的相关数据可计算出多种功能参数进行定量分析，不仅可与静态显像相配合提供疾病更为早期的表现，而且有利于疾病的随访观察和疗效评价。

3. 具有较高的特异性　放射性核素显像可根据显像目的要求，选择某些脏器、组织或病变特异性聚集的显像剂，所获取的影像常具有较高的特异性，可显示诸如受体、肿瘤、炎症、异位组织及转移性病变等组织影像，而这些组织单靠形态学检查常常是难以确定，甚至是根本不可能显示。例如，在神经系统疾病的受体研究中，放射性核素受体显像是目前唯一可行的影像学方法。

4. 安全、无创　放射性核素显像基本上采用静脉注射显像剂，然后进行体外显像，属于无创性检查；显像剂的化学量甚微，不会干扰机体的内环境，过敏和其他毒副反应极少见；受检者的辐射吸收剂量低于同部位的 X 线检查。因此放射性核素显像是一种很安全的检查，符合生理要求，适用于随访观察。

5. 对组织结构的分辨率不及其他影像学方法　与以显示形态结构为主的 CT、MRI 和超声检查相比较，核医学图像的主要缺陷是信息量小，图像分辨率低，这是方法学本身的限制。出于安全使用放射性核素的考虑，显像剂的使用剂量（放射性活度）受到一定的限制，而且注入人体的放射性核素发出的射线只有极少一部分被用于显像，在单位面积上的光子通量比 CT 小 $10^3 \sim 10^4$ 倍，成像的信息量不是很充分，加之闪烁晶体固有分辨率的限制，使得影像的清晰度较差，对细微结构的精确显示远不及 CT、MRI 和超声检查。

核医学显像与 CT、MRI、超声同属医学影像技术，它们的显像原理、技术优势和应用范围各有不同，在可以预见的数十年里，都不可能出现一种技术完全取代另一种技术的情况。在临床上，应根据需要适当联合应用功能性显像和形态学显像，获得最为全面而必要的信息，对疾病做出早期、准确的诊断，为及时而正确的治疗以及疗效评价提供帮助。以 PET/CT、SPECT/CT、PET/MRI 等为代表的多模式显像技术的出现，真正实现了解剖结构影像与功能/代谢/生化影像的实时融合，成为影像医学的发展方向。

（孙　菲）

第九章 核医学在肿瘤诊疗中的应用

目前认为，恶性肿瘤的发生是由于机体细胞受到各种内、外界刺激因素（包括遗传、物理、化学及生物因素等）影响后，正常细胞基因组变得不稳定，其结构和功能发生改变，从而使细胞发生恶性转化。在细胞发生恶性转换的过程中，可能涉及机体各种正常生理、病理反应系统中各种调节因子、信号通路的调节和参与，包括炎症反应、免疫反应、神经调节等等。尽管恶性肿瘤发生各不相同，但均具有一些基本特征。包括自我增殖（self-sufficiency in growth signals），抗增殖信号耐受（insensitivity to antigrowth signals），细胞死亡耐受（resisting cell death），无限复制能力（limitless replicative potential），持续的血管生成能力（sustained angiogenesis），组织侵袭和转移能力（tissue invasion and metastasis），免疫逃避能力（avoiding immune destruction），促进肿瘤的炎症（tumor promotion inflammation），细胞能量代谢异常（deregulating cellular energetics），基因组不稳定和突变（genome instability and mutation）等。

核医学分子影像（nuclear medicine and molecular imaging），是通过示踪技术对疾病进行无创伤性诊断的一种显像方法，具有探测灵敏度高、无创伤、反映机体生理或病理功能等特点。作为现代医学影像的新技术，通过运用影像学手段显示组织、细胞和亚细胞水平的特定分子，反映活体状态下分子水平的动态变化，对其生物学行为在影像方面进行定性和定量研究。随着肿瘤分子生物学研究和计算机科学等技术的发展，特别是融合显像仪器的问世，如 PET/CT、PET/MRI、SPECT/CT 等融合显像设备的商品化与普及应用，使核医学分子显像对恶性肿瘤细胞某些基本特征的阐述成为临床核医学的一个重要内容。目前，以 ^{18}F-FDG PET/CT 为代表的分子影像学技术已在临床推广应用，并成为连接分子生物学等基础学科与现代临床医学的重要桥梁，对现代和未来医学模式产生了革命性影响。

第一节 ^{18}F-FDG 显像

正电子核素在衰变过程中发射正电子，这种正电子在组织中运行很短距离后，即与周围物质中的电子相互作用，发生湮没辐射，发射出方向相反、能量相等（511 keV）的两个光子。正电子发射型电子计算机断层（positron emission computed tomography，PET）是采用一系列成对的互成180°排列并与符合线路相连的探测器来探测湮没辐射光子，从而获得机体内正电子核素的断层分布图，显示病变的位置、形态、大小、代谢、功能及分子生物学表现等，评估疾病演变，早期诊断并指导治疗。常用的正电子核素如 ^{11}C、^{13}N、^{15}O、^{18}F 等多为机体组成的基本元素的同位素，临床应用较为广泛，这些核素标记的某些代谢底物、药物或生物活性物质不改变标记物本身的生物学性质，使其具有类似的生理与生化特性，可灵敏地揭示活体组织的代谢与生物功能。

PET/CT 是集 PET 和 CT 为一体的融合性显像设备，能同时显示靶器官细微的组织结构和生化与代谢变化、受体分布与基因表达等。同机 CT 不仅可以提供局部组织的解剖结构定位，弥补 PET 图像定位不清的缺陷，而且可以对 PET 图像进行衰减校正，获得显像剂分布精确的定量信息，并能提供更为丰富的辅助诊断支持。目前，PET/CT 已经逐渐取代 PET 显像设备，成为临床最重要的分子影像设备之一。

1930 年，Wargburg 在实验室里发现，大部分肿瘤细胞即使在有氧情况下仍然以糖酵解为主的能量获取模式，并命名为"Wargburg 效应"。这也是 ^{18}F-FDG PET（PET/CT）显像在肿瘤学中应用的理论基础。而随着近年来对"Wargburg 效应"的分子机制研究进展，目前认为"Wargburg 效应"也是肿瘤细胞代谢重组的特征性标志物之一。

一、显像原理

^{18}F-2-氟-2-脱氧-D-葡萄糖（2-fluorine-18-fluoro-2-deoxy-D-glucose, ^{18}F-FDG）是一种与天然葡萄糖结构相类似的放射性核素标记化合物，放射性的 ^{18}F 原子取代天然葡萄糖结构中与 2 号碳原子相连的羟基后形成，可示踪葡萄糖摄取和第一步磷酸化过程。^{18}F-FDG 与天然葡萄糖一样，进入细胞外液后能够被细胞膜的葡萄糖转运蛋白（Glu）识别跨膜转运到细胞液内，被己糖激酶（hexokinase）磷酸化生成 ^{18}F-FDG-6-PO$_4$。与天然葡萄糖磷酸化生成 6-磷酸葡萄糖相类似，磷酸化的 ^{18}F-FDG 获得极性后不能自由出入细胞膜；但与 6-磷酸葡萄糖不同的是 ^{18}F-FDG-6-PO$_4$ 并不能被磷酸果糖激酶识别进入糖酵解途径的下一个反应过程，而只能滞留在细胞内。通过 PET/CT 成像后，可反映机体器官、组织和细胞利用葡萄糖的分布和摄取水平（图 9-1）。

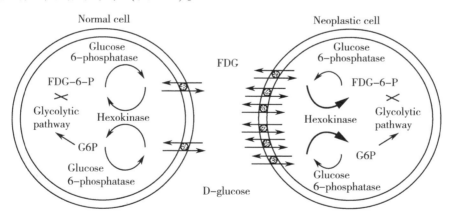

图 9-1　正常细胞与肿瘤细胞 ^{18}F-FDG 葡萄糖代谢过程

大部分肿瘤病理类型如非小细胞肺癌、结直肠癌、恶性淋巴瘤等在 ^{18}F-FDG PET/CT 影像中均显示为高摄取（阳性）占位灶。但部分低级别胶质瘤、黏液腺癌、支气管肺泡癌、原发性肝细胞癌、肾透明细胞癌及部分前列腺癌也可以表现为低摄取 ^{18}F-FDG 占位灶。其主要原因可能与葡萄糖转运蛋白表达水平较低、去磷酸化水平较高、肿瘤组织中肿瘤细胞数量较少等因素有关。

在正常生理和良性病理改变情况下，一些细胞也可以糖酵解为主要代谢模式满足其行使生物功能所需要的能量，在 ^{18}F-FDG PET/CT 影像中显示为高摄取，如红细胞、神经元细胞在生理状态下，骨骼肌细胞在剧烈运动状态下，心肌细胞在缺血、缺氧状态下，脂肪细胞在受到寒冷、紧张的刺激等。另外，由于淋巴细胞、单核细胞等炎症细胞在行使其吞噬功能时，其能量代谢也是以无氧糖酵解模式为主，因此感染、肉芽肿等炎症病变、增生性病变以及一些良性肿瘤等非恶性病理改变在¹⁸F-FDG PET/CT 影像中也可以表现为高摄取灶。这些现象限制了¹⁸F-FDG PET/CT 在恶性肿瘤鉴别诊断中的应用价值。因此，在临床实践中并不能仅通过¹⁸F-FDG PET/CT 影像中¹⁸F-FDG 摄取的高低来鉴别病灶的良恶性，还需要结合病灶的 CT 影像改变及临床表现，甚至直接获取病理组织才能进行恶性肿瘤的鉴别诊断。

二、适应证

1. 肿瘤的临床分期及治疗后再分期。

2. 肿瘤治疗过程中的疗效监测和治疗后的疗效评价。

3. 肿瘤的良、恶性鉴别诊断。

4. 肿瘤患者随访过程中监测肿瘤复发及转移。

5. 肿瘤治疗后残余与治疗后纤维化或坏死的鉴别。

6. 已发现肿瘤转移而临床需要寻找原发灶。

7. 不明原因发热、副癌综合征、肿瘤标志物异常升高患者的肿瘤探测。

8. 指导放疗计划，提供有关肿瘤生物靶容积的信息。

9. 指导临床选择有价值的活检部位或介入治疗定位。

10. 肿瘤高危因素人群的肿瘤筛查。

11. 恶性肿瘤的预后评估及生物学特征评价。

12. 肿瘤治疗新药与新技术的客观评价。

三、显像程序

（一）显像前准备

1. **基础状态**　患者应该具备仰卧 30 分钟以上的能力，药物注射前后应在安静、光线暗淡的房间，坐位或卧位保持肌肉松弛。疼痛不能耐受者应在显像前给予患者镇痛剂；具有帕金森病、躁狂症等神经精神疾病影响平卧能力患者，需要显像应在药物控制后才可进行；急性衰竭患者、怀疑急性心肌梗死患者需要显像时，必须在专科医师严格监护下进行。

2. **血糖控制**　患者通过禁食（或根据前次就餐种类空腹至少 4~6 小时以上）和禁饮含糖饮料，控制血糖水平在显像药物注射前<12.0 mmol/L；血糖过高应重新安排，或通过注射短效胰岛素减少血糖水平，在胰岛素注射后 2 小时后重新测定，<12.0 mmol/L 方可注射显像药物，否则建议专科医师对患者血糖进行控制后择日进行显像。

3. **应激情况**　由于运动、紧张或寒冷等刺激可造成受检者机体处于应激状态，出现肌肉紧张、脂肪动员等生理性反应。患者候诊注射间温度应该控制在 24~26℃左右，避免患者在寒冷环境中长时间滞留；注射显像药物前后应禁止肌肉过度运动（如频繁说话、嚼口香糖等），必要时可给予 5~10 mg 地西泮减少肌肉摄取。

4. **造影剂使用**　对怀疑有胃部疾病患者，可于显像前 10~20 分钟服用低剂量（1%）口服照影剂 500 mL；对怀疑下消化道疾病患者，显像前 1 小时可常规服用口服照影剂 1 000~1 500 mL；对怀疑有头颈部肿瘤疾病患者，可使用静脉造影剂（碘造影剂过敏、肾脏疾病除外）。

5. 呼吸准备　应嘱咐患者保持平稳呼吸进行 CT 采集，尽量减少图像融合误差所引起的伪影。

6. 其他准备　在图像采集前，应该排空膀胱，限制肾收集系统和膀胱的辐射剂量；尽可能清除患者的金属物体，以免产生硬化伪影。

7. 询问过去史，包括恶性肿瘤的类型和位置，诊断和处理的日期（活检结果、手术、辐射、化疗及骨髓刺激因子及类固醇等药物使用）和目前的治疗手段。

（二）图像采集

1. 注射显像剂　显像药物应该在患侧的对侧进行注射，按体重计算，一般注射剂量为 3.7~5.55 MBq（0.1~0.15 mCi）/kg；图像采集应该在显像剂注射后 60~90 分钟内进行。

2. 确定采集体位　一般采取仰卧位。手臂最好抬高在头顶上，手臂放在两边可以产生 X 线硬化伪影；对于头颈部显像，手臂应该置于两边。

3. 确定采集视野　常规体部采集视野必须至少包括从颅底到股骨上 1/3 段；怀疑全身骨转移或患者存在肢体远端病灶需要鉴别时，采集视野可延伸到足底；局部采集根据临床需要进行。

4. CT 定位和采集　常规使用 CT 定位扫描后，进行 CT 螺旋采集获得全身或局部断层图像。由于低剂量 CT 采集方法足以用于 PET 图像衰减及病灶定位，CT 采集应使用较低的毫安/秒设置，减少患者辐射剂量；如需要应用诊断 CT，可以在 PET 采集后再进行。

5. PET 采集　由于显像设备型号不同，探头采集计数的灵敏度不同，每个床位采集时间可以不同，一般在 2~5 分钟；PET 采集部位应该与 CT 扫描位置完全相同；采集模式可应用 2D 或 3D 采集模式；重建参数常规使用 OSEM。

6. 图像融合　常规使用图像融合软件对采集 CT 图像和 PET 图像进行融合显示。典型的图像融合软件包应提供排列 CT 图像、^{18}F-FDG PET 图像和在横断面、冠状面和矢状面的融合图像以及最大密度投影图像（MIP），并可进行 3D 电影模式显示。需要时可同时显示具有或者没有衰减校正的 ^{18}F-FDG PET 图像。

7. 延迟显像　由于大部分肿瘤细胞的摄取平台时间可延迟到药物注射后 2 小时以上，临床必要时可进行延迟显像。延迟显像时间可在药物注射后 2~4 小时内进行，图像采集模式参照局部采集方案。

8. 动态采集　当需要对图像进行绝对定量分析时，需要采取动态采集模式。采集程序一般为采用床旁注射显像剂后立刻进行，图像分析需采用特殊处理软件。

（三）图像分析

1. 定性分析　通过视觉对显示图像中 ^{18}F-FDG 的摄取程度进行分析的一种方法。可对采集图像的质量、异常 ^{18}F-FDG 摄取的位置、程度以及图像融合的精确性等进行初步判断。

2. 定量分析　半定量分析方法可以使用肿瘤/非肿瘤组织的 ^{18}F-FDG 摄取比值（T/NT）和标准化摄取值（standardized uptake value，SUV）两种方式。临床常规采取 SUV 估计 ^{18}F-FDG 的摄取程度。

标准化摄取值：包括平均 SUV、最大 SUV。SUV 描述的是 ^{18}F-FDG 在肿瘤组织与正常组织中摄取的情况，SUV 越高，则恶性肿瘤的可能性越大。SUV 的计算公式如下：

$$SUV = \frac{局部感兴趣区平均放射性活度（MBq/mL）}{注入放射性活度（MBq）/体重（g）}$$

（四）图像判断

1. 正常图像　静脉注射显像剂 ^{18}F-FDG 后 1 小时全身各脏器组织均可呈现一定的显像剂分布。约

70%的^{18}F-FDG分布于全身各脏器，其余经泌尿系统等排泄。

头颈部：大脑灰质、基底节中的灰质核团、丘脑及小脑灰质部分均呈现较高的显像剂摄取；大脑白质和脑室部分呈现较低甚至无显像剂摄取分布。腭扁桃体、腺样增殖体及棕色脂肪也可呈现不同程度的显像剂摄取分布。正常的腮腺、颌下腺及甲状腺等有时也可呈现轻-中度弥漫性的显像剂摄取。由于运动或紧张，眼部肌肉，声带，咬肌、舌肌等面部肌肉，胸锁乳突肌、椎前肌等颈部肌肉经常可出现较高的显像剂摄取（图9-2）。

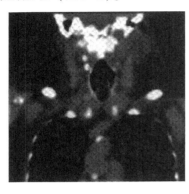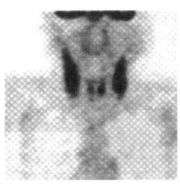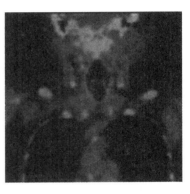

图9-2　双侧胸锁乳突肌紧张性摄取

胸部：心肌组织在不同的生理状态下，可呈现不同程度的显像剂摄取（图9-3）；纵隔内由于大血管内含大量血液可呈现轻度显像剂分布。正常肺组织含有大量气体，一般呈现低摄取分布图像；肺门淋巴结特别是老年人经常可以见到不同程度的摄取；未完全退化的胸腺组织、具有分泌功能的乳腺及正常食管也常见到轻度显像剂摄取分布。

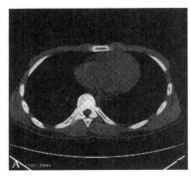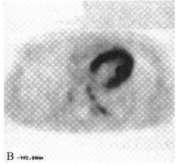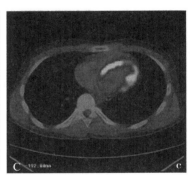

图9-3　心肌组织生理性摄取
A：CT影像；B：PET影像；C：PET/CT融合影像

腹部：胃及肠道可见不同程度的显像剂摄取，呈连续性，与消化道走行一致。肝脏通常呈弥漫性轻-中度摄取，边界较为清晰；脾脏也可呈现轻度弥漫性分布，但一般较肝脏的显像剂摄取要低（图9-4）。

盆腔：由于^{18}F-FDG经肾脏滤过后，不能经肾小管再回收。因此，肾脏、输尿管和膀胱均可呈现较高的显像剂分布（尿液滞留）。前列腺一般呈现较低的显像剂摄取；子宫及卵巢受女性生理周期的影响，经常在图像中见到不同程度的显像剂摄取（图9-5）。

2. 异常图像　在排除正常生理性摄取外，出现局灶性的异常葡萄糖高代谢病灶均可以视其为异常病灶。主要包括：

恶性肿瘤：大部分恶性肿瘤在图像中表现为局灶性、较高的显像剂摄取。少部分恶性肿瘤由于葡萄糖转运蛋白表达水平较低、去磷酸化水平较高、肿瘤组织中肿瘤细胞数量较少等因素，在图像中可表现较低甚至无显像剂摄取。如黏液腺癌、支气管肺泡癌、原发性高分化肝细胞癌、肾透明细胞癌及高级别前列腺癌等（图 9-6）。

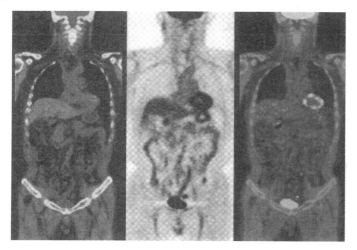

图 9-4　肠道生理性摄取

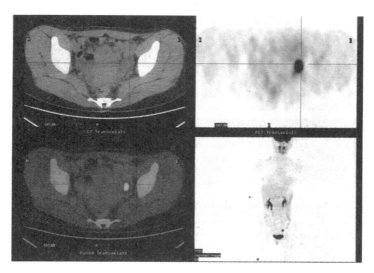

图 9-5　左侧卵巢生理性摄取

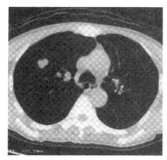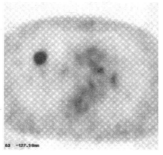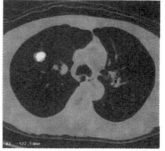

图 9-6　非小细胞肺癌（右肺）

　　肿瘤样病变：部分良性肿瘤在 ^{18}F-FDG PET/CT 图像中也可表现较高的显像剂摄取。如甲状腺乳头状瘤、腮腺肿瘤（Warthin 瘤、多晶体腺瘤）、结肠腺瘤样息肉和茸毛腺瘤以及平滑肌瘤等。这些肿瘤样病变有时与早期恶性肿瘤病灶很容易相混淆，在临床实践中必须加以注意（图 9-7）。

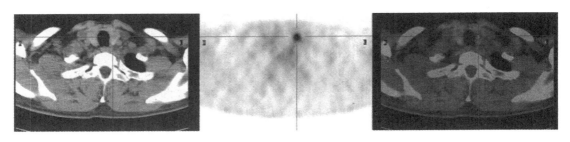

图 9-7　甲状腺乳头状瘤（左）

炎症：各种原因（如手术、放疗或感染等）引起的急性炎症、以肉芽组织增生为主的炎症如结节病，真菌性疾病或结核性疾病等；以及由于免疫异常等所致的慢性炎症疾病如溃疡性结肠炎、全身淋巴结病等在^{18}F-FDG PET/CT 图像中也可表现较高的显像剂摄取。这些炎症性疾病由于与恶性肿瘤具有相类似的结构性改变和代谢改变，有时很难通过^{18}F-FDG PET/CT 鉴别，常需要结合患者的具体病史、实验室检查甚至是组织病理学表现联合诊断（图 9-8）。

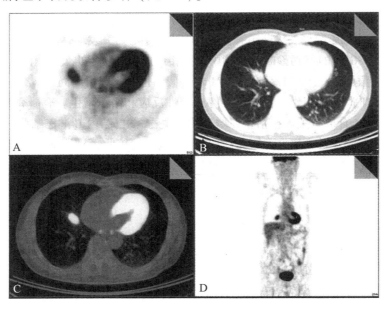

图 9-8　右肺中叶炎症

（蒋瑞静）

第二节　其他正电子药物 PET 显像

一、核苷酸代谢显像

较常用的核酸类代谢显像剂包括^{11}C-胸腺嘧啶（^{11}C-TdR）和^{18}F-氟胸腺嘧啶（3'-deoxy-3'-F-fluorothymidine，^{18}F-FLT）。这类显像剂能参与核酸的合成，可反映细胞分裂繁殖速度。

^{18}F-FLT（3'-脱氧-3'-^{18}F-氟代胸腺嘧啶）是一种胸腺嘧啶类似物，能够和胸腺嘧啶一样进入细胞内，并被细胞质内的人胸腺激酶-1（thymidine kinase-1，TK-1）磷酸化，但由于 3' 端氟原子的置换，其磷酸化后的代谢产物不能进一步参与 DNA 的合成，也不能通过细胞膜返回到组织液而滞留在细胞内，

因而有利于肿瘤显像。^{18}F-FLT 是 TK-1 的底物，其摄取依赖于 TK-1 的活性，因此可进行细胞增殖显像，能较准确地评估肿瘤细胞 DNA 的合成和细胞增殖活性。一组恶性淋巴瘤显像发现，大部分患者的肿瘤 SUV 值与其增殖指数密切相关，说明 ^{18}F-FLT 不仅可以用于恶性淋巴瘤的诊断和分期，而且同时可以评价肿瘤的增殖性。

^{18}F-FLT 是具有应用前景的肿瘤 PET 显像剂，可用于对肿瘤进行良恶性鉴别、疗效评估和预后判断。有学者应用 ^{18}F-FDG、^{18}F-FLT 及 ^{11}C-蛋氨酸（^{11}C-MET）三种 PET 显像剂研究在肿瘤放疗后残余病灶局部复发中的价值。结果发现胸腺嘧啶及蛋氨酸主要被存活癌细胞摄取，而 ^{18}F-FDG 同时还被梗死灶中的巨噬细胞摄取，说明肿瘤放疗后残余病灶中若存在大片梗死区时，^{18}F-FLT 和 ^{11}C-蛋氨酸比 ^{18}F-FDG 可以更好地评价局部复发。^{18}F-FLT 较 ^{18}F-FDG 在炎性病灶中聚集更少，这有利于 ^{18}F-FLT 显像时肿瘤与炎症的鉴别诊断；许多临床经验报道 ^{18}F-FLT 在帮助鉴别 ^{18}F-FDG 的假阳性显像中有重要价值。

^{18}F-FLT 在脑胶质瘤的诊断和分级中有重要意义。研究表明，^{18}F-FLT 在无侵袭性的胶质瘤分级方面优于 ^{11}C-MET，但可能并不适用于复发的低级别胶质瘤的评估和诊断。^{18}F-FLT 可特异性地被增殖组织摄取，而成人的脑细胞或炎症组织分裂增殖活性低，摄取 ^{18}F-FLT 较低，所以可用于鉴别脑胶质瘤放疗后的炎症和复发肿瘤。在预测胶质瘤临床疗效的研究中发现，复发的高级别胶质瘤经治疗后的疗效及生存率可通过 ^{18}F-FLT PET 的标准化摄取值（SUV）的变化情况进行评价。Rueger 等研究发现，^{18}F-FLT 的摄取与肿瘤基因表达有关，且其在治疗后早期（3 天）即可进行评估，有助于早期预测及评价治疗效果。

^{18}F-FLT 对非小细胞肺癌的诊断很有价值。国内多中心研究发现，^{18}F-FLT 特异性较高、假阳性较低，提示在 NSCLC 的鉴别诊断及分期中具有相应的优势。但也发现 ^{18}F-FLT 仍有 6.5% 的患者淋巴结存在假阳性（分期过高）。^{18}F-FLT 产生假阳性的原因目前尚不清楚。病理检查显示在 ^{18}F-FLT PET/CT 产生假阳性的淋巴结内存在炎性反应和组织增生。有研究显示，^{18}F-FLT 的摄取与活跃的 DNA 合成有关。包括正在增殖的微生物，淋巴结内 B 淋巴细胞以及良性结节内的巨噬细胞也存在 FLT 的高摄取。因此，^{18}F-FLT 的敏感性较低、假阴性较高以及存在非肿瘤性摄取，故其在 NSCLC 的诊断与分期中不能取代 ^{18}F-FDG。

二、乙酸盐代谢显像

^{11}C 标记的乙酸（^{11}C-acetate）最早被用于心脏有氧代谢研究和肾脏疾病的研究，目前则较多地应用于肿瘤显像。人们对肿瘤组织摄取 ^{11}C-acetate 的确切机制尚不十分清楚，目前认为乙酸盐可以进入肿瘤组织的脂质池中，进行低氧代谢以及脂质高合成，肿瘤组织中的浓聚可能与肿瘤组织中脂肪合成增加有关，当肿瘤细胞生长旺盛时，其细胞内的脂肪代谢活跃。还有研究者认为肿瘤摄取乙酸盐主要参与到三羧酸代谢循环中，反映细胞内有氧代谢情况。

有研究者对原发性前列腺癌患者进行了 ^{11}C-acetate 和 ^{18}F-FDG 双核素显像的对比研究（22 例接受 ^{11}C-acetate 显像，其中 18 例接受 ^{18}F-FDG 显像），结果发现 22 例原发性前列腺癌患者中所有人的原发肿瘤都出现 ^{11}C-acetate 的浓聚，而接受 ^{18}F-FDG 显像的 18 例患者中仅检出了 15 例。^{11}C-acetate 同时发现了盆腔内所有转移淋巴结以及绝大部分远处骨转移灶，而 ^{18}F-FDG 的检出率明显较低。此外，研究也同时发现，FDG 的摄取与肿瘤分期相关，但乙酸盐的摄取量与肿瘤临床分期并无直接关系。但是，也有研究者认为 ^{11}C-acetate 在鉴别前列腺良性增生与恶性病变方面存在较大局限，因为良性增生的前列腺也可能明显浓聚 ^{11}C-acetate。此后，Oyama 等探讨了 ^{11}C-acetate PET 显像在检测前列腺癌治疗后复发方面的价值，所有 46 例研究对象均为接受治疗后怀疑有复发的前列腺癌患者，比较[11]C-acetate 和[18]F-FDG 的诊断价值。结果显示，46 例受检者中有 27 例（59%）的[11]C-acetate 结果为阳性，而[18]F-FDG 仅有 8 例为阳性（17%）。根据影像学检查或活检证实或高度怀疑复发的患者中，14 例（30%）[11]C-acetate 显像结果为阳性，而[18]F-FDG 为阳性的仅有 4 例（9%）；在血清 PSA>3 ng/mL 的 22 例患者中，[11]C-acetate 有 13 例（59%）为阳性，而血清 PSA≤3 ng/mL 的 24 例患者中，只有 1 例（4%）的[11]C-acetate 为阳性。上述研究结果显示，在检测前列腺癌复发中，[11]C-acetate 显像的敏感性要明显高于[18]F-FDG。除了在前列腺癌外，[11]C-acetate 也可用于其他肿瘤显像，包括脑膜瘤、脑胶质瘤、鼻咽癌、肝癌、淋巴瘤、肺癌、结肠癌、卵巢癌和肾细胞癌等，但其诊断的价值尚需进一步研究证实。

由于[18]F 具有较好的物理特性、更易于临床使用，近年来，人们开始进行[18]F 标记乙酸盐的研究。[18]F-acetate 在动物（前列腺癌模型大鼠）体内的生物学分布研究显示在注射药物 30 分钟后靶本底比值要高于[11]C-acetate，[18]F-acetate 所获得的图像质量要优于[11]C-acetate 图像，两种显像剂在肝细胞肝癌患者诊断的敏感性和特异性均明显高于 CT 检查。

三、乏氧代谢显像

肿瘤乏氧显像在实体瘤中普遍存在，被认为是肿瘤进展及对治疗不敏感的关键因素。乏氧可通过诱导肿瘤产生乏氧诱导因子激活肿瘤细胞一系列基因、蛋白的合成和表达，如红细胞生成素、血管内皮生长因子、糖酵解过程中的特异性酶如乳酸脱氢酶 A、葡萄糖转运蛋白-1，p53 以及编码诱导一氧化氮氧化合成酶和黄素氧化酶等，调控肿瘤细胞的生长、代谢、增殖、肿瘤血管生成、侵袭和转移，使肿瘤细胞在适应乏氧微环境的同时也具有独特的生物学行为。肿瘤的氧合状况是预测肿瘤疗效及评估肿瘤生物学行为的关键因子。

1. 硝基咪唑类显像剂 ^{18}F-fluoromisonidazole（[18]F-FMISO）是硝基咪唑衍生的显像剂，在 PET 显像中研究最为广泛，也是最先用于人体肿瘤乏氧检测的显像剂。乏氧细胞还原能力强，当具有电子亲和力的硝基咪唑主动扩散透过细胞脂膜，在细胞内硝基还原酶作用下，硝基被还原，还原产物与大分子物质不可逆结合，从而滞留在组织内。在正常氧水平下，硝基咪唑还原后立即被氧化复原成初始状态。[18]F-FMISO 具有较高的乏氧特异性，在乏氧细胞中的结合率为正常含氧细胞的 28 倍。[18]F-FMISO 在动物体内的生物学分布，以小肠、肝脏、肾脏较高，而在血液、脾、心脏、肺、肌肉、骨和脑组织中较低。

Eschmann 等对 26 例头颈部肿瘤和 14 例非小细胞肺癌并接受放疗的患者注射[18]F-FMISO 后进行 15 分钟的动态采集和静态 PET 扫描，并随访 1 年。结果提示药物积聚型曲线、4 小时最大 SUV 值及高肿瘤/肌肉（T/Mu）或肿瘤/纵隔（T/Me）比值预示局部肿瘤易复发，肿瘤组织的 FMISO 动力学行为可预估肿瘤的复发情况。

目前此类化合物还有[18]F-fluoroazomycin arabinoside（FAZA），[18]F-fluoroetanidazole（FETA），[124]I-iodo-azomycin-galactoside（IAZG）等，有望成为新的乏氧显像剂。

2. Cu-ATSM 显像剂 具有代表性的为[64]Cu-ATSM。尽管 Cu-ATSM（diacetyl-bis-N4-methylthiosenicarbazone）在细胞中潴留的机制不像 FMISO 那样清楚，但因其有较长的半衰期而应用于临床。Cu-ATSM 有着较高的膜通透性，故其摄取和洗脱较快，在注射后 20 分钟即可显像。

小动物肿瘤模型体内实验证实，Cu-ATSM 的摄取与氧分压呈正相关，当氧分压从（28.61±8.74）mmHg 降到（20.81±7.54）mmHg，Cu-ATSM 的摄取明显增加 35%，而当氧分压升至（45.88±15.9）mmHg，Cu-ATSM 的摄取下降至对照组的 48%。在放射性活度曲线中，显示其乏氧组织中的显像剂潴留明显高于正常氧合组织。

Dehdashti 等先后对 14 例宫颈癌和 19 例非小细胞肺癌患者在开始治疗前进行 ^{60}Cu-ATSM PET 显像，预估肿瘤的治疗反应。结果显示，^{60}Cu-ATSM 乏氧显像可提供关于肿瘤的氧合状况从而预估肿瘤的生物学行为、预测治疗效果及患者预后。

四、氨基酸代谢显像

氨基酸参与蛋白质的合成、转运和调控，体内蛋白质合成的异常与多种肿瘤及神经精神疾病有关。恶性肿瘤细胞的氨基酸转运增强，这可能与细胞表面发生某种特殊变化有关。细胞恶变需要获得并且有效利用营养成分以维持其能量、蛋白质合成和细胞分裂，因此，氨基酸需求增加很可能是导致氨基酸转运增加的一个非特异性原因。蛋白质代谢中的两个主要步骤是氨基酸摄取和蛋白质合成。细胞恶变后，氨基酸转运率的增加可能比蛋白质合成增加更多，因为不少过程是作用于氨基酸转运而不是蛋白质合成，包括转氨基和甲基化作用。目前，较常用的有 L-甲基-^{11}C-蛋氨酸（^{11}C-methionine，^{11}C-MET），此外，L-1-^{11}C-亮氨酸、L-^{11}C-酪氨酸、L-^{11}C-苯丙氨酸、L-1-^{11}C-蛋氨酸、L-2-^{18}F-酪氨酸、O-（2-^{18}F-氟代乙基）-L-酪氨酸（FET）、L-6-^{18}F-氟代多巴（^{18}F-FDOPA）、L-4-^{18}F-苯丙氨酸、^{11}C-氨基异丙氨酸及 ^{13}N-谷氨酸等也有应用。

1. ^{11}C-蛋氨酸（^{11}C-MET）　　^{11}C-MET 是氨基酸类化合物作为示踪剂用于 PET 显像的典型代表，能够在活体反映氨基酸的转运、代谢和蛋白质的合成。肿瘤细胞合成蛋白质作用增强，所有转运和利用氨基酸的能量增强；肿瘤组织摄取 ^{11}C-MET 与恶性程度相关并明显高于正常组织，而且肿瘤细胞对蛋氨酸的摄取具有分子立体结构特异性，摄取 L-蛋氨酸明显高于 D-蛋氨酸。而某些肿瘤细胞转甲基通道（transmethylation pathways）活性增强，这是使用 ^{11}C-L-蛋氨酸作为亲肿瘤显像剂的另一重要理论基础。^{11}C-MET 进入体内后在体内转运，可能参与体内蛋白质的合成，或转化为 5-腺苷蛋氨酸作为甲基的供体。正常生理分布主要见于胰腺、唾液腺、肝脏和肾脏。^{11}C-MET 的时间-放射性曲线表明，静脉注射后 5 分钟左右，正常脑组织和肿瘤组织就能迅速摄取 MET，并且脑肿瘤组织标准化摄取值（SUV）明显高于正常组织，注射后 10 分钟，肿瘤 SUV 达到峰值，且稳定保持在高水平上。由于 ^{11}C-MET 的摄取、达到平衡和清除较快，临床显像在静脉注射后 1 小时内完成效果较为理想。目前主要用于脑肿瘤、头颈部肿瘤、淋巴瘤和肺癌等肿瘤的诊断，特别在鉴别脑肿瘤的良恶性、肿瘤复发、勾画肿瘤的浸润范围、早期评价治疗效果等有其特定的临床价值。

2. ^{18}F-酪氨酸（^{18}F-FET）　　^{18}F-FET 是一种人工合成的酪氨酸类似物，不会被进一步代谢和掺入蛋白质，但恶性细胞中增加的氨基酸转运同样可以体现组织中增加的氨基酸需求，因此其可以进入代谢旺盛的肿瘤组织，作为有效的肿瘤显像剂。与 ^{18}F-FDG 相比，^{18}F-FET 的优点是脑肿瘤组织与周围正常组织的放射性比值高，肿瘤边界清楚，图像清晰，更易辨认；肿瘤组织与炎症部位或其他糖代谢旺盛的病灶更易鉴别。

五、胆碱显像

细胞中普遍存在磷酸胆碱反应，血液中的胆碱被细胞摄取后可以有不同的代谢途径，如参与氧化反应、参与神经递质的合成、参与磷酸化反应等。在肿瘤细胞内胆碱参与磷脂代谢中，由于肿瘤细胞具有短倍增时间、代谢旺盛的特点，因此肿瘤细胞膜的合成同样也是比正常细胞快。^{11}C-胆碱（^{11}C-choline）在肿瘤细胞内的代谢最终产物磷脂胆碱是细胞膜的重要组成成分，故肿瘤细胞摄取 ^{11}C-胆碱的速率可以直接反映肿瘤细胞膜的合成速率，成为评价肿瘤细胞增殖的指标。

^{11}C-胆碱显像在脑皮质、纵隔、心肌及盆腔内本底干扰很小，因此对于这些部位的肿瘤病灶显示要比^{18}F-FDG 具有很大的优越性。在对脑肿瘤和前列腺癌的诊断中具有很高的特异性，明显克服了^{18}F-FDG 的不足，但是^{11}C 的半衰期短，无法进行远距离运输，只有具备回旋加速器及相应合成装置的 PET/CT 中心才能使用^{11}C-胆碱。^{18}F-胆碱（^{18}F-choline）正在临床试用，如^{18}F-氟代甲基胆碱、^{18}F-氟代乙基胆碱及^{18}F-氟代丙基胆碱等。

（王晓雯）

第三节　^{18}F-FDG PET/CT 在肿瘤诊断中的应用

基于大部分肿瘤细胞均具有糖酵解水平增加的特征性表现，^{18}F-FDG PET/CT 对于大部分恶性肿瘤均具有较高的鉴别诊断价值。但由于^{18}F-FDG PET/CT 在各种肿瘤病理类型中的灵敏度和特异性差异，在具体肿瘤的临床实践中如何有效地应用^{18}F-FDG PET/CT 技术，尚需要在实践的过程中不断总结。

一、肺癌

肺癌是全世界目前发病率和死亡率最高的恶性肿瘤。肺癌的常见症状包括咳嗽、呼吸困难、体质量下降和胸痛。根据肺癌细胞在显微镜下组织学上的大小和外观，肺癌主要分为"小细胞肺癌"（16.8%）和"非小细胞肺癌（NSCLC）"（80.4%）。

NSCLC 治疗的常用手段主要包括手术、放疗、化疗及生物治疗等。单独或联合使用这些手段的依据主要是参考临床分期。准确分期有助于为患者制订正确的治疗方案和提供预后信息。国际上对 NSCLC 所采用的统一分期方法为美国癌症联合会（American Joint Committee on Cancer，AJCC）和国际抗癌联盟（International Union Against Cancer，UICC）联合修订的 TNM 分期系统。统计资料显示，患者的 5 年生存率 I 期为 47%；II 期 26%；III 期 8.4%；IV 期 0.61%。

（一）肺孤立性节结的良、恶性鉴别

肺孤立性结节（solitary pulmonary nodule，SPN）是指不伴有肺门和纵隔淋巴结肿大、肺不张或肺炎的肺实质内圆形或椭圆形致密影，直径≤3 cm。直径<1 cm 者一般称为小结节，而直径>3 cm 的称为肿块（mass）。恶性肿瘤及其他肺内良性病变如结核瘤、炎性假瘤、球形肺炎、机化性肺炎、真菌感染、细支气管囊肿、动静脉畸形、血管瘤、圆形肺不张等均可表现为肺孤立性结节。早期明确鉴别肺孤立性结节的良、恶性质对于临床决策至关重要，一方面可以使肺癌患者赢得治疗时机，及时进行手术及其他有效治疗，延长患者的生存时间和提高生存质量；另一方面可以减少不必要的开胸手术，降低患者的治疗痛苦和不必要的医疗费用，这无疑对临床具有重要的实用意义。

侵入性检查获取病理学依据仍是肺内病变定性的"金标准"。这些侵入性检查主要包括纤支镜活检、CT 引导下肺穿刺吸取活检、胸腔镜和开胸切除术。资料报道，纤支镜活检灵敏度约为 79%，CT 引导下肺穿刺活检灵敏度和特异度分别为 98%和 92%。其主要缺陷在于创伤性及组织活检取材困难等限制。

高分辨 CT 能清晰显示肺内病灶及周围组织的细微结构，是目前鉴别肺孤立结节病变良恶性的主要影像学依据。资料显示，小于 3 mm 的 SPN 恶性肿瘤概率仅为 0.2%；4~7 mm 的 SPN 恶性肿瘤概率

0.9%；8~20 mm 的 SPN 恶性肿瘤概率约18%；大于 20 mm 的 SPN 恶性肿瘤概率约50%。结节中央钙化、弥漫性钙化和爆米花样钙化一般被认为是良性表现；边缘毛糙、毛刺、细支气管充气征、血管聚集征、胸膜凹陷征等通常被认为是典型恶性征象。结节的倍增时间也被认为是鉴别孤立性结节良恶性的参考依据，恶性 SPN 的体积倍增时间通常为30~400 天；随访超过 2 年结节仍无明显增大，诊断良性的概率可达90%。另外，增强前后 CT 值的改变也有助于肺内结节的定性。通常，结节中央增强 CT 值<15 HU 认为良性，增强 CT 值>25 HU 认为恶性。肺结节中有部分病灶可呈现磨玻璃样改变，在形态学上的良、恶性征象很不典型故很难定性。根据一份筛查研究显示，有20%的肺结节可表现为磨玻璃样改变，且此类结节的恶性发生率远远高于实性结节。这类结节的恶性病理类型不同于实性结节，通常为单纯的细支气管肺泡癌或腺癌合并细支气管肺泡癌。

^{18}F-FDG PET 在非小细胞肺癌中的临床诊断价值已经毋庸置疑。Fischer 等通过荟萃分析总结的 55 个诊断研究显示，^{18}F-FDG PET 诊断非小细胞肺癌的平均灵敏度、特异度分别达到96%和78%。Barger 等汇总报道双时相^{18}F-FDG PET 在非孤立性结节的诊断效率。总计 816 例患者，890 个肺结节。双时相延迟显像^{18}F-FDG PET 诊断非孤立性结节总的灵敏度85%、特异度77%。另外有研究认为，^{18}F-FDG PET/CT 应该选择性应用在具有 10%~60%概率可能为恶性肿瘤或高度怀疑恶性拟进行手术的肺孤立性结节患者中（图9-9）。

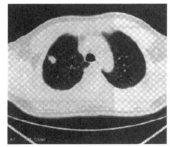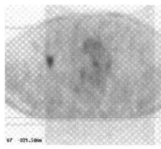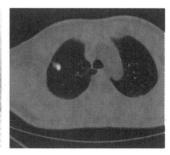

图 9-9 右肺孤立性结节，术后病理为肺泡癌

由于 PET 分辨率限制及部分容积效应，小结节（<1 cm）可呈现假阴性诊断结果；原发性肺类癌和支气管肺泡细胞癌摄取^{18}F-FDG 常较低，呈现假阴性诊断结果（图9-10）；结核性肺炎，隐球菌病，组织胞浆菌病和曲霉病等感染性疾病形成的孤立性节结可呈高摄取^{18}F-FDG，导致假阳性诊断结果（图9-11）。因此，在应用^{18}F-FDG PET/CT 鉴别肺孤立性结节时，应该有机结合高分辨 CT 的形态学表现，对难以诊断、具有高摄取^{18}F-FDG 的肺孤立性结节，必要时仍应通过创伤性检查获取病理结果以明确诊断。

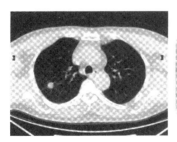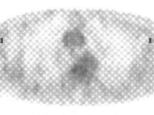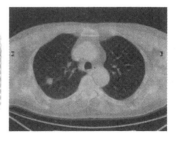

图 9-10 （右）肺孤立性结节为肺泡细胞癌

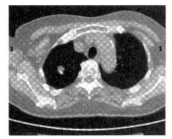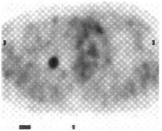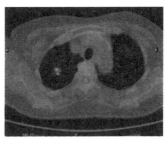

图 9-11　肺孤立性结节为肺结核

（二）临床分期

原发性肺癌的 TNM 分期结果是临床治疗决策和预后评估的直接依据。其中，Ⅰ、Ⅱ期患者无手术禁忌者应首选手术治疗；ⅢA 期 NSCLC 患者在可切除的 N_2 期中应采用手术和放、化疗的综合治疗，而对不能手术切除的 N_2 期及ⅢB 患者，放疗及化疗的综合治疗为首选方案，但对于 T_4N_0 的患者可采用包括手术的综合治疗；Ⅳ期 NSCLC 患者则在可耐受者中首选系统性的全身化疗及生物靶向治疗。[18]F-FDG PET/CT 是肺小细胞肺癌临床分期最有效的影像诊断技术（图 9-12）。

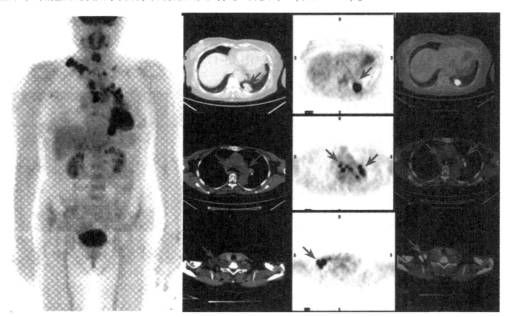

图 9-12　肺癌伴纵隔淋巴结转移、右锁骨上淋巴结转移（ⅢB）箭示病灶

1. T 分期　手术是治愈非小细胞肺癌最有效的手段。原发病灶侵犯胸膜、纵隔和大血管均可能导致手术失败。[18]F-FDG PET/CT 融合图像能更清楚地显示病灶大小及周围组织侵犯情况，对术前准确判断 T 分期、评估手术切除范围及手术难度有很大帮助。伴有胸壁侵犯的非小细胞肺癌在 T 分期中定义为 T_3，手术治疗可以完全切除原发灶及相邻被侵犯的胸壁；但对于心肺储备功能较差的患者，如果具有胸壁侵犯，一般不建议进行扩大根治手术。[18]F-FDG PET/CT 可以根据 CT 的精确定位及[18]F-FDG 摄取的范围，精确地显示肿瘤是否侵犯胸壁，避免不必要的手术。[18]F-FDG PET/CT 也能准确地提供纵隔是否侵犯的信息。但需要注意的是，在[18]F-FDG PET/CT 图像中，被侵犯的纵隔结构与相邻的肿瘤组织往往很难区分。另外，[18]F-FDG PET/CT 判断原发肿瘤伴阻塞性炎症和肺不张时也有明显优势，在放射治疗中显得尤为重要。资料显示，通过[18]F-FDG PET/CT 可以改变 30%～40% 肺癌患者的照射视野。

2. N 分期 纵隔淋巴结的定性对于非小细胞肺癌的临床决策是必需的。转移至同侧纵隔和（或）隆嵴下淋巴结（N_2）的肺癌患者一般均可以选择手术治疗；而转移至对侧纵隔、对侧肺门淋巴结，同侧或对侧斜角肌或锁骨上淋巴结（N_3）的患者则不是手术的适应证。

CT、MRI 等形态学影像对纵隔淋巴结的定性存在很大限制。这些显像技术往往基于淋巴结的大小来评价其性质，但淋巴结的良恶性与其大小缺乏良好相关性。正常大小的淋巴结中往往已有肿瘤转移，而临床发现 30%~40% 直径超过 1 cm 的淋巴结却无转移。资料显示，CT 探测淋巴结转移的敏感性和特异性 60%~70%，也就是说有 30%~40% 的患者被 CT 误诊为转移性淋巴结或漏诊转移性淋巴结。

^{18}F-FDG PET/CT 已经成为纵隔淋巴结分期的标准影像技术。^{18}F-FDG PET/CT 甚至可以定性小于 1 cm 的转移性淋巴结。Birim 等通过荟萃分析系统比较了 PET 和 CT 在探测纵隔淋巴结转移中的价值。总共 570 例肺癌患者，^{18}F-FDC PET/CT 对分期的准确性为 88%，而 CT 的准确性仅为 67%；^{18}F-FDG PET/CT 和 CT 的风险比（OR）为 3.91，意味着 ^{18}F-FDG PET/CT 对临床分期的准确性是 CT 的 3.91 倍；两者 NNT 为 5，意味着使用 5 次 ^{18}F-FDG PET/CT 可以增加 1 次临床分期准确性。基于 ^{18}F-FDG PET 在肺癌临床分期中的肯定价值，非小细胞肺癌临床实践指南（NCCN）已经将 ^{18}F-FDG PET/CT 显像作为肺癌临床分期检查非创伤性检查方法之一，认为 ^{18}F-FDG PET/CT 显像可以对非小细胞肺癌进行更准确的分期（包括 I a 期病例）。然而，由于炎性纵隔淋巴结可以高摄取 ^{18}F-FDG，引起假阳性；具有微转移的正常大小淋巴结可出现假阴性结果。在实践中，必要时仍然需要通过纵隔镜等创伤性检查获取具有高摄取 ^{18}F-FDG 的纵隔淋巴结行病理检查确诊。另外，术前诱导性化疗也可以影响 ^{18}F-FDG PET/CT 对纵隔淋巴结的定性结果；当需要进行手术前再分期时，最好能够间隔 4~8 周以上。

3. M 分期 非小细胞肺癌最容易远处转移至肝脏、肾脏、骨和脑。^{18}F-FDG PET/CT 于探测除脑转移之外的其他转移灶具有 CT 和 MRI 不可比拟的优势。资料显示，^{18}F-FDG PET/CT 探测远处转移的灵敏度、特异性和准确度分别可达 94%、97% 和 96%；改变了将近 20% 肺癌患者的治疗决策。

（三）肺癌复发病灶的诊断

非小细胞肺癌经积极治疗后，5 年生存率仍然很低，其主要原因就在于手术或放疗后残留或复发。鉴别残留或复发在临床上十分重要，但也有相当的难度。肺癌患者经治疗后，有两种可能：①治疗有效，病灶局部纤维化。②效果不佳，肿瘤持续存在或复发。两种情况在 CT 上的表现难以区别，甚至需要进行有创活检；然而这不仅并发症高，而且有时由于采样时技术上的原因，并非总能找到理想的标本组织，则出现假阴性的病理诊断。^{18}F-FDG PET/CT 对于非小细胞肺癌治疗后残留或复发的鉴别具有较高的应用价值。而且，^{18}F-FDG PET/CT 还可以引导活检找到有价值的组织标本，避免假阴性的病理诊断。资料显示，^{18}F-FDG PET/CT 探测非小细胞肺癌复发的敏感性达 97.1%，特异性为 100%。由于手术治疗后愈合过程及放疗后炎症对 ^{18}F-FDG 摄取的影响，应用 ^{18}F-FDG PET/CT 进行残留或复发探测，最好在治疗完成后间隔 2 个月左右进行。

二、乳腺癌

乳腺癌是女性最常见的恶性肿瘤。每年全球新发女性乳腺癌病例达 1 150 000 例，占全部女性恶性肿瘤发病的 23%；死亡 410 000 例，占所有女性恶性肿瘤死亡的 14%。中国每年女性乳腺癌新发病例 12.6 万，位居女性恶性肿瘤第一位；中国每年女性乳腺癌死亡 3.7 万，是仅次于肺癌的第二位癌症死亡原因。

乳腺癌的治疗手段主要包括对局部病灶行手术治疗、放疗或两者联合治疗。对全身性疾病进行细胞毒化疗、内分泌治疗或以上手段的联合应用。治疗方案选择和预后与肿瘤临床分期密切相关。目前临床分期主要参照 AJCC 发布的新 TNM 分类与分期方案。统计资料显示，Ⅰ期乳腺的 20 年生存率达 75% 以上，Ⅲ期仅 8%。

（一）乳腺肿块的鉴别

判断乳腺肿块的性质是早期发现乳腺癌的关键步骤，是提高乳腺癌患者治愈率，增加乳腺癌患者生存率的关键措施。乳腺肿物病理活检是诊断乳腺肿块性质的直接证据，最常用的是超声成像及 X 线立体定位两种影像引导下介入方法。其缺陷主要是存在创伤性和假阴性率高，并不适宜作为早期筛查手段。

乳腺 X 线摄影是筛查和诊断乳腺肿瘤最有效也是应用最广泛的影像技术。乳腺癌 X 线摄影常常表现为形态不规则，有毛刺，密度高且不均匀，簇状钙化，影像中所见大小明显小于触诊大小。乳腺导管造影中导管不规则及充盈缺损。90% 的原位癌以及 60% 的浸润癌均可以表现出微钙化。乳腺 X 线摄影探测乳腺癌的敏感性可达 60%~90%，但由于 80% 的钙化表现为良性改变，导致假阳性高，特异性低。超声成像经济、简便，鉴别囊、实性的诊断准确率达 98%~100%。但存在的最大局限性是微小钙化的检出率低，常难以检出导管内原位癌和以导管内原位癌为主的微小浸润癌，因此一般并不适合作为乳腺癌的筛查，而主要作为乳腺摄影术最重要的补充和排除性影像方法。乳腺 MRI 不受乳腺致密度的影响，目前应用越来越广泛。资料显示，乳腺 MRI 探测乳腺癌的灵敏度可达 95%~100%，特别是对于具有致密密度的年轻乳腺癌患者，其价值超过乳腺 X 线造影术。大多数乳腺癌增强后明显强化，显示"速升速降"或"速升-平台-缓降"型。但由于部分良性肿瘤造成假阳性结果，特异性偏低，资料显示其特异性在 37%~97%。

^{18}F-FDG PET/CT 显像可以通过提供乳腺肿块葡萄糖摄取的信息，帮助诊断和鉴别诊断乳腺肿块。特别是对经 X 线检查或超声检查仍难以确诊的疑似乳腺癌病灶，^{18}F-FDG PET/CT 可提供有价值的代谢信息，减少或避免无谓的创伤性组织活检。大部分乳腺癌均表现为局灶性 ^{18}F-FDG 摄取增高。导管癌 ^{18}F-FDG 的摄取明显高于小叶癌；恶性程度较高的Ⅲ级乳腺癌 ^{18}F-FDG 摄取明显高于恶性程度稍低的Ⅰ、Ⅱ级乳腺癌。原位癌、分化良好的癌以及浸润性小叶癌等可能会出现假阴性结果。部分乳腺纤维瘤及乳腺小叶增生也可以高摄取 ^{18}F-FDG，呈现假阳性结果。因此，对于临床鉴别困难、^{18}F-FDG 摄取增高的孤立性乳腺肿块仍应进行组织活检。资料显示，^{18}F-FDG PET/CT 在探测乳腺肿块的敏感性可达 89.5%~96%，特异性 75%~100%（图 9-13）。

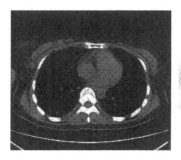 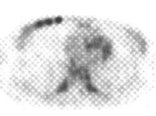 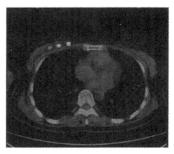

图 9-13 乳腺癌（右侧）

由于 ^{18}F-FDG PET/CT 受分辨率限制，对小病灶的检出敏感性较低。乳腺专用 PET 可以改善对乳腺癌病灶的检出率。Caldarella 等荟萃分析了 8 项公开发表的研究，共含 873 例可疑乳腺癌患者，乳腺专用 PET 的灵敏性、特异度分别为 85%、79%。但对于小于 10 mm 的乳腺肿块，包括乳腺专用 PET 的灵敏性也只有 86%，阳性预测率 90%，特异性仅为 33%，阴性预测率为 25%。因此，^{18}F-FDG PET/CT 目前并不推荐作为乳腺癌早期筛查的手段。

（二）临床分期

1. 腋窝淋巴结转移的探测　　在乳腺癌患者中，对涉及的腋窝淋巴结的探测是很关键的。腋窝是乳腺淋巴引流最重要的途径，大约收纳乳腺淋巴的 75%。资料显示，有临床症状就诊而检出的乳腺癌患者，首诊时腋窝淋巴结的转移率高达 50%~60%。常规腋窝淋巴结清扫一直作为乳腺癌根治术的一个标准手术方式，但临床实践也发现腋窝淋巴结阴性的患者近 70% 的早期乳腺癌患者（特别是 pT_1 的患者）不能从中获得效益，反而承受不必要的经济花费及上肢淋巴水肿（发生率约 12%）、上肢功能障碍等并发症。因此，准确探测腋窝淋巴结转移对于手术决策至关重要。

^{18}F-FDG PET/CT 并不宜作为早期乳腺癌腋窝淋巴结的常规探测技术。由于分辨率限制，^{18}F-FDG PET/CT 并不能探测到较小和较少的腋窝淋巴结转移；如果 PET 显像结果是阴性，通常并不能完全取代前哨淋巴结或腋窝淋巴结的清扫手术。资料报道，^{18}F-FDG PET/CT 探测 pT_1 或 pT_2 乳腺癌腋窝淋巴结转移的敏感性、特异性、阳性预测率、阴性预测率分别为 61%、80%、62% 和 79%。目前，通过应用 ^{99m}Tc-硫胶体或染料显示前哨淋巴结进行手术切除探测仍然是判断乳腺癌腋窝淋巴结转移（特别是 pT_1 的患者）的标准临床处理路径。

^{18}F-FDG PET/CT 对于原发灶直径大小为 21~50 mm 的腋窝淋巴结转移灶具有较高的探测敏感性，而对于小于 10 mm 的腋窝淋巴结转移灶则具有较高的特异性。资料显示，直径在 50 mm 左右的乳腺癌，^{18}F-FDG PET 探测腋窝淋巴结转移的敏感性、特异性和准确性分别为 94.4%、86.3% 和 89.8%。另一资料也发现，^{18}F-FDG PET 诊断腋窝淋巴结转移的敏感性、特异性和准确性分别为 85%、91% 和 89%。其中 0 期患者中，其敏感性、特异性和准确性分别为 70%、92% 和 86%；N_{1a}：85.5%、100% 和 95%；N_{1b}~N_2 中，敏感性、特异性和准确性分别为 100%、67% 和 87%（图 9-14）。

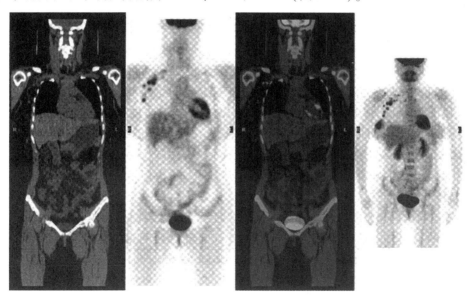

图 9-14　乳腺癌伴腋窝淋巴结转移

2. 其他淋巴结转移　　^{18}F-FDG PET 可以克服常规方法通常不能检测出的一些区域淋巴结转移，改变乳腺癌患者的分期和临床决策。Eubank 对 73 例乳腺癌怀疑具有纵隔和乳腺内侧淋巴结复发和转移的患者进行常规 CT 和 ^{18}F-FDG PET 显像研究，并进行比较。结果发现 ^{18}F-FDG PET 显像发现了 40%患者具有异常纵隔和乳腺内侧淋巴结转移病灶，而 CT 仅发现了 23%患者具有转移。而在 33 例经随访和活检确诊的患者中，发现 ^{18}F-FDG PET 探测的敏感性、特异性和准确性分别为 85%、90%和 88%，而 CT 探测的敏感性、特异性和准确性分别为 54%、85%和 73%。

（三）乳腺癌疗效判断

临床实践发现，只有 13%~26%的乳腺癌患者在新辅助化疗后能够获得完全病理反应。一项荟萃分析结果总结了 ^{18}F-FDG PET 评价乳腺癌原发灶的新辅助化疗疗效的 16 篇文献，含 786 例患者，PET 的灵敏度为 84%，特异性为 66%，特异性的异质性较大。综上可见 ^{18}F-FDG PET 在乳腺癌疗效预测中具有较高价值，但相对较低的特异性在临床实践中仍需警惕。

（四）乳腺癌局部复发

乳腺癌术后局部复发率为 5%~30%，而Ⅲ期乳腺癌术后局部复发率较高，约为 20%，是乳腺癌治疗失败的重要因素。局部复发往往是发生远处转移的征兆，局部复发后的 5 年生存率仅为 42%~49%。复发肿瘤多位于原发灶附近，以胸壁复发最高，锁骨上次之，腋窝最低。乳腺造影术是早期筛查发现乳腺癌术后局部复发的常规手段；MRI 对于乳腺治疗后瘢痕及复发的鉴别也具有重要临床价值。然而，这些诊断常常因为乳房植入物影响判断。

^{18}F-FDG PET/CT 显像在鉴别乳腺癌患者手术或放疗后局部瘢痕形成与局部复发具有很高的临床应用价值。资料显示，通过全身 ^{18}F-FDG PET/CT 显像对 27 例乳腺癌术后怀疑复发和转移的患者共 61 个病灶进行探测研究，以患者为基础，^{18}F-FDG PET 准确发现了 17 例患者中 16 例具有复发和转移性病灶，探测敏感性、特异性和精确性分别为 94%、80%和 89%；以探测病灶为基础，^{18}F-FDG PET 准确发现了 48 个病灶中 46 个确认为复发和转移的病灶，其敏感性、特异性和精确性分别为 96%、85%和 93%。另一份与 MRI 相对照的资料也显示，^{18}F-FDG PET/CT 鉴别乳腺癌患者手术或放疗后局部瘢痕形成与复发的特异性（94% vs 72%）、准确性（88% vs 84%）均较 MRI 要高，而灵敏性（79% vs 100%）较 MRI 低。因此，鉴于 ^{18}F-FDG PET/CT 显像在局部瘢痕形成与复发的鉴别能力，^{18}F-FDG PET/CT 可以很好地作为乳腺造影术不能鉴别或仍存在怀疑局部复发的进一步鉴别手段。荟萃分析结果表明，US 和 MRI 特异性最高（0.962 和 0.929）；MRI 和 PET（伴或不伴 CT）敏感性最高（0.95 和 0.953）。US、CT、MRI、SMM 和 PET 的 AUC（ROC 曲线下面积）分别为 0.925 1、0.859 6、0.971 8、0.938 6 和 0.960 4。而 MRI 和 PET（伴或不伴 CT）两者间的敏感性、特异性及 AUC 均无统计学差异。对各检查方法的 AUC 进行两两对比，结果显示 MRI 及 PET（伴或不伴 CT）的 AUC 均高于 US 和 CT（P<0.05）。研究结果显示，对于可疑复发或转移的乳腺癌患者而言，MRI 和 PET/CT 均为有效的辅助检测手段，考虑经济原因，MRI 优于 PET/CT，但当 MRI 无法确诊或存在禁忌证的情况下（如：起搏器），则可以使用 PET/CT 做进一步检查。

三、恶性淋巴瘤

恶性淋巴瘤是一组起源于淋巴结或其他淋巴组织的恶性肿瘤，可分为霍奇金病（Hodgkin's disease，HD）和非霍奇金淋巴瘤（non-Hodgkin's lymphoma，NHL）两大类。组织学可见淋巴细胞和（或）组织细胞的肿瘤性增生，临床以无痛性淋巴结肿大最为典型，肝脾常肿大，晚期有恶病质、发热及贫血。

恶性淋巴瘤的病理分类方法较复杂，包括国际工作分类法（IWF）、欧美淋巴瘤分类法（REAL 分类）及 WHO 分类法。目前，国际淋巴瘤分类计划确定了 13 种最常见的组织类型，这些类型约占美国所有 NHL 的 90%。主要包括弥漫大 B 细胞淋巴瘤（约占 31%）、滤泡性淋巴瘤（约占 22%）、小淋巴细胞淋巴瘤（约占 6%）、套细胞淋巴瘤（约占 6%）、外周 T 细胞淋巴瘤（约占 6%）、边缘 B 细胞淋巴瘤（约占 6%）及黏膜相关淋巴组织淋巴瘤（约占 5%）等。这些分类均有助于针对特定类型淋巴瘤确定有效的治疗方案。

恶性淋巴瘤的治疗主要是以化疗、放疗及生物靶向治疗为主的综合治疗。治疗方案选择和预后与淋巴瘤病理类型及临床分期密切相关。临床分期是最重要的预后因素。目前，HD 患者的临床分期主要参照 Ann Arbor 分期标准。NHL 由于生物学差异很大，恶性程度不同，Ann Arbor 分期不能满足临床需要，一般还需参考 NCI 制订的用于中-高度恶性 NHL 的分期标准。统计资料显示，Ⅰ、Ⅱ、Ⅲ、Ⅳ期 NHL 的 5 年生存率分别为 61.5%、40%、21.6% 和 14.7%。

（一）鉴别诊断

恶性淋巴瘤的诊断主要依赖于淋巴结切除或淋巴结活检术获取病理诊断。凡无明显原因的无痛性淋巴结进行性肿大，且符合恶性淋巴瘤的临床特点时，均应及早切除淋巴结做病理检查。细针穿刺联合其他免疫学技术可以增加诊断的准确性，从而避免进行创伤性的活检。然而，对无体表淋巴结肿大，只有纵隔淋巴结、腹腔、腹膜后淋巴结肿大患者，以及以侵犯结外器官为主的疑似淋巴瘤患者，进行有效鉴别，减少手术探查进行病理诊断是十分重要的。

增强 CT 是鉴别和寻找隐匿性淋巴瘤病灶最常用的影像手段，其判断标准主要以淋巴结短径的大小为基础，特异性低。包括单发或多发的淋巴结肿大，各个孤立或融合成团，强化明显。MRI 图像中 T_1 一般呈中-低信号，与邻近脂肪有明显对比；T_2 呈中-高信号，与邻近脂肪对比较差。

由于 ^{18}F-FDG PET/CT 可提供附加代谢信息，可明显提高对受侵犯淋巴结的鉴别能力。大部分受侵犯的淋巴结均表现为高度摄取 ^{18}F-FDG（图 9-15）。其中绝大部分 HD、弥漫性大 B 细胞性 NHL、T 细胞淋巴瘤、滤泡性淋巴瘤摄取 ^{18}F-FDG 增高；部分边缘区淋巴瘤、小淋巴细胞性淋巴瘤及膜相关淋巴组织淋巴瘤可表现为低摄取甚至不摄取 ^{18}F-FDG。然而，由于淋巴结结核、结节病和巨大淋巴结增生（Castleman 综合征）等良性疾病及其他恶性肿瘤引起的转移性淋巴结均可致淋巴结肿大和高 ^{18}F-FDG 摄取，因此，对于表现为高 ^{18}F-FDG 摄取的肿大淋巴结，必要时仍需手术探查进行病理诊断；而对于表现为低 ^{18}F-FDG 摄取的肿大淋巴结，可以采取定期随访的诊断策略。

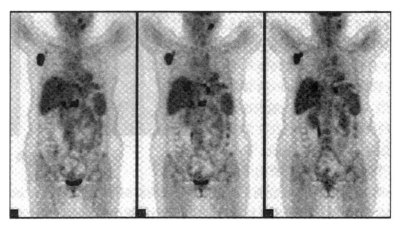

图 9-15　非霍奇金淋巴瘤

（二）临床分期

临床分期是恶性淋巴瘤最重要的预后因素。准确的临床分期对合理制订治疗计划，判断恶性淋巴瘤患者预后具有重要指导意义。Ann Arbor 分期对 HD 患者具有较好的指导意义，能较好地反映患者的预后。NHL 具有明显不同于 HD 的生物学行为，Ann Arbor 分期难以确切反映 NHL 患者的预后。目前主要根据年龄、血清乳酸脱氢酶的水平、身体状况、Ann Arbor 分期及结外受侵部位数目制定的国际预后指数（IPI）分为低危组、低中危组、中高危组和高危组。四组的 5 年生存率分别为 73%、51%、43%和 26%。

目前已经建议将^{18}F-FDG PET/CT 作为恶性淋巴瘤的初始分期、再分期及疗效随访的标准影像技术。^{18}F-FDG PET/CT 可以通过"一站式"显像发现全身几乎所有被侵犯的淋巴结和结外器官，包括小于 1 cm 而具有高摄取^{18}F-FDG 的受侵犯淋巴结。临床资料显示，^{18}F-FDG PET/CT 对恶性淋巴瘤分期的准确性较 CT 可以增加 10%~20%，有 10%~20%的患者改变了治疗计划。^{18}F-FDG PET/CT 也可以通过"一站式"显像灵敏地探测到局灶性的骨髓侵犯。Adams HJ 等的一项基于 955 例 HD 患者的荟萃分析发现，^{18}F-FDG PET/CT 对 HD 患者骨髓浸润判断的综合敏感度为 96.9%（95%）、特异度为 99.7%（95%），结果显示 PET/CT 基本能替代骨髓活检的作用。

四、食管癌

食管癌是全球第九大恶性疾病。食管癌是发病率差异较大的疾病之一，高发地区和低发地区的发病率相差达 60 倍。我国是食管癌高发国家，每年新增病例达 25 万，占全世界病例数的一半。发生食管癌的高危因素主要包括年龄，性别，体重指数，胃食管反流和 Barrett's 食管病史。早期食管癌症状多数很轻微，容易被忽视。典型的临床症状表现为进行性吞咽困难。临床分期主要参照 AJCC/UICC 分期方法。

（一）诊断和鉴别诊断

食管癌的诊断主要依赖于上消化道内镜检查，同时必须有组织病理学确认；内镜下不能观察上消化道的患者应行上消化道的气钡双重造影检查。如果没有肿瘤转移的临床证据，建议做超声内镜检查（有指征也可以做内镜下细针抽吸活检）；如果肿瘤位于相当于气管隆嵴部位或其以上，应行支气管镜检查（包括异常组织的组织学检查和支气管刷检物的细胞学检查）。另外，如果肿瘤位于食管胃连接处，可选择行腹腔镜下肿瘤分期检查。怀疑有转移癌的应该经组织活检确认。

^{18}F-FDG PET/CT 对于食管癌具有较高的探测敏感性（图 9-16），其敏感性在 83%~96%之间，但^{18}F-FDG PET/CT 很少用于食管癌的鉴别诊断。SUV>7.0 可以很好地鉴别出具有较低存活率的患者，鳞癌和腺癌对^{18}F-FDG 的摄取没有明显差异。较小的食管癌（T_1 或 T 原位）以及 10%~15%的未分化腺癌可见到较低甚至是无摄取显像剂，导致假阴性结果。食管、胃交界处肿瘤一般含有印戒细胞或黏液细胞成分，也可表现为假阴性，不适合应用^{18}F-FDG PET/CT 进行诊断。食管的生理性摄取、严重的胃食管反流炎和 Barrett's 管常使食管出现轻度^{18}F-FDG 摄取，但一般表现为与食管走形一致的线样影像，此时，往往需要内镜检查进一步鉴别，以免漏诊。因此，^{18}F-FDG PET/CT 一般不作为常规食管癌筛查的手段。

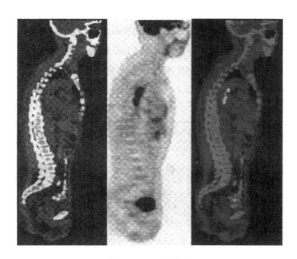

图 9-16　食管癌

（二）临床分期

食管癌的 TNM 分期主要包括食管壁的浸润深度（T 分期）、区域淋巴结肿大（N 分期）和存在远处转移（M）。食管癌区域淋巴结转移是没有规律的，近端和远端食管病变有可能蔓延到腹部、腹膜后、纵隔和颈部淋巴结。淋巴结转移的程度与患者的预后和新辅助化疗反应明显相关。

CT 最常用于判断食管癌的淋巴结侵犯。一般认为，纵隔淋巴结短径大于 10 mm 可作为判断淋巴结是否侵犯的标准，颈部和上腹部淋巴结 6~10 mm 可作为判断淋巴结是否侵犯的标准。但在肺癌分期研究已经发现，高达 40% 肿大淋巴结并没有被肿瘤侵犯，另外，手术也证实，小于 10 mm 的淋巴结也常常发现具有肿瘤细胞侵犯。手术是评价分期准确性的"金标准"。超声内镜（EUS）是评价纵隔淋巴结转移最准确的成像模式，其准确度可达 64%~80%，CT 的准确度为 45%~74%，两者联合准确率可达 70%~90%。

^{18}F-FDG PET/CT 在探测食管癌的淋巴结转移中具有较高的应用价值。早期资料显示，^{18}F-FDG PET 探测食管癌区域淋巴结转移的灵敏度、特异性和准确性分别为 52%、94% 和 84%，而同时 CT 探测的敏感性、特异性和准确性仅为 15%、97% 和 77%。Shi 等人有关食管癌术前淋巴结分期的荟萃分析显示，基于淋巴结每一站（共 2 232 站）的分析，^{18}F-FDG PET/CT 总敏感度、特异度分别为 62% 和 96%。基于每一位患者（共 245 例患者）的分析，其总敏感度、特异度分别为 55% 和 76%。目前，^{18}F-FDG PET/CT 已经被认为是确认可手术的食管癌患者最具价值的影像分期手段，可改善对远处转移病灶的探测效率和对纵隔淋巴结探测的特异性，比 EUS 和 CT 具有更高的阳性预测值。

多项研究显示，^{18}F-FDG PET/CT 在探测食管癌患者预后有重要意义。虽然各自定义的 PET 判断治疗有效的标准各不相同，但多项研究结果均显示，食管癌患者在新辅助放化疗前后行 FDG PET/CT 显像，PET 显示的完全代谢反应与无病生存及总体生存显著相关。PET/CT 的 SUV 对食管癌预后影响的回顾性研究表明，SUV 的 HR（风险比）为 1.86，SUV 较高者提示预后不佳；更高的 SUV 提示更高的复发风险。

五、胃癌

胃癌是最常见的恶性肿瘤之一，在所有的恶性肿瘤中约占第 4 位。胃癌的主要危险因素包括幽门螺杆菌感染、吸烟、高盐饮食和其他饮食因素。胃癌的常见症状包括贫血、早饱、体质量减轻、恶心、呕吐和（或）出血。

临床分期主要参照 AJCC/UICC 分期方法。$T_1 \sim T_3$ 的胃癌主要以手术根治为主；影像学检查高度怀疑或经活检证实的 3 或 4 级淋巴结转移、肿瘤侵犯或包绕主要大血管或远处转移或腹膜种植等无法手术治愈的胃癌，采取以化疗和放疗为主的全身综合治疗。病理学分期与胃癌预后极其相关，早期胃癌预后极好，5 年生存率达 90%。

（一）鉴别诊断

纤维胃镜是诊断胃癌最直接准确有效的诊断方法，特别是对早期胃癌的诊断具有极大的意义。但对于一黏膜完好的黏膜下肿瘤可呈现假阴性结果，此时往往需要结合 X 线检查。低张 X 线双重气钡检查是胃癌诊断首选的影像学技术，通过对胃黏膜的形态、胃充盈的形态、胃壁的柔软度和蠕动进行诊断，对较小的肿瘤也具有较大的诊断价值。

CT 检查对于胃癌的定位、范围的确定，浸润深度、周围器官侵犯、淋巴结转移有较高的临床价值。胃癌可以表现为胃内大小不等的固定性软组织肿块，最常见的表现是胃壁增厚。根据胃周围脂肪线完整或消失可判断胃癌是否已经突破胃壁。同时，胃扫描的同时还可以显示肝转移和淋巴结转移，对术前分期、判断肿瘤能否切除及手术方案有肯定价值。

^{18}F-FDG PET/CT 可以灵敏探测到具有高代谢的胃癌原发灶（图 9-17）。有资料显示，^{18}F-FDG PET/CT 探测胃癌原发灶的敏感性可达 94%，平均 SUV 为 7.0（0.9~27.7）。^{18}F-FDG PET/CT 探测胃癌的敏感性与病灶大小、病理类型和分级具有密切关系。管状腺癌在图像中可表现较高的显像剂摄取；黏液腺癌和印戒细胞癌由于实质成分较少，常常表现为低摄取甚至无摄取。另一资料显示，^{18}F-FDG PET/CT 对于肠型胃癌的敏感性可达 83%，对于非肠型胃癌的灵敏度仅为 41%。另外，正常胃代谢活动可以使胃壁呈现轻度弥漫性的显像剂摄取或局灶性的高摄取，导致假阳性，与早期胃癌难以鉴别，往往还需要使用胃镜检查做进一步的鉴别。因此，^{18}F-FDG PET/CT 并不宜作为常规的胃癌筛查手段。

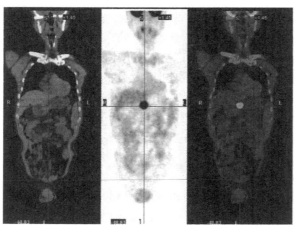

图 9-17　胃癌

（二）临床分期

胃癌患者的预后取决于肿瘤分期情况。CT 增强联合内镜超声可对原发肿瘤和局部淋巴结转移情况进行准确评价，判断胃癌患者临床分期。必要时还可以通过腹腔镜对腹腔和肝脏进行检查，对怀疑部位进行准确判断和临床分期，手术病理是最准确的分期方法。资料显示，近 70%~80% 的胃癌切除标本中可发现局部淋巴结转移。

^{18}F-FDG PET/CT 显像可用于术前分期、预测术前化疗的效果以及评价复发性胃癌，提高诊断和术前肿瘤分期的准确率。一份与单独 CT 的对照资料显示，对于区域淋巴结转移，单独使用 ^{18}F-FDG PET 较 CT

有更高的特异性（92% vs 62%），并改变了 15% 的患者分期。^{18}F-FDG PET/CT 较单独 PET 和单独 CT 具有更高的准确性（66% vs 51% 和 66% vs 47%）。而另一份资料也显示，^{18}F-FDG PET/CT 对于局部区域的淋巴结转移、腹膜或胸膜的粟粒样转移的探测灵敏度有限，^{18}F-FDG PET/CT 对于区域淋巴结分期为 $N_1 \sim N_3$ 的探测灵敏度仅 34%~50%。而对于肝脏转移灶的检测，Kinkel 等人荟萃分析比较了 US、CT、MR 和 PET 对判定胃癌肝转移的价值，结果显示 PET 的诊断敏感度为 90%，明显高于 US（55%），CT（72%）和 MR（76%）。因此，合理使用 ^{18}F-FDG PET/CT 进行胃癌患者的术前分期就显得尤为重要。

六、结直肠癌

结直肠癌是人类常见的消化道肿瘤，居癌症死因第 3 位。在我国，结直肠癌居恶性肿瘤发病率第 4 位，且呈明显上升趋势。结直肠癌发病与生活方式的改变及膳食结构不合理密切相关。

结肠癌的治疗手段包括手术、化疗及其他综合治疗，选择的依据主要参考 AJCC/UICC 临床分期。资料显示，结直肠癌各分期的 5 年生存率分别为：Ⅰ 期为 93.2%，Ⅱ$_a$ 期为 84.7%，Ⅱ$_b$ 期为 72.2%，Ⅲ$_a$ 期为 83.4%，Ⅲ$_b$ 期为 64.1%，Ⅲ$_c$ 期为 44.3%，Ⅳ 期为 8.1%。

（一）诊断和鉴别诊断

大便隐血检查及癌胚抗原（CEA）普查是筛查结直肠癌最常用的方法，简便易行。内镜检查是目前诊断结直肠癌最有效、最可靠的检查方法，可直接观察到病变，同时采取活体组织做病理诊断。结肠双重对比造影能够提供结肠病变的部位、大小、形态和类型，是诊断结肠癌首选的影像学方法。术前 CT 对结直肠癌的分期及切除可能性有一定帮助，其局限性主要在于对原发灶的探测灵敏性较低和基于淋巴结大小诊断转移淋巴结的诊断标准。

^{18}F-FDG PET/CT 常规并不用于结肠癌的鉴别诊断。资料显示，^{18}F-FDG PET/CT 检测结肠癌的灵敏度可达 95%，但特异性仅 43%（图 9-18）。因此，目前在临床上并不建议将 ^{18}F-FDG PET/CT 作为筛查结直肠癌的影像学方法。假阳性主要包括炎症性肠病、肠道憩室、肠道黏膜、淋巴组织以及肠壁肌肉的生理性摄取等，其图像一般表现为弥漫性或节段性摄取。而对于在 ^{18}F-FDG PET/CT 图像中出现局限性的高摄取灶，一般仍建议使用内镜检查做进一步的鉴别。文献报道，27 例非结肠疾病进行 ^{18}F-FDG PET/CT 检查的患者中，18 例发现有节段性摄取或局限性高摄取灶患者中并进行内镜检查，结果发现 6 例发现有恶性肿瘤，7 例发现腺瘤或息肉，5 例发现有结肠炎，那些具有弥漫性摄取的患者并没有发现任何异常。

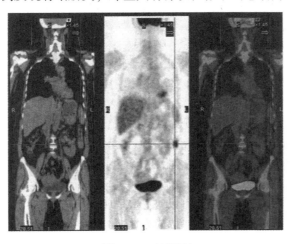

图 9-18 结肠癌

（二）临床分期

结直肠癌的分期通常是在外科医师进行腹部探查和病理医师对手术标本进行检查之后才进行，内镜检查和 CT 一直是作为首选的临床分期手段。由于 ^{18}F-FDG PET/CT 无法灵敏探测到小于 1 cm 的局部区域淋巴结转移灶，因此，大部分专家并不建议将 ^{18}F-FDG PET/CT 作为结直肠癌的分期选择。资料显示，^{18}F-FDG PET/CT 对淋巴结转移的敏感度为 29%。然而，对于具有高危险程度的结直肠癌患者，^{18}F-FDG PET/CT 仍可以作为临床分期的有益选择。文献报道，^{18}F-FDG PET/CT 检查可改变 15%～42% 的结肠癌患者的临床决策。相比 CT 和超声，^{18}F-FDG PET/CT 改变了 16% 的患者的治疗方案。

50%～60% 的结直肠癌患者在确诊时已发生转移。Ⅳ 期结肠癌（任何 T，任何 N，M_1）或复发的患者可以同时发生肝脏或肺转移或腹膜转移。15%～25% 的结直肠癌患者同时伴有肝脏转移（图 9-19）。最近的研究报告显示，结直肠癌肝转移患者手术之后的 5 年生存率超过 50%。因此，患者是否适宜手术，或是否有可能适宜手术，以及后继的转移性结直肠癌手术的选择，是处理结直肠癌肝转移的关键问题。而 CT 和超声由于结构分辨率限制，经常低估肝转移灶的发生。^{18}F-FDG PET/CT 可以很好地判断结肠癌的肝转移情况，其探测灵敏度和特异性分别可达 90% 和 85%。最近的一篇荟萃分析报道，也认为 ^{18}F-FDG PET/CT 较 CT 和增强 MRI 在探测结直肠癌具有更高的灵敏度。而且 ^{18}F-FDGPET/CT 还可以通过一次成像发现更多的肝外其他转移灶（图 9-20），对于临床处理结直肠癌肝转移具有重要意义。

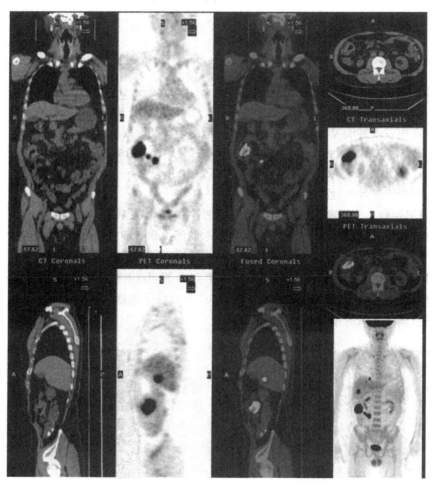

图 9-19　结肠癌伴肝转移

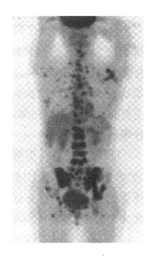

图 9-20　结肠癌术后，全身骨转移

（三）局部复发

结直肠癌术后绝大多数患者复发在术后两年内，资料显示复发率高达 30%～40%。复发通常多表现为局部复发（包括吻合口复发、盆腔内复发及会阴部复发）或转移（特别是肝转移），其中仅 1/4 的患者有机会再行手术治疗，但及时诊断可使这一机会提高到大约 70%。因此早期发现和诊断结直肠癌复发特别重要。

^{18}F-FDG PET 最重要的应用在于早期发现结直肠癌的复发。由于 CT、MRI 等结构成像技术容易受到外科手术后结构改变的影响，基于代谢显像的 ^{18}F-FDG PET 在鉴别结直肠癌复发具有更大的优势。荟萃分析结果表明，PET/CT 评价结直肠癌全身复发及转移的灵敏度为 91%，特异度为 83%；评价肝转移的灵敏度为 97%，特异度为 98%；评价局部复发或盆腔内转移的灵敏度 94%，特异度 94%。

CEA 是结直肠癌术后可靠而价廉的监测指标，CEA 升高是肿瘤复发的重要标志之一，其特异性可达到 70%～84%。CEA 水平升高伴有阴性的传统影像检查结果常导致第 2 次探腹手术。尽管第 2 次探腹发现肿瘤复发的概率接近 90%，但由于时间原因这些患者中适合再行根治性手术的患者仅 12%～60%。资料显示，^{18}F-FDG PET 对 CEA 增高的结直肠癌复发具有更高的敏感性和特异性，其阳性预测值为 89%，阴性预测值为 100%。另一份研究也显示，PET 对 CEA 升高的结直肠癌患者复发的敏感度可达 94%。

七、头颈部肿瘤

头颈部肿瘤是我国常见的恶性肿瘤，年发病率为 15.22/10 万，占全身肿瘤的 16.4%～39.5%，5 年生存率为 35%～60%。其原发部位和病理类型之多，居全身肿瘤之首，主要有鼻咽癌、喉癌、上颌窦癌、口腔癌、涎腺癌、甲状腺癌及视网膜母细胞瘤等。其中耳鼻喉部以鼻咽癌最多见（图 9-21），颈部以甲状腺肿瘤居多，口腔颌面部肿瘤则以口腔黏膜上皮及涎腺上皮肿瘤来源多见。头颈部肿瘤病理类型非常复杂，以鳞状细胞癌居多，占 70%～80%；近年来头颈部恶性淋巴瘤的患者有增加趋势。

头颈部肿瘤由于位置表浅，诊断并不困难。淋巴结肿大常常是头颈部肿瘤的转移征兆，但常表现为查不到原发灶的隐匿性癌或所谓原发灶不明的转移癌。除病史、临床表现外，影像学作为辅助检查的工具已广泛使用，主要包括常规拍片、涎腺造影、血管造影、CT 或 MRI 等，活组织病理检查是肿瘤决定性诊断手段，多数病例可明确肿瘤性质，制订正确治疗方案。临床治疗主要根据病理类型、细胞分化程度、生长部位、TNM 分期等选择治疗方案，包括手术、放疗及化疗等综合性治疗。

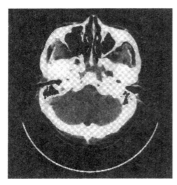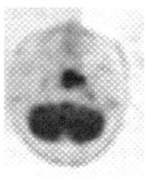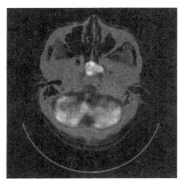

图 9-21 鼻咽癌

（一）鉴别诊断

头颈部肿瘤由于位置表浅，临床常规检查以及 CT、MRI 等影像检查对原发灶的大小及与周围组织的关系进行观察，一般均能够做到明确诊断，PET 对头颈部肿瘤原发灶的评价资料有限。就有限的资料表明，PET 对头颈部原发肿瘤探测的灵敏度（敏感度 89.3%、特异度 89.5%）明显高于常规影像学检查（敏感度 71.6%、特异度 78.0%）。

（二）临床分期

淋巴结转移是判断头颈部肿瘤预后的独立因素。颈淋巴清扫术在头颈部肿瘤颈部淋巴结转移的控制中具有不可替代的重要作用，是目前公认的治疗颈淋巴结转移灶的首选方法。但由于切除了颈部大量的功能性结构，导致术后可能出现功能障碍，影响患者的生存质量。20 世纪 90 年代以来，选择性颈淋巴清扫已成为头颈部癌治疗的主要选择，仅切除有转移倾向的淋巴结，减少不必要的颈部正常组织结构损伤。因此，如何在术前对转移淋巴结进行准确探测将至关重要。临床研究证实，[18]F-FDG PET 显像在转移性淋巴结探测方面具有独到优势，对探测头颈部肿瘤淋巴结是否转移存在较高的临床价值，其敏感度、特异度分别为 84%、96%。Adams 等对 1 284 个淋巴结分析结果表明，[18]F-FDG PET 的灵敏度可达 90%，特异性 94%，而 MRI 的灵敏度和特异性为 80% 和 79%，CT 仅为 82% 和 85%。而且，由于[18]F-FDG PET 是全身显像，在进行一次显像时还常常能够发现意想不到的其他远处转移或者第二原发癌。Stokkel 等报道 68 例头颈部肿瘤 PET 显像，发现 12 例第二原发灶，其中仅 5 例被常规影像学检查所发现，其他报道也相继证实这一点。而随着 PET/CT 的应用，通过精确显示转移淋巴结的位置，对头颈部肿瘤淋巴结分期的诊断更为准确，为选择性颈淋巴清扫提供了一个强有力的诊断根据，目前的观点认为 PET/CT 已经成为头颈部肿瘤术前分期的必要手段。

（三）肿瘤复发

头颈部肿瘤的治疗往往会对其局部周围组织结构造成损伤，致黏膜增厚、软组织肿胀、纤维化或瘢痕组织形成等。以反映解剖结构和组织密度等形态改变为主要依据的影像技术鉴别局部纤维化、瘢痕组织与肿瘤复发有一定局限性。[18]F-FDG PET 通过显示组织的代谢活性，对肿瘤放化疗后形成瘢痕还是复发具有很高的鉴别能力。一项荟萃分析 21 篇关于 PET/CT 对鼻咽癌局部残余和复发评估的相关文献显示，PET/CT 检测复发的综合灵敏度（95%）远远高于 CT（76%）（$P<0.001$）和 MRI（78%）（$P<0.001$）；PET/CT 的综合特异性（90%）远远高于 CT（59%）（$P<0.001$）和 MRI（77%）（$P<0.001$）。PET/CT 的综合 DOR（96.51）远远高于 CT（7.01）（$P<0.001$）和 MRI（8.68）（$P<$

0.001）。而 Isles MG 等的荟萃分析（1 871 例患者）研究 PET 在探测头颈部原发鳞癌放、化疗后复发中的临床价值，其综合敏感度、特异度分别为 94%、82%，阳性及阴性预测值分别为 75%、95%；研究还发现 ^{18}F-FDG PET 显像探测复发最佳的显像时间在治疗后 10 周以上。因此，目前的观点认为，在使用 PET 判断头颈部肿瘤复发方面，PET 显像阴性通常可以提示瘢痕形成，而 PET 显示阳性一般需要进一步活检，如果活检为阴性，2~3 个月后可以再次进行 PET 显像，如 PET 显像中提示摄取减少，一般不考虑复发，而如果提示摄取增加，一般考虑复发。

（四）不明原发灶的探查

颈部因其特殊的解剖位置往往成为不明原发灶肿瘤淋巴转移的首发部位。据统计，不明原发灶的肿瘤占全身肿瘤的 3%~15%，其中 1%~2% 为头颈部肿瘤。5%~40% 的患者在长期随访中不能发现原发灶。有研究报道，在超过 300 例不明颈部淋巴结转移癌患者的 ^{18}F-FDG PET 显像结果表明，原发灶检出率为 10%~60%，诊断价值明显优于 CT 和 MRI。因此，在不明原发灶的探查中，一般宜以 PET 作为首选手段，再根据 PET 显像结果选择 CT、MRI、内镜等检查。而且，^{18}F-FDG PET 显像的另一优势是可在全身范围内探查可疑原发灶和转移灶，有助于临床分期并指导治疗。

八、颅内肿瘤

颅内肿瘤可分为原发和继发两大类。原发性颅内肿瘤可来源于颅内各种组织结构；继发性肿瘤指身体其他部位的恶性肿瘤转移或直接侵入颅内形成。颅内肿瘤约占全身肿瘤的 5%，占儿童肿瘤的 70%，而其他恶性肿瘤最终会有 20%~30% 转移到颅内。

颅内肿瘤可发生于任何年龄，以 20~50 岁为最多见。成人以大脑半球胶质瘤最多见，如星形细胞瘤、胶质母细胞瘤、室管膜瘤等，其次为脑膜瘤、垂体瘤及海绵状血管瘤、胆脂瘤等。少儿以颅后窝及中线肿瘤较多见，主要为髓母细胞瘤、颅咽管瘤及室管膜瘤。

颅内肿瘤的发生部位往往与肿瘤类型有明显关系，胶质瘤好发于大脑半球，垂体瘤发生于鞍区、听神经瘤发生于脑桥小脑角，血管网织细胞瘤发生于小脑半球较多，小脑蚓部好发髓母细胞瘤等。临床表现主要分为两大类：颅内压增高和局限性病灶症状。

（一）脑胶质瘤

脑胶质瘤在颅内各类型肿瘤中占第一位，其发生率约为 40%。其中发生率最高的是星形细胞瘤，其次是胶质母细胞瘤、髓母细胞瘤、室管膜瘤等。

星形细胞瘤主要位于脑白质内，多呈浸润性生长，无包膜，与正常脑组织分界不清。传统的柯氏（Kernohan）分类法将星形细胞瘤分为 Ⅰ~Ⅳ级，Ⅰ级分化良好，呈良性；Ⅲ、Ⅳ级分化不良，呈恶性；Ⅱ级是一种良恶交界性肿瘤。Ⅰ、Ⅱ级星形细胞瘤 CT 表现以低密度为主，坏死囊变少，占位征象轻，强化少；Ⅲ、Ⅳ级星形细胞瘤 CT 表现以混杂密度为主，呈花环状，坏死囊边多，占位征象重，肿瘤均有强化。MRI 显示肿瘤 T_1WI 为低信号，T_2WI 为高信号。

^{18}F-FDG PET 显像在进行颅内肿瘤良、恶性的鉴别诊断时价值有限。Ⅰ~Ⅱ级星形胶质细胞瘤常表现为 ^{18}F-FDG 无摄取或低摄取接近白质，在图像上呈现假阴性；Ⅲ~Ⅳ级星形胶质细胞瘤可表现为高摄取，但由于大脑灰质本底较高，病灶往往难以和正常脑组织区分。另外，由于颅内 ^{18}F-FDG 高摄取灶也往往可以出现在肉芽肿（如脑结核）、脑脓肿、近期的梗死灶以及良性肿瘤（如脑膜瘤、良性垂体瘤等）颅内占位性病变，导致假阳性。因此，^{18}F-FDG PET 一般用于 CT 或 MRI 等常规影像学检查完成后

仍然难以定性时，提供病灶代谢信息进一步辅助确诊。

^{18}F-FDG PET 可用于评价已确诊胶质细胞瘤的分级和预后。脑胶质瘤中 ^{18}F-FDG 的摄取与其临床分级具有密切相关性。肿瘤/白质比为 1.6 和肿瘤/灰质比为 0.6 时可准确鉴别出低级别脑胶质瘤和高级别脑胶质瘤；在已确诊的低级别脑胶质瘤中，^{18}F-FDG 摄取高于白质的肿瘤病灶较无 ^{18}F-FDG 摄取的肿瘤病灶具有更高的恶性转化概率。

^{18}F-FDG PET 显像常用于鉴别星形细胞瘤手术或放疗后复发或治疗后坏死病灶。由于复发的肿瘤与放疗后坏死的病灶均可出现周围水肿和强化征象，CT、MRI 等结构性成像很难对星形细胞瘤放疗后复发或坏死进行鉴别。^{18}F-FDG PET 可以通过病灶对 ^{18}F-FDG 的摄取程度很好地进行鉴别。治疗后坏死病灶一般表现为 ^{18}F-FDG 摄取低下甚至缺损，复发的肿瘤组织表现为 ^{18}F-FDG 高摄取。然而，需要注意的是高剂量放疗后所造成的炎症细胞往往也是高摄取 ^{18}F-FDG，引起假阳性表现，影响其诊断结果。

（二）脑转移瘤

脑转移瘤在颅内肿瘤中占 3%~10%，中老年人多见。脑转移瘤可多发或单发。原发灶以肺癌多见，其次为乳腺癌、胃癌、结肠癌等。转移部位多位于皮质髓质交界区，病灶周围有明显水肿。CT 可表现为低、等或高密度。增强 MRI 是发现脑转移瘤最灵敏的影像手段，一般表现为 T_1 与 T_2 等信号或高信号，有均匀或环状强化。

^{18}F-FDG PET 显像探测脑转移瘤的灵敏度相对低，一般不宜作为早期发现脑转移的影像技术。其主要原因为脑皮质高摄取 ^{18}F-FDG 导致转移灶与正常脑组织难以区分。另外，脑寄生虫病、脑多发肉芽肿病变往往也可以造成 ^{18}F-FDG 的高摄取，表现为假阳性结果。因此，^{18}F-FDG PET/CT 一般用于增强 MRI 检查已发现脑转移瘤，而原发病灶未明的肿瘤患者寻找肿瘤原发灶。

（唐至立）

第四节　肿瘤非特异性显像

肿瘤发生、发展是多因素综合的复杂病理过程，肿瘤异常表达分子作为靶点已成为肿瘤特异显像的重要方法。丰富的肿瘤新生血管及代谢旺盛的肿瘤细胞也是肿瘤显像的主要目标，针对肿瘤新生血管及细胞代谢开展的核素显像能有效显示肿瘤的生物学特性，是肿瘤非特异显像的重要内容。肿瘤的发生、发展与转移均依赖于新生血管的形成，肿瘤新生血管形成是肿瘤早期发生的重要标志，以肿瘤新生血管为靶点开展靶向分子显像研究，是实现肿瘤早期诊断的有效途径。肿瘤新生血管常表达一些正常血管或其他组织不表达或表达量很低的分子，如血管内皮细胞生长因子、整合素家族及 CD13 受体等，利用核素标记肿瘤新生血管特异表达分子的靶向探针可实现肿瘤显像。针对肿瘤细胞代谢旺盛的特点，多种广谱的亲肿瘤显像剂可对肿瘤进行显像诊断，包括放射性核素及放射性核素标记化合物，其中放射性核素包括 ^{67}Ga、^{201}Tl、^{69}Yb 及 ^{111}In 等，核素标记化合物主要有 ^{99m}Tc-MIBI 及 ^{99m}Tc（V）-DMSA 等，这些核素或核素标记化合物能被血流旺盛、代谢活跃的肿瘤细胞所摄取，由于缺乏肿瘤特异性因而常称为肿瘤非特异性阳性显像。在这些核素及核素标记化合物中，^{99m}Tc 物理性能良好，且 ^{99m}Tc-MIBI 制备方便，显像效果较好，具有一定的临床应用价值；而 ^{67}Ga、^{201}Tl 等标记的亲肿瘤显像剂由于核素本身不易获取、显像质量欠佳等因素，其临床应用受到限制，目前已逐渐被 ^{18}F-FDG 等肿瘤代谢显像所取代。

一、肿瘤新生血管显像

（一）整合素显像

整合素（integrin）为亲异性细胞黏附分子，是细胞表面受体的主要家族，依赖于 Ca^{2+} 介导细胞与细胞间的相互作用及细胞与细胞外基质间的相互作用。整合素在体内表达广泛，大多数细胞表面都可表达一种以上的整合素，在多种生命活动中发挥关键作用。整合素是由 α 和 β 两个亚单位形成的异二聚体，迄今已发现 18 种 α 亚单位和 9 种 β 亚单位，它们按不同的组合构成 20 余种整合素。

整合素在多种肿瘤表面和新生血管内皮细胞中有高表达，对肿瘤血管生成起着重要作用，其中 $\alpha_v\beta_3$ 的作用尤为重要。成熟血管内皮细胞和绝大多数正常器官系统中，整合素 $\alpha_v\beta_3$ 表达减少或缺乏，但在多种肿瘤细胞表面、炎症、创伤的新生血管内皮细胞中整合素 $\alpha_v\beta_3$ 的表达显著增高。除在多种肿瘤细胞和肿瘤新生血管内皮细胞表面有很高表达外，在肿瘤细胞转移时所穿越的基底膜内皮细胞中这种受体的表达也很高，而在正常组织和成熟血管内皮细胞中则不表达或低表达，表明整合素 $\alpha_v\beta_3$ 在肿瘤的新生血管生成、侵袭和转移过程中起重要作用。因此，整合素 $\alpha_v\beta_3$ 成为许多抗肿瘤血管生成药物的靶点。

精氨酸-甘氨酸-天冬氨酸（Arginine-Glycine-Aspartic，RGD）肽是整合素 $\alpha_v\beta_3$ 受体的特异性识别位点，RGD 能特异性与 $\alpha_v\beta_3$ 结合抑制肿瘤新生血管的形成，放射性核素标记的含 RGD 序列的多肽作为肿瘤血管生成的显像剂和治疗药物的研究成为核医学的研究热点之一。针对 $\alpha_v\beta_3$ 受体，已经设计了各种不同结构的 RGD 多肽分子，核素标记 RGD 注入体内后，RGD 特异性与肿瘤新生血管表达丰富的 $\alpha_v\beta_3$ 受体结合，从而实现肿瘤的核素显像。

在各种 RGD 多肽中，未经修饰的 RGD 肽相对分子质量较小，在体内很快被代谢而排出，核素标记 RGD 虽在肿瘤浓聚，但浓聚量较少，而其在肝、肾的摄取却很高，严重影响显像效果。RGD 依据空间构象不同而分为线形和环形多肽两种类型，环形 RGD 肽含有两个二硫键，较线形 RGD 与整合素受体结合的特异性更高。而含有 2 个二硫键的环形 RGD 肽对肿瘤新生血管内皮细胞的结合力更强，是含单一二硫键环形 RGD 肽的 20 倍，是线形 RGD 肽的 100 倍。

目前，核素标记 RGD 肽的肿瘤显像研究已经成为肿瘤分子影像的重要内容，多种放射性核素（^{18}F、^{64}Cu、^{68}Ga、^{86}Y、^{99m}Tc 和 ^{111}In 等）成功对 RGD 进行标记，以实现肿瘤的 SPECT 或 PET 显像乃至肿瘤新生血管靶向的核素治疗。由于标记方法不同，核素在 RGD 多肽的标记位置不同，可导致标记 RGD 与整合素结合存在差异。^{125}I、^{18}F、^{64}Cu 标记同一环形肽的体内生物学分布显示，三种核素标记 RGD 的体内代谢及肿瘤摄取存在一定差异，可能与核素标记在 RGD 的位置不同，对其空间结构的改变而影响其与 $\alpha_v\beta_3$ 受体的结合。

PET 显像的灵敏度和分辨率明显高于 SPECT，在多种正电子核素中，由于 ^{18}F 半衰期较长且易于制备，因而成为理想的多肽标记和 PET 显像核素。^{18}F 标记 RGD 进行肿瘤 PET 显像有着广泛的研究，环形肽 ^{18}F-FB-E［c（RGDyK）］$_2$ 与线形肽 ^{18}F-FB-c（RGDyK）相比，前者有更高的肿瘤摄取，且环形肽在提高肿瘤摄取的同时还减少了肝脏的放射性摄取，表明 ^{18}F 标记 RGD 是一种良好的肿瘤显像剂。

由于单一 RGD 分子量较小，易于排出体外，在肿瘤滞留时间较短，难以获得理想显像。对 RGD 结构与分子量的改造成为 RGD 肿瘤显像的重要研究方向，对 RGD 肽进行人为修饰从而使 RGD 肽多聚化，提高与整合素的结合力；增加 RGD 分子量，延长其在肿瘤的滞留时间。多聚化 RGD 环肽具有比单体更高的亲和力,可有效提高肿瘤对放射性药物的摄取,延长放射性药物在肿瘤中滞留,只要 RGD 肽多聚体的连接体有足够的长度,RGD 肽多聚体的每个单体都可以与整合素受体结合,且结合力比 RGD 单体的结合力要高很多。目前多聚化 RGD 肽的研究,已逐步由最初的二聚体发展到四聚体,并向超聚体的方向发展。

我国学者成功制备了 ^{99m}Tc 标记聚乙二醇修饰的 RDG 二聚体(3PRGD$_2$)显像剂,并在肺癌的诊断方面进行多中心临床应用研究,结果表明对肺部恶性病变诊断的灵敏度可达 88%,特异性约为 60%,同时还能显示转移病灶,提示 ^{99m}Tc-3PRGD$_2$ 可作为一种新的肿瘤显像剂,具有潜在的临床应用价值(图 9-22)。

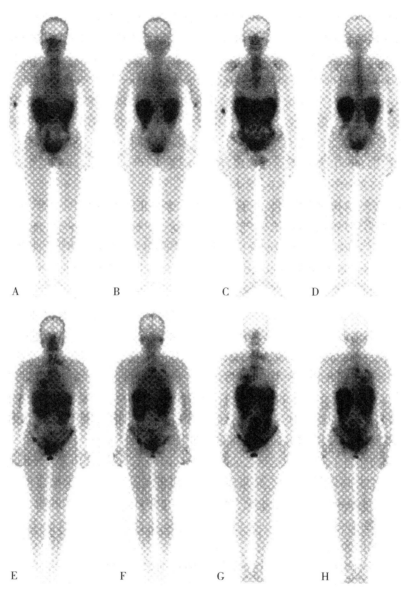

图 9-22　^{99m}Tc-3PRGD$_2$ 全身显像

A/B 及 E/F 为注射 1 小时全身前后位显像,C/D 及 G/H 为注射 4 小时全身前后位显像。上图 A~D 为 75 岁男性患者,慢性炎症(T/B 为 1.1)。下图 E~H 为 57 岁女性肺腺癌患者,右肺中叶(T/B 为 2.4)病变,波及纵隔及左锁骨上淋巴结,并有广泛骨转移

（二）氨基肽酶显像

氨基酸金属蛋白酶（APN/CD13）在正常血管内皮细胞没有或很少表达，在新生血管中的表达明显增高，除肿瘤血管内皮细胞，部分肿瘤细胞也表达 CD13，因而 CD13 成为肿瘤靶向显像的潜在分子靶点。含天冬酰胺-甘氨酸-精氨酸（asparagine-glycine-arginine，NGR）核心序列的多肽能与 CD13 特异性结合，NGR 短肽分子量小，易于从组织洗脱，放射性核素标记 NGR 进行肿瘤显像具有优势。国内学者应用 ^{99m}Tc 标记多种 NGR 进行肿瘤显像，结果显示 ^{99m}Tc 标记的 NGR 单体（NGR_1）和二聚体（NGR_2）均能与 CD13 特异性结合，NGR 二聚体较单体的细胞摄取率高。^{99m}Tc-NGR_1 和 ^{99m}Tc-NGR_2 在 $HepG_2$ 人肝癌荷瘤裸鼠模型 SPECT 显像表明，二者主要经肾脏和肝脏代谢；肿瘤对 ^{99m}Tc-NGR_2 摄取高于 ^{99m}Tc-NGR_1，二聚体由于分子量增大延长了在体循环和滞留时间，降低了肿瘤清除，从而提高了显像效果。国外以 DOTA 为螯合剂制备 ^{64}Cu-DOTA-NGR，同样证实二聚体 ^{64}Cu-DOTA-NGR_2 较单体 ^{64}Cu-DOTA-NGR_1 与 CD13 表达阳性的 HT1080 细胞有更强的结合力，小动物 PET 显像表明与单体 ^{64}Cu-DOTA-NGR_1 相比，^{64}Cu-DOTA-NGR_2 在肿瘤组织有更高的摄取和更低的本底，是一种良好的肿瘤显像剂（图 9-23）。

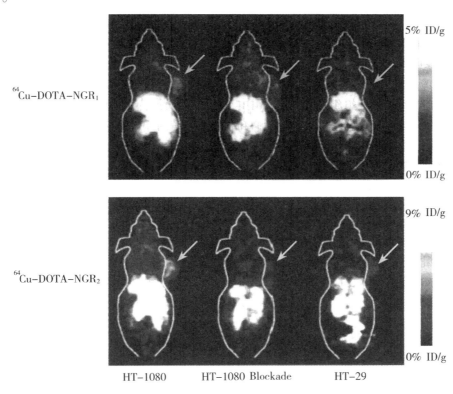

图 9-23　^{64}Cu-DOTA-NGR_1 与 ^{64}Cu-DOTA-NGR_2 肿瘤显像

对 CD13 表达阳性（HT1080）及表达阴性（HT29）肿瘤模型分别注射 7.4 MBq 的 ^{64}Cu-DOTA-NGR_1 与 ^{64}Cu-DOTA-NGR_2 注射后 4 小时进行小动物 PET 显像。结果显示，^{64}Cu-DOTA-NGR_1 与 ^{64}Cu-DOTA-NGR_2 均能清晰显示 HT1080 肿瘤，而 HT29 肿瘤未见显像摄取。在注射显像剂同时注射未标记 NGR（20 mg/kg）进行阻断试验，结果 ^{64}Cu-DOTA-NGR_1 与 ^{64}Cu-DOTA-NGR_2 均不能显示 CD13 表达阳性的 HT1080 肿瘤

（一）^{99m}Tc-MBI 肿瘤显像

1. 显像原理　^{99m}Tc-甲氧基异丁基异腈（^{99m}Tc-sestamibi，^{99m}Tc-MIBI）是临床常用的心肌灌注显像剂，为亲脂性的阳离子显像剂，所带的正电荷与带负电荷的线粒体内膜之间的电位差促使 MIBI 进入细胞，其中 90% 进入线粒体。肿瘤细胞代谢异常活跃，线粒体非常丰富，因此 ^{99m}Tc-MIBI 在肿瘤细胞内有明显的聚集，同时 ^{99m}Tc-MIBI 在肿瘤细胞摄取迅速而排泄相对缓慢，可以利用 ^{99m}Tc-MIBI 进行肿瘤显像。

2. 检查方法及图像分析　受检者一般无须特殊准备，静脉注射 ^{99m}Tc-MIBI 555～740 MBq（15～20 mCi），注射后 10～30 分钟及 2 小时分别进行早期及延迟显像。

早期显像见双侧甲状腺浓聚，而延迟显像时甲状腺影像消失。双上肢、腋窝和胸部轮廓影清晰，中央部条状浓影为纵隔，左下方可见心肌影，双乳房影对称，放射性分布均匀，有时可见乳头浓集，肝脏、脾脏、肠道、肾脏、膀胱显影，骨骼不显影。

3. 临床应用

（1）乳腺癌：^{99m}Tc-MIBI 显像对乳腺癌的诊断有一定价值，肿瘤部位有明显的放射性浓集，可单灶或多灶，单侧或双侧乳腺，早期及延迟显像可见放射性滞留，也可见乳腺外异常局灶性浓聚，包括腋下等，注射后 1 小时内的早期显像对乳腺癌的诊断有重要的临床意义。^{99m}Tc-MIBI 检查不受乳腺密度的影响，可以检测到 4 mm 的肿块，纤维腺瘤、上皮组织增生和乳房纤维囊性变可出现假阳性，大部分的假阴性发生在小于 1 cm 或不能触诊的肿块。对于不能触摸到的病灶 ^{99m}Tc-MIBI 的灵敏度约为 65%。此外，^{99m}Tc-MIBI 对腋窝淋巴结转移的诊断不够精确，灵敏度仅为 50% 左右，结合断层显像或采用乳腺专用 γ 照相机可提高对深部病变或较小病灶的阳性检出率。

（2）肺癌：原发性和转移性恶性肿瘤大量摄取 ^{99m}Tc-MIBI，若肺部病灶在早期或延迟像中均为阴性或早期像中有放射性浓聚，但在延迟像中变淡或消失，则考虑良性病变。肺部肿块 ^{99m}Tc-MIBI 断层显像对纵隔及肺门淋巴结转移的检测效果高于 ^{201}Tl；判断肺门和纵隔病变，平面影像灵敏度较低，主要是受胸骨摄取的影响，而断层影像不受影响。

（3）脑肿瘤：在星形胶质瘤、恶性胶质瘤、室管膜癌中呈中度至高度的病灶摄取，能更好地确定肿瘤的边缘。脑高级别恶性胶质瘤肿瘤部位异常放射性浓集，肿瘤有效治疗后 ^{99m}Tc-MIBI 摄取减少。因此，^{99m}Tc-MIBI 显像可提供对化疗有效的早期信息，但部分良性脑膜瘤常出现假阳性。

（4）甲状腺肿瘤：可用于判断甲状腺结节的性质。甲状腺结节摄取 ^{99m}Tc-MIBI 则表明该结节恶性可能性大，甲状腺恶性肿瘤组织早期就表现为 ^{99m}Tc-MIBI 异常浓聚，延迟显像则病灶显像更为明显。

（5）甲状旁腺肿瘤：临床常用 ^{99m}Tc-MIBI 双时相显像可显示甲状旁腺病变。^{99m}Tc-MIBI 早期显像时甲状腺影像明显，2 小时后的延迟显像，甲状腺组织或良性病变放射性分布明显消退，而甲状旁腺病变在延迟相局部肿块区放射性浓聚，但是良性的甲状旁腺腺瘤也表现为异常浓聚。结合断层显像可提高阳性检出率并为外科手术提供更准确的影像依据。

（6）骨和软组织肿瘤：^{99m}Tc-MIBI 可用于鉴别骨病变的良恶性，也可用于评价骨折和病理性骨折，病理性骨折的骨组织摄取 ^{99m}Tc-MIBI 水平明显增加，而非病理性骨折病灶则不摄取 ^{99m}Tc-MIBI。^{99m}Tc-

MIBI 也可用于骨恶性肿瘤和软组织肿瘤的疗效监测，假阳性可见于骨化性肌炎、骨样骨瘤、非骨化性纤维瘤巨细胞瘤等。

（二）其他肿瘤非特异性显像

^{67}Ga、^{201}Tl 及 ^{99m}Tc（V）-DMSA 等均能被肿瘤组织摄取，在 20 世纪曾是肿瘤 SPECT 显像的重要方法，但这些亲肿瘤显像的机制目前尚不十分清楚，除与肿瘤生长快、局部血流丰富、代谢旺盛等有关外，还与肿瘤本身的某些特性有关。^{67}Ga、^{201}I 及 ^{99m}Tc（V）-DMSA 被肿瘤细胞摄取的原理不尽相同，^{67}Ga 通过转铁蛋白受体结合到肿瘤细胞表面，然后被转运到细胞内与胞浆蛋白结合而进入肿瘤细胞。^{201}Tl 主要由存活的肿瘤组织摄取，影响肿瘤对 ^{201}Tl 摄取的主要因素包括局部血流量、肿瘤活力、钠钾 ATP 酶系统、钙离子通道系统、胞膜的通透性等。^{99m}Tc（V）-DMSA 在血浆内可稳定存在，到达肿瘤组织后发生水解反应，参与细胞磷酸代谢，产生磷酸根（PO_4^{3-}）样的锝酸根（TcO_4^{3-}），以类磷酸样作用进入细胞内。

^{67}Ga、^{201}Tl 及 ^{99m}Tc（V）-DMSA 作为肿瘤非特异性显像剂，能被多种肿瘤细胞所摄取，但不同肿瘤对其摄取具有一定的差异，根据肿瘤细胞对三种显像剂摄取的差异，^{67}Ga、^{201}Tl 及 ^{99m}Tc（V）-DMSA 在临床上可用于不同肿瘤的显像。^{67}Ga 显像可用于确定肿瘤的大小、范围、部位，肿瘤残余组织，监测治疗效果和判断预后，常用于淋巴瘤、肝癌、肺癌、黑色素瘤及软组织肉瘤等肿瘤（图 9-24）。^{201}Tl 显像多用于脑肿瘤、甲状腺癌、乳腺癌及骨和软组织等肿瘤。^{99m}Tc（V）-DMSA 显像主要用于甲状腺髓样癌、软组织肿瘤、肺部及盆腔部分肿瘤。

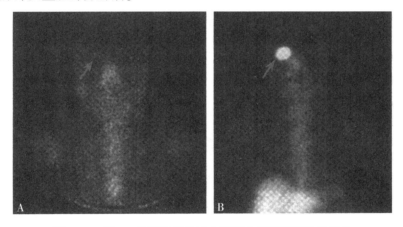

图 9-24　^{67}Ga-枸橼酸显像对非霍奇金淋巴瘤疗效的评价

治疗前（A）右侧眼眶有轻微摄取（箭头所示），泼尼松治疗 6 周后（B）病变处（箭头所示）摄取明显增强

在进行肿瘤治疗的过程中，可用 ^{99m}Tc-MIBI、^{67}Ga、^{201}Tl 及 ^{99m}Tc（V）-DMSA 等肿瘤非特异性显像方法监测肿瘤的治疗效果，根据治疗前后显像剂在肿瘤部位摄取的变化，判断肿瘤细胞对治疗方法的敏感程度。肿瘤多药耐药性（multidrug resistance，MDR）是肿瘤治疗成败的关键，有效监测 MDR 对于疗效评估具有重要意义，研究表明肿瘤非特异性显像是评价肿瘤治疗效果的有效方法，尤其是 ^{99m}Tc-MIBI 能有效测定与 MDR 密切相关的 P-糖蛋白（P-glycoprotein，P-gp），因此，^{99m}Tc-MIBI 是肿瘤疗效评估的便捷、有效的方法（图 9-25）。

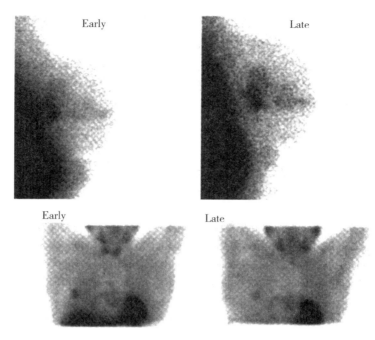

图 9-25　^{99m}Tc-MIBI 乳腺癌显像

注射^{99m}Tc-MIBI 后进行 20 分钟及 2 小时显像。上图为 P-gp 阴性表达患者，其 T/B 比值由早期相的 1.65 增加至延迟相的 1.99；下图为 P-gp 阳性表达患者，其 T/B 比值由早期相的 2.25 降低至延迟相的 1.52

（杨甜甜）

参考文献

[1] 钟镜联，胡辉军，曾伟科．全身 MRI 扫描技术彩色图解［M］．长沙：湖南科学技术出版社，2020．

[2] 刘惠，郭冬梅，邱天爽．医学图像处理［M］．北京：电子工业出版社，2020．

[3] 王振常，龚启勇．放射影像学［M］．北京：人民卫生出版社，2020．

[4] 陈晶，王红光．基层医院实用影像检查技术［M］．北京：人民卫生出版社，2020．

[5] 雷子乔，郑艳芬．医学影像技术［M］．北京：人民卫生出版社，2020．

[6] 王振常，龚启勇．放射影像学［M］．北京：人民卫生出版社，2020．

[7] 罗京伟，徐国镇，高黎．头颈部肿瘤放射治疗图谱［M］．3 版．北京：人民卫生出版社，2020．

[8] 张龙江，卢光明．全身 CT 血管成像诊断学［M］．北京：军事科学出版社，2012．

[9] 夏瑞明，刘林祥．医学影像诊断学［M］．4 版．北京：人民卫生出版社，2019．

[10] 郭启勇．实用放射学［M］．4 版．北京：人民卫生出版社，2020．

[11] 陈晶．CT/MR 特殊影像检查技术及其应用［M］．北京：人民卫生出版社，2020．

[12] 王培军．中华影像医学分子影像学卷［M］．北京：人民卫生出版社，2020．

[13] 张卫萍，樊先茂．CT 检查技术［M］．北京：人民卫生出版社，2019．

[14] 张涛．放射治疗技术［M］．4 版．北京：人民卫生出版社，2019．

[15] 刘红霞，梁丽萍．超声诊断学［M］．北京：中国医药科技出版社，2020．

[16] 潘小平，卢川．介入放射学基础实训与技术指导高职影像配数［M］．北京：人民卫生出版社，2022．

[17] 于广会，肖成明．医学影像诊断学［M］．北京：中国医药科技出版社，2020．

[18] 王翔，张树桐．临床影像学诊断指南［M］．郑州：河南科学技术出版社，2020．

[19] 李安华．腹部超声诊断临床图解［M］．北京：化学工业出版社，2019．

[20] 张嵩．肺部疾病临床与影像解析［M］．北京：科学出版社，2018．

[21] 周俊林，白亮彩．神经系统肿瘤影像与病理［M］．北京：科学出版社，2017．

[22] 余建明．中华医学影像技术学数字 X 线成像技术卷［M］．北京：人民卫生出版社，2017．